形成外科手術書

【改訂第5版】
実際編④

鬼塚卓彌

著

南江堂

32章　四肢部

32·1　四肢部における形成外科一般論　3
A. 四肢部における形成外科の役割　3
B. 上肢・下肢の相異点　3
❶上肢・下肢の類似点　3
❷上肢・下肢の相異点　3
C. 手の解剖　4
❶手の機能　4
a. 運動機能　4
b. 感覚機能　4
❷手指の構造　4
a. 皮膚　4
b. 皮線, 皮膚皺襞 crease　4
c. 爪 nail　4
d. 皮下組織 subcutaneous tissue　4
e. 筋膜層と筋膜間腔 palmar aponeurosis and space　4
f. 血管系, リンパ管系 vascular system　6
g. 神経系と筋支配 nerve and muscle system　7
h. 腱鞘 tendon sheath　8
i. 骨・関節と構造　10
j. 爪の解剖, 機能　10
k. 手の発生学的軸列　11

32·2　上肢の外傷　11
A. 上肢外傷の治療　11
❶四肢外傷治療の一般的原則　11
a. 全身状態のチェック　11
b. 局所治療　11
c. 症状把握　11
d. 治療方針の決定　11
e. 麻酔　11
f. 術前処理　11
g. 創郭清　11
h. 破傷風予防　11
i. 駆血帯と止血帯 blooodless band, tourniquet　11
j. 浮腫抑制　12
k. 創閉鎖　12
❷外傷の種類別治療原則　12
a. 打撲 contusion　12
b. 擦過傷 scratch wound　12
c. 剝皮創 abrasion wound　12
d. 弁状創 avulsion flap wound　12
e. 裂創 laceration　13
f. 剝脱創 degloving injury, avulsion injury　13
g. 熱傷 thermal burn　13

h. 電撃傷 electrical burn　15
i. 薬傷 chemical burn　15
j. 凍傷 frost bite　15
k. 重度挫滅損傷 crush injury　15
l. 爆創, 弾創 explosion or firearm wound　15
m. 褥創 bed sore, pressure　15
n. 高圧注入創 high pressure injection injury　15
o. 咬傷　15
p. 瘭疽 felon　15
q. 化膿性腱鞘炎 purulent tendovaginitis　16
r. 横なぐり損傷 side swipe injury　16
s. 放射線皮膚障害 radiation injuries　16
t. その他　16
B. 手指外傷の治療 treatment of the hand injuries　16
❶爪の損傷 nail injury　16
a. 爪下血腫 subungual hematoma　16
b. 爪剝脱 nail avulsion　16
c. 爪裂創 nail laceration　16
d. 爪母損傷　16
❷皮膚欠損症 skin defect　16
a. 保存的治療 consevative treatment　16
b. 外科的療法 surgical treatment　16
❸脱臼, 骨折 luxation & fracture　25
❹腱損傷 tendon injuries　26
a. 伸筋腱損傷 extensor tendon injuries　26
b. 屈筋腱損傷 flexor tendon injuries　32
❺神経損傷 nerve injuries　35
a. 分類　35
b. 検査　35
c. 治療　35
❻血管損傷 vascular injuries　35
❼再接着 replantation　36
a. 再接着の適応　36
b. 切断指の運搬　36
c. 阻血時間　36
d. 再接着　37
e. 予後　38
f. 再生着率　39
g. 生着率向上法　39
❽切断創 amputation wound　39
❾手の熱傷 hand burn　39
❿手指電撃傷 electrical burn　41
⓫放射線皮膚障害 radiation injuries　41
⓬圧挫熱傷 heat press injury　41
⓭その他の上肢外傷　45

32·3 上肢瘢痕 46
A. 手以外の上肢瘢痕 46
❶上肢瘢痕の治療原則 46
❷腋窩 axilla 46
  a. 腋窩の水かき状瘢痕拘縮 46
  b. 腋窩全域の瘢痕拘縮 46
❸肩甲骨部 scapular region 49
❹上腕部 upper arm region 49
❺肘部 elbow region 52
❻前腕部 forearm region 52
B. 刺青, 装飾性刺青 tattoo, cosmetic tattoo 55
❶刺青部位 55
❷刺青の目的 55
❸刺青の切除動機 55
❹手術適応 55
❺切除法 57
  a. レーザー光線療法 57
  b. 単純縫縮術 57
  c. 連続縫縮術 57
  d. エキスパンダー＋縫縮術 57
  e. 縫縮術＋植皮術 57
  f. 削皮術＋縫縮術 57
  g. 凍結療法, その他 57

32·4 手部瘢痕 57
A. 手の瘢痕治療の一般論 57
❶手の手術の原則 57
❷切開線の原則 57
❸熱傷による手の変形 57
  a. 手の熱傷性変形 57
  b. 手掌手背の瘢痕拘縮 57
  c. 手指の瘢痕拘縮 58
  d. MPJ 拘縮 58
  e. PIP 拘縮 58
  f. 指間拘縮 58
  g. 母指の内転拘縮 60
  h. 骨間筋 - 虫様筋癒着 60
  i. 腱拘縮 60
  j. 指末節の瘢痕 61
B. 手への植皮一般論 61
❶遊離植皮の採皮部 61
❷採皮部としての土踏まず pedal region 63
❸採皮部としての趾根部 63
❹採皮部としての手掌 63
❺有茎植皮 63
❻遊離吻合皮弁 63
C. 母指再建術 thumb reconstruction 63
❶母指部分切断の場合の再建術（延長術） 64
❷母指全切断の場合の再建術 67
  a. 母指化術 pollicization 67
  b. 腸骨造指術 67
  c. 足趾移植術 toe to finger transplantation 67
  d. 母趾外套骨皮弁法 wrap around flap 68
  e. 指節化術 phalangization 68
  f. on-top plasty 68

❸母指の知覚再建 69
D. 切断指再建法 finger replantation 70
E. 爪の損傷 nail injury 70

32·5 下肢の外傷 70
A. 下肢外傷の治療原則 70
❶下肢外傷の治療 70
❷草刈機障害 lawn mower injury 70
❸下肢の剝脱創 degloving injury 70
❹点滴漏れ障害 extravasation injury 70
❺下肢骨髄炎 73
❻下肢各部の外傷治療例 73

32·6 下肢瘢痕 80
A. 下肢瘢痕の治療原則 80
B. 下肢各部の瘢痕形成術 80
❶股関節部の瘢痕 hip joint area scar 80
❷臀部, 大腿部の瘢痕 scar of the buttock and thigh 80
❸膝関節部瘢痕 knee joint area scar 80
❹下腿部瘢痕 leg scar 84
  a. 一般的事項 84
  b. 治療法の原則 84
❺足部瘢痕 foot scar 88
  a. 足関節の瘢痕拘縮 scar contracture of the ankle joint 88
  b. 足趾の瘢痕拘縮 scar contracture of the toes 89
  c. 足底部の瘢痕 plantar area scar 89
❻足趾の欠損 toe defect 98

32·7 断端形成術 99
A. 四肢切断の適応 99
B. 切断レベル 99
C. 切断肢の備えるべき条件 99

32·8 爪の変形・欠損 100
A. 手の爪の変形・欠損 100
❶手の陥入爪 ingrown nail of finger 100
❷手の爪剝離 onycholysis 100
❸手の鉤爪 parrot beak nail, hook nail, claw nail 101
  a. 骨短縮の少ない場合 101
  b. 骨短縮の多い場合 101
❹手の爪欠損 nail defect, anonychia 101
❺環状爪 106
❻その他の爪の変形 106
B. 足趾の爪の変形・欠損 nail deformities & defects 108
❶足趾の陥入爪 ingrown nail, onychocryptosis 108
  a. 名称 108
  b. 頻度 109
  c. 分類 109
  d. 原因 109
  e. 治療 110
❷巻き爪 endonychia constrictiva, incurvated nail,

pincer nail　113

❸鈎爪，オウム嘴爪 parrot beak nail, hook nail,claw nail　115

❹爪欠損，無爪甲症 anonychia　116

❺その他の爪疾患　116

32・9　腫瘍性疾患　116

A．悪性腫瘍　116
❶皮膚癌 skin cancer　116

❷悪性黒色腫 melanoma　117
　　a．分類　117
　　b．悪性黒色腫の病型特徴　117
　　c．好発部位　117
　　d．検査　117
　　e．悪性黒色腫の前駆症　117
　　f．鑑別診断　117
　　g．治療　117

❸その他の悪性腫瘍　119

B．良性腫瘍　119
❶血管腫 angioma，血管奇形 vascular malformation　119
　　a．単純性血管腫 portwine stain（新名称：毛細血管奇形）　120
　　b．苺状血管腫 strawberry mark（新名称：血管腫）　120
　　c．海綿状血管腫 cavernous angioma（新名称：静脈奇形）　120
　　d．その他の血管腫　120

❷リンパ管腫 lymphangioma　120

❸腱鞘巨細胞腫 giant cell tumor of tendon sheath　121

❹グロムス腫瘍 glomus tumor　123

❺母斑細胞母斑（色素性母斑）nevus cell nevus　124

❻ガングリオン ganglion　125

❼脂肪腫 lipoma　125

❽線維腫 fibroma　125

❾類上皮嚢腫 epidermoid cyst　125

❿神経鞘腫 schwannoma，neurinoma，neurilemmoma　125

⓫神経線維腫 neurofibroma　125

⓬平滑筋腫 leiomyoma　125

⓭通風結節 tophus　127

⓮黄色腫 xanthoma　127

⓯Baker' cyst　127

⓰骨性腫瘍　127
　　a．内軟骨腫 enchondroma　127
　　b．爪下外骨腫 subungual exostosis　127
　　c．類骨骨腫 osteoid osteoma　127
　　d．粘液嚢腫　128
　　e．その他の骨性腫瘍　128

C．足趾に多い良性腫瘍および腫瘍様疾患　128
❶胼胝腫 callus, callosite, tylosis, tyloma　128

❷鶏眼 corn（helomadurm or molle）　128
　　a．硬鶏眼 hard corn　130
　　b．軟鶏眼 soft corn　130

　　c．核鶏眼 seed corn　130

❸疣贅 wart（verruca vulgaris）　130

❹外傷性表皮嚢腫 traumatic epidermal cyst　130

❺爪囲被角線維腫 periungual（digital）fibrokeratoma　130

❻爪甲色素線条症 longitudinal pigmented nail band　130

32・10　末梢血管系疾患（血管腫，リンパ管腫を除く）　130

A．末梢血行障害の診断法　130
❶臨床的診断法　130

❷理学的診断法　131
　　a．Allen's test, pallor test　131
　　b．Trendelenburg test　131
　　c．Perthes' test　131
　　d．Pratt's test　131
　　e．Buerger's test　131
　　f．Landis' test　131
　　g．Moszkowicz's test　131
　　h．静脈充満時期テスト venous filling time test　131
　　i．跛行検査 claudication test　131

❸器具検査法　131

B．静脈性疾患　131
❶下肢静脈瘤　131
　　a．分類　131
　　b．頻度　132
　　c．原因　133
　　d．発生機序　133
　　e．症状　133
　　f．鑑別診断　133
　　g．治療　134

❷深部静脈血栓症 deep vein thrombosis　137

C．動脈性疾患　137
❶動脈閉鎖症　137
　　a．急性動脈閉塞症 acute arterial occlusion　137
　　b．慢性動脈閉塞症 chronic arterial occlusion　137

❷血管攣縮症 angiospasm　137
　　a．Raynaud 病　138
　　b．白ろう病 shoulder hand syndrome　138

❸動脈瘤 arterial aneurysma　138

❹動静脈瘻 arterio-venous fistula, Klippel-Weber-Trenauney 症候群　138

❺動静脈末梢循環障害の合併したもの　139

❻糖尿病性血管障害　139

❼医原性血行障害　139

D．リンパ管系疾患　139
❶リンパ系の解剖，生理　139

❷リンパ管造影法 lymphangiography　140
　　a．インドシアニングリーン（ICG）法　140
　　b．リンパシンチグラフィー　140
　　c．GdDTPA（マグネビスト®）による MRI リンパ管造影法　140

❸リンパ系疾患　140

vi　　目　次

　　a．リンパ管損傷　140
　　b．リンパ管炎 lymphangitis　140
　　c．リンパ節炎 lymphadenitis　140
　　d．リンパ浮腫 lymphedema　140
❹リンパ浮腫の治療　146
　　a．保存的治療　146
　　b．薬物療法　146
　　c．外科的治療　147
❺治療法のまとめ　150
❻症例　150

32·11　下腿潰瘍　　150

❶成因　150
❷下腿潰瘍の分類　150
　　a．動脈性潰瘍　150
　　b．静脈性潰瘍　150
　　c．神経原性潰瘍　150
　　d．感染症性潰瘍　150
　　e．膠原病性潰瘍　150
　　f．外傷性潰瘍　150
　　g．癌性潰瘍　150
　　h．その他　150
❸下腿潰瘍の症状　150
　　a．動脈性潰瘍　150
　　b．静脈性潰瘍　151
　　c．糖尿病性潰瘍　151
❹下腿潰瘍の検査　152
　　a．一般検査　152
　　b．静脈テスト　152
　　c．画像テスト　152
　　d．神経検査　152
　　e．血圧比　152
　　f．経皮酸素分圧 transcutaneous oxygen：pressure（TcPO$_2$）　152
　　g．皮膚灌流圧 skin perfusion pressure（SPP）　152
　　h．感染症検査　152
　　i．静脈うっ血検査　152
　　j．その他　152
❺下腿潰瘍の診断，治療時期まとめ　153
　　a．評価　153
　　b．治療時期　153
❻治療方針　153
　　a．第 1 TIME 分類による治療方針　153
　　b．第 2 TIME 分類による治療方針　153
　　c．神戸分類による治療方針　153
　　d．TASC II 分類による治療方針（2007）　153
❼治療の実際　154
　　a．薬物治療　154
　　b．生物学的郭清（マゴット療法）　154
　　c．高圧酸素療法 hyperbaric oxygen therapy　154
　　d．局所陰圧閉鎖療法（NPWT）　154
　　e．創治癒促進　154
　　f．虚血の治療　154
　　g．ハイドロデブリドマン　155
　　h．バイパス手術　155

　　i．下肢切断　155
　　j．重症下肢虚血　155
❽予後　161

32·12　四肢の先天異常　　161

A．一般的事項　161
❶発生　161
❷名称　161
❸分類　161
❹頻度　172
❺手術時期　172
B．形成障害（発育停止）failure of formation of parts　172
❶横軸形成障害（合短指症）　172
　　a．末梢低形成型 peripheral hypoplasia type　172
　　b．合短指症 short webbed finger type, symbrachydactyly　172
　　c．四指型 tetradactyly　175
　　d．三指型 tridactyly　175
　　e．二指型 didactyly　175
　　f．単指型 monodactyly　175
　　g．無指型 adactyly，欠指症 adactylia　175
　　h．中手型 metacarpal type　176
　　i．手根骨 carpal type　176
　　j．手関節型 wrist type　176
　　k．前腕型 forearm type　176
　　l．肘型 elbow type　176
　　m．上腕型 upper arm type　176
　　n．肩型 shoulder type，上肢欠損 amelia　176
❷長軸形成障害（縦軸形成障害）longitudinal deficiencies　176
　　a．橈骨側列形成障害 radial deficiencies, radial ray hypoplasia　176
❸フォコメリア（アザラシ肢症）phocomelia　179
　　a．遠位型 distal type　179
　　b．近位型 proximal type　179
　　c．完全型 complete type　179
❹筋腱形成障害 tendon or muscle dysplasia　179
❺爪形成障害 nail dysplasia　179
　　a．爪変形　179
　　b．爪欠損　179
C．分化障害 failure of differenciation of the parts　180
❶先天性骨癒合症 synostosis　180
❷先天性橈骨頭脱臼症 radial head dislocation　180
❸指関節強直症 ankylosis of digital joints　180
　　a．指節骨癒合症 symphalangism　180
　　b．MP 間接強直 ankylosis of the MP joint　180
❹拘縮，変形 contracture, deformity　180
　　a．軟部組織 soft tissue　180
　　b．骨組織 bone　181
　　c．その他　181
❺腫瘍類似疾患　181
D．重複 duplication　182
❶母指多指症 thumb polydactyly　182

a．1-6 型：母指多指症　182
　　b．7 型；浮遊母指 floating thumb　186
　　c．8 型；その他の型　186
　❷中央列多指症 central polydactyly　193
　❸小指多指症 polydactyly of the little finger　193
　❹対立可能な三指節母指 opposable triphalangeal thumb　193
　❺鏡手 mirror hand　193
E．指列誘導障害 abnormal induction of digital rays　193
　❶軟部組織 soft tissue　193
　　a．皮膚性合指症 cutaneous syndactyly　193
　　b．過剰な指間陥凹 cleft of the palm　202
　❷骨組織 bone tissue　202
　　a．分類　202
　　b．頻度　202
　　c．遺伝　202
　　d．合併異常　202
　　e．発生機転　202
　　f．裂手症の治療法　203
　　g．裂足症の治療法　203
　　h．三指節母指 triphalangeal thumb　211
　　i．複合裂手 cleft hand complex　212
F．過成長 overgrowth　213
　❶巨指症 macrodactyly, megalodactyly　213
　❷正中神経の線維脂肪性肥大 fibro-fatty proliferation of the median nerve　217
　❸長趾変形　217
G．低成長 undergrowth　218
　❶小手症 microcheiria（hypoplastic hand）　218
　❷短指（趾）症 brachydactyly　218
　　a．一般論　218
　　b．治療　218
　　c．第 4 趾短縮症（第 4 中足骨短縮症）fourth brachymetatarsia　218
　　d．第 4 指短縮症（第 4 中手骨短縮症）fourth brachymetacarpia　224
　❸斜指症 clinodactyly　224
H．絞扼輪症候群 constriction band syndrome　224
　❶絞扼溝（輪）constriction band, annular groove or band　224
　❷リンパ浮腫 lymphedema　227
　❸先端合指症 acrosyndactyly, fenestrated syndactyly　227
I．切断指（趾）型異常 amputation type deformity　227
J．骨系統疾患および症候群の部分症 generalized skeletal abnormalities & a part of syndrom　229
　❶蜘蛛状指 arachnodactyly　229
　❷その他の系統疾患　229
K．その他（分類不能例を含む）others (including unclassifiable cases)　229
　❶蜘蛛状指 arachnodactyly　229

　❷その他の系統疾患　229
L．美容的切断 cosmetic amputation　229

32·13　四肢部の美容　229
A．皮膚過剰症 skin redundancy　229
B．腋臭症 osmidrosis　230
　❶腋臭症の病態　230
　❷腋臭症の程度分類　230
　❸診断　230
　❹治療　230
　　a．保存的療法　230
　　b．外科的療法　231
　　c．電気凝固法　231
　　d．超音波療法　231
　　e．吸引法　231
　　f．レーザー脱毛　231
　　g．高周波　231
　　h．電磁波治療　231
　　i．ラジオ波 RF 法　232
　　j．胸部交感神経切除術　233
　　k．植皮法　233
　❺合併症　233
C．多汗症 hyperhidrosis　233
D．多毛症 hirsutism, hyperpilation, hypertrichosis　233
　❶病態　233
　❷原因　233
　❸多毛症の種類　233
　❹多毛症の検査　234
　❺治療　234
　　a．内科的治療　234
　　b．外科的治療　234
　❻外科的脱毛の適応　234
　　a．限局性多毛症　234
　　b．体質的多毛症　234
　　c．美容的目的　234
　　d．性同一障害性多毛症　236
　❼脱毛術　236
　　a．絶縁針による脱毛　236
　　b．レーザー脱毛　236
　　c．合併症　238
　　d．禁忌, 注意　238
　❽蓄熱式脱毛　239
E．脂肪過多症 obesity　239
　❶四肢の脂肪過多症　239
　❷治療法　239
　　a．上腕部の脂肪過多症　239
　　b．臀部, 大腿部の脂肪過多症　239
　　c．下腿部の脂肪過多症　239
F．静脈浮き上がり　239

32·14　その他の疾患　241
A．その他の関連疾患　241
　❶四肢片側肥大症（不対称）　241
　❷手掌（足底）ジュピュイトレン拘縮 palmar（plantar）

Dupuytren's contracture　241
❸化膿性汗腺炎 hydradenitis purulenta　242
❹外反母趾 hallux valgus　243
❺弾発指，ロッキング指　244

a．バネ指 trigger finger（狭窄性屈筋腱腱鞘炎）　244
b．強剛母指　244
c．de Quervain 病　244

実際編④

32章　四肢部 ……………………………………………………………3

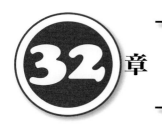

32章 四肢部
melo (s) plasty

32・1 四肢部における形成外科一般論

A. 四肢部における形成外科の役割

整形外科は，骨および関節の形態異常（形，大きさ，方向，つりあい，機能障害）を予防，矯正することを主任務とする臨床医学であり，治療法が外科的手技を主とすると定義されている．すなわち，整形外科は骨と関節の外科であり，機能外科であるのに対して，形成外科は身体外表の外科であり，形態外科ともいうことができる．

しかし，両者は機能と形態と重点のおきかたが異なるだけで，お互いにコンサルタントの立場にたつものであり，機能のみ改善されても，形態の醜さや，そのための精神障害から社会復帰を拒まれることがある．

要するに，四肢における形成外科とは，機能をそこなわないように，あるいは機能修復に適するように四肢外表の修復を行うとともに，美容的にみて，形，色をできるだけ正常，あるいは美形に近づけることにある．

災害外科との関係では，第1章<形成外科とは>で述べたように，歴史的にみて形成外科は戦傷外科とともに発展してきたものであり，災害時の新鮮創に対する形成外科的処置の良否は，後日の機能的，形態の優劣を左右し，二次的再建術を行ううえにも大きな影響を有している．

B. 上肢・下肢の相異点

四肢の形成手術上で大切なことは，上肢，下肢の解剖学的，生理学的特徴を知ることである．

❶ 上肢・下肢の類似点
① 皮膚の量に限度がある．
② 関節部付近では，皮膚の伸縮がはなはだしく，拘縮や肥厚性瘢痕を生じやすい．
③ 皮膚のいわゆる自然皺襞は，四肢長軸方向に直角になっている．

❷ 上肢・下肢の相異点
1) 機能的差
上肢は，手指における機能的な動きを主とし，下肢は体重を支え，身体の移動を行う．

2) 皮膚の差
下肢の皮膚は，上肢に比べて一般に厚く，緊張が強い．特に足底では体重を支えるために非常に厚くなっている．したがって，無理に縫縮すると，しばしば離開し，幅広い肥厚性瘢痕を作りやすく，この傾向は上肢では比較的少ない．

3) 皮下組織の差
下肢の皮下筋膜や線維中隔 fibrous septum は丈夫で，弾力が少なく，また比較的血管に乏しく，治癒が遅い．

4) 血管分布の差
下肢の血管分布は，主血行，副血行ともに上肢に比べて少なく，また下肢の動脈は非常に強い交感神経支配下にあるので，局所外傷や疾病，あるいは結紮部位によっては，末梢組織の損傷を起こしやすい．下肢で血管吻合の多いところは，膝関節部付近である．

下肢は，また静脈系でも特殊で，その循環は重力に抗して行われているため，不安定で軽度の循環不全で，うっ血や栓塞を起こしやすくなる．この点，上肢では直接の外傷か，特殊な静脈注射の他には起こることが少ない．

5) 治療上の差
下肢の傷は，上肢に比べて治癒が遅い．また皮弁による修復では，血行改善のために遷延法 delay の必要性が多く，遠隔皮弁 distant flap の場合も同じで，治療期間が長くかかるほか，皮弁の移動の間，複雑な体位が要求される．これに対して上肢では，胸部または腹部などからの直達皮弁 direct flap による修復が可能であり，治療期間が短い．下肢は，tissue expander 使用で皮膚壊死を起こしやすいので注意を要する．遊離吻合皮弁の採取は上肢下肢ともに可能である．

6) 受傷機転の差
上肢は，作業時の切創，挫創などの軽症が多く，下肢は，衝突，重量物の落下などによる重症が多い．

7) 手部，足部，趾尖部の形態
手部には，形態上大きな差はないが，足部は個人差があり，Ogawa ら (2006) は第一趾が突出しているのを Egyptian foot といい，全部の趾が比格的平に並んでいるのを square foot といい，第2趾が突出した山型を Greek foot と名づけている (図32-1-1)．

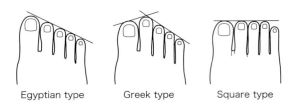

図32-1-1 足部の形態

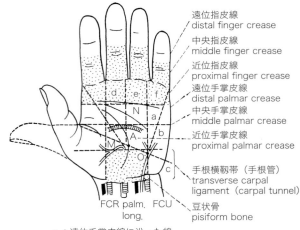

a：遠位手掌皮線に沿った線
b：母指最大外転時の軸延長線（浅掌動脈弓を示す）
c：母指尺側基部より中央手掌皮線に平行した斜走線．cardinal lineともいう．
d：中指橈側基部より降ろした垂線
e，f：中・環指尺側より降ろした垂線
A：浅掌動脈弓
M：正中神経運動枝分岐点（c，eの交点）
N：指神経枝の分岐点（a，d〜f交点）
O：尺骨神経，運動枝分岐点（c，f交点）
　環指尺側から長軸に平行な線とcとの交点は，尺骨神経のdeep branchの分岐点
　（O点より小指尺側の proximal crease 尺側点を結ぶ線は，digital nerveの尺側のものと一致．Mと示指橈側の proximal crease 橈側点と結ぶ線は，digital nerve の橈側のものと一致）

図32-1-2　掌面皺壁と深在組織の位置関係

(Kaplan I : Functional and Surgical Anatomy of the Hand, Lippincott, 1965; Wilhelmi BJ et al : Plast Reconstr Surg 111 : 1612, 2003を参考に著者作成)

C. 手の解剖

　手は上肢の一部ではあるが，その機能は脳にも比較されるほど重要な器官であり，その機能的・美容的損失は極めて重大であり，臨床的にも手の外科として別個に考えられているほどである．

❶手の機能

　手の機能をまとめると，自然肢位 natural or resting position を基本に，次のごとくである．

a．運動機能
　1）つまみ pinch
　　母指，示指，中指が主体．
　　①指尖つまみ tip pinch
　　②指頭つまみ pulp pinch
　　③側面つまみ side pinch
　　④鉤つまみ hook pinch
　2）にぎり power grip
　　中指，環指，小指が主体．
　3）手関節機能
　　①回内 pronation
　　②回外 supination
　　③屈曲 flexion
　　④伸展 extension
　4）上肢帯機能
b．感覚機能
　1）表在感覚
　　触覚，痛覚，温冷覚，立体覚など．
　2）深部感覚

❷手指の構造

a．皮膚
　掌側皮膚 volar skin は，角化層が厚いうえに，深部組織との間に垂直に走る線維束があり，硬くて，移動性に乏しい．
　背側皮膚 dorsal skin は，垂直線維束を欠くため，移動性に富み，また掌側に比べて薄い（図32-1-2, 3）．

b．皮線，皮膚皺襞 crease
　手掌側には，中枢側より手関節皮線 wrist crease，母指球皮線 thenar crease，近位，中央および遠位手掌皮線 proximal, middle, distal palmar crease，指掌側には近位，中位および遠位指皮線 proximal, middle, distal finger crease がある．この各皮線は，深部重要組織の位置確認や切開線の目安になり，またこれと交わる瘢痕は拘縮を起こしやすいなど，大切なものである（図32-1-2）．

c．爪 nail
　指尖部にあって指腹からの圧に対し，スプリント的に対抗的力を構成する．詳細は，本章-1-C-②-j「爪の解剖，機能」の項参照．

d．皮下組織 subcutaneous tissue
　手掌皮下組織は，母指球部，皺襞部を除き，皮膚と深部組織の間に線維中隔が走っているため，多房性隔室を形成している．背側皮下組織は疎性結合組織で脂肪に乏しいため，皮膚の移動性が大である．

e．筋膜層と筋膜間腔 palmar aponeurosis and space
　長掌筋腱は，手掌で扇状に広がる掌腱膜 palmar aponeurosis となり，さらに指に移行し，また，手掌末梢部

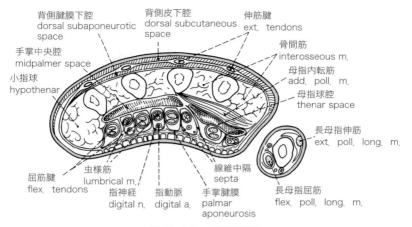

図 32-1-3　手掌横断面
(津下健哉：手の外科の実際，南江堂，p6, 1991 より引用)

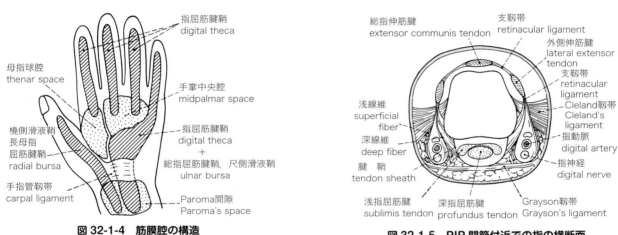

図 32-1-4　筋膜腔の構造

図 32-1-5　PIP 関節付近での指の横断面
(津下健哉：手の外科の実際，南江堂，p18, 1991 より引用)

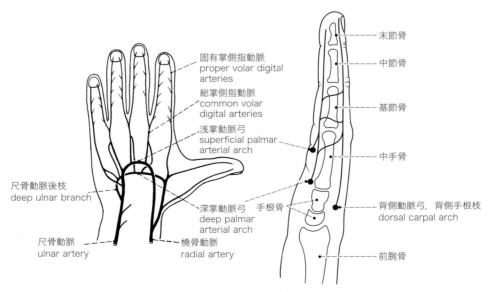

図 32-1-6　手の血管

表32-1-1　手指運動の筋群と支配神経

1. extrinsic muscles（前腕筋群）			
関節運動		筋　群	支配神経
肘関節	回外運動	biceps brachii m. supinator m.	musculocutaneous n. radial n.（RN）
	回内運動	pronator teres m.（PT） pronator quadratus m.（PQ）	median n.（MN） median n.
手関節	尺　屈	flexor carpi ulnaris m.（FCU） extensor carpi ulnaris m.（ECU）	ulnar n.（UN） radial n.
	橈　屈	flexor carpi radialis m.（FCR） extensor carpi radialis longus & brevis m.（ECRL, ECRB）	median n. radial n.
	伸　展	extensor carpi radialis longus & brevis m.（ECRL, ECRB） extensor carpi ulnaris m.（ECU）	radial n. radial n.
	屈　曲	flexor carpi radialis m.（FCR） flexor carpi ulnaris m.（FCU） palmaris longus m.（PL）	median n. ulnar n. median n.
指関節	母指伸展 指伸展	ext. pollicis longus & brevis m.（EPL, EPB） abd. pollicis longus & brevis m.（APL, APB） ext. digitorum communis m.（EDC） ext. digitorum quinti proprius m.（EDVP） ext. indicis proprius m.（EIP）	radial n. radial n. radial n. radial n. radial n.
	母指屈曲 指屈曲	flex. pollicis longus & brevis m.（FPL, FPB） flex. digitorum profundus m.（FDP） flex. digitorum sublimis m.（FDS）	median n. median & ulnar n. median n.
2. intrinsic muscles（手部筋群）			
母指球筋群 thenar muscles		abductor pollicis brevis m.（APB） opponens pollicis m.（OP） flexor pollicis brevis m.（FPB） adductor pollicis m.（AP）	median n. median n. ulnar or median n. ulnar n.
小指球筋群 hypothenar muscles		adductor digiti quinti m.（ADV） opponens digiti quinti m.（ODV） flexor digiti quinti m.（FDV）	ulnar n. ulnar n. ulnar n.
骨　間　筋		背側4個 掌側3個	ulnar n. ulnar n.
虫　様　筋		示・中指 環・小指	median n. ulnar n.

で浅手掌横靱帯 superficial transverse ligament, natatory ligament を形成する．掌腱膜は，線維中隔 fibrous septa で皮膚と固着，逆方向の深部に向かって線維壁を出し，屈筋腱の走る隔室，および虫様筋，血管，神経の走る隔室をなし，さらに虫様筋管 lumbrical canal に移行している．しかも，末梢部では，中手骨-骨頭を横に連絡する深手掌横靱帯 deep transverse ligament につながる．

なお，この隔壁形成は，末梢側のみで，手掌中枢よりでは，中指中手骨の隔壁のみで，それによって母指球腔 thenar space と，手掌中央腔 mid-palmar space に分けられ，滑液包 bursa を形成し，手根部では合流して前腕筋膜腔 Paroma's space を作っている．

手背部では，伸筋腱の上に dorsal subcutaneous space と伸筋腱下に dorsal subaponeurotic space がある（図32-1-4，図32-1-5）．

f.　血管系，リンパ管系 vascular system

手指の血管系は，図32-1-6 のごとく，橈骨動脈，尺骨動脈，さらに骨間膜動脈から由来し，互いに吻合し，手掌部浅・深動脈弓 superficial and deep palmar arch から各指動脈が分岐し，指末端で毛細血管網や終末動静脈吻合を形成し，神経枝とともにグロムス器官 glomus body を作る．一般に尺骨動脈由来の血行が優位を占め，指動脈では掌側のものが重要である．

静脈，リンパ管は，手掌より手背で，極めて発達している．すなわち血液，リンパは手掌を通り，手指運動のポンプ作用で中枢に戻る．

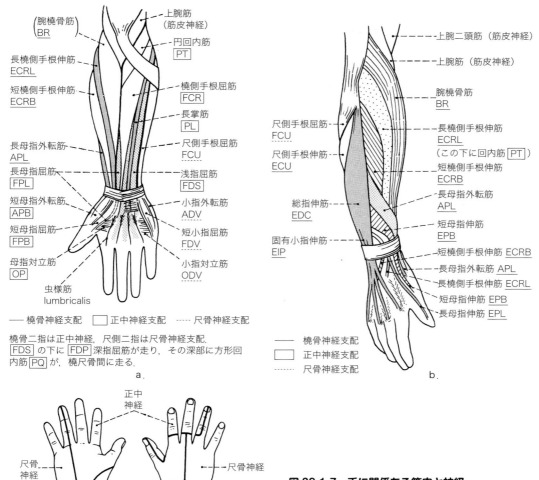

図32-1-7 手に関係ある筋肉と神経

上肢のリンパ系については、Suamiら(2007)の詳細な解剖学的検討がある。すなわち、リンパ管は同じ口径で腋窩までいき、浅深リンパ管の交通はなく、腋窩のひとつのリンパ節に流入するが、時に小さいリンパ節もみられるという。

g. 神経系と筋支配 nerve and muscle system

1) 筋群

手指部には前腕に筋腹を持つ前筋群(前腕筋群 - 外在筋 extrinsic muscles)と、手掌部にある筋群(手部筋群 - 内在筋 intrinsic muscles)とがあり、手指の神経系とその筋支配は、**表32-1-1、図32-1-7** のとおりである。

これら内在筋 intrinsic muscles のうち、総指伸筋 extensor digitorum communis (EDC) の力が強い場合、中手指節関節 metacarpophalangeal jopint (MPJ) 過伸展、指節間関節 interphalangeal joint (IPJ) 屈曲となるため、これを内在筋劣勢位 intrinsic minus position といい、EDCが弱いとMPJ屈曲、IPJ伸展となるのでこれを内在筋優勢位 intrinsic plus position という(**図32-1-8、図32-1-9**)。

2) 神経系

a) 橈骨神経

手関節、指関節の伸筋群、長母指外転筋の運動を支配し、**図32-1-7** の領域の知覚を支配する。これが麻痺すると、手指の伸展不能による下垂手 drop hand を呈し、手背橈側の知覚麻痺を起こす。

b) 正中神経

橈側の手関節回内屈筋群、浅深指屈筋(3本)、虫様筋、母指球筋群(短母指外転筋、同対立筋、ただし母指内転筋、同屈筋を除く)と **図32-1-7** の領域の知覚を支配する。

この麻痺で、猿手 ape hand を呈する。

c) 尺骨神経

尺側の手関節屈筋、指屈筋(2本)、虫様筋、母指内転筋、短母指屈筋、骨間筋、小指球筋群(小指外転筋、同対立筋、固有屈筋)の運動支配と **図32-1-7** の領域の知覚支配を行う。

この麻痺で鷲手 claw hand, intrinsic minus 肢位をとる。高位麻痺であり、低位麻痺の場合に加えて尺側手根屈筋と4・5指への深指屈筋麻痺が合併する。

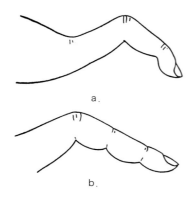

a：内在筋劣勢位 intrinsic minus position
b：内在筋優勢位 intrinsic plus position

図 32-1-8　intrinsic position

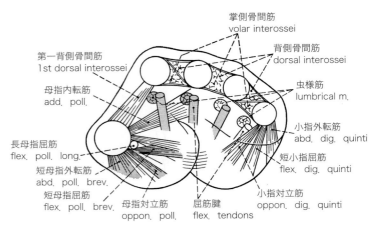

図 32-1-9　手における内在筋
点線は正中神経支配，他は尺骨神経支配．
（津下健哉：手の外科の実際，南江堂，p7, 1991 より引用）

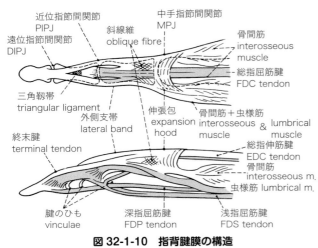

図 32-1-10　指背腱膜の構造
（Tubiana R：The Hand, Saunders, p55, 1981 を参考に著者作成）

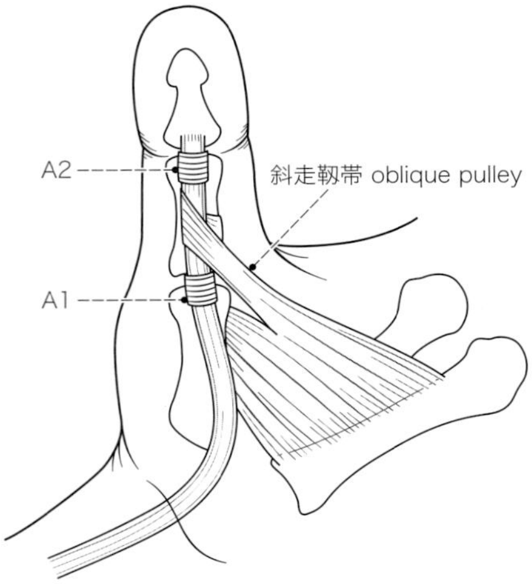

図 32-1-11　母指のプーリー
A1 プーリーの遠位側には oblique pulley が連続しているが，手術の際はこの一部も切離する．
（柴田　実：形成外科 42：S307, 1999 より引用）

h.　腱鞘 tendon sheath

これは腱の浮き上がりを防ぎ，作動効果をよくするための構造である．

1) 屈筋腱鞘

深浅屈筋は，MPJより腱付着部まで靱帯性腱鞘 ligamentous sheath に包まれ，pulley（滑車）という指骨部では横走の厚い線維束，関節部では交叉する薄い線維束で覆われている．この腱鞘と腱の間に腱の栄養を司り，摩擦をやわらげる滑膜性腱鞘 synovial sheath がある．しかし，実際に両者を剝離することは難しい（図32-1-10～図32-1-12）．

屈筋腱の栄養は，腱の骨付着部より入る血管と，その部の紐様組織 vincula breva と，腱の中途で入る紐状の vincula longa よりの血管で支配されている．これらは mesotenon 腱間膜ともいわれている．

2) 指背腱膜 extensor apparatus

指背腱膜は，EDC腱，虫様筋，骨間筋の腱が，交叉融合してできた腱膜で，これらの協調運動で指の伸展が行われる．

母指では，虫様筋，骨間筋の代わりに，abductor pollicis brevis（APB），母指内転筋 adductor pollicis（ADP）が，総指伸筋 EDC の代わりに，短母指伸筋 extensor pollicis brevis（EPB），長母指伸筋 extensor pollicis longus（EPL）によって指背腱膜が作られ，小指では骨間筋の代わりに ABDQ が作用する．

この指背腱膜のバランスがこわれた場合，指は複雑な変形肢位をとる．たとえば終末腱異常によって突指変形 mallet or drop finger を，EDC central slip 異常でボタン穴変形 boutoniere deformity を，FDS付着部断裂や lateral

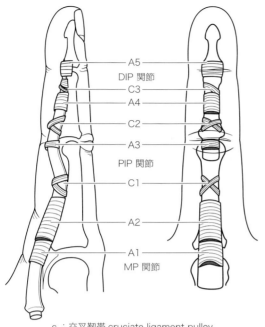

c：交叉靱帯 cruciate ligament pulley
図 32-1-12　指プーリーの解剖
A1 プーリーは MP 関節上にある．
（柴田　実：形成外科 42：S307，1999 より引用）

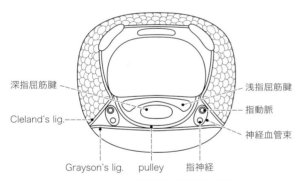

図 32-1-14　指近位部の横断面解剖
指神経は指動脈より，より掌側に位置していることに注意する．
（☞図 32-1-4）
（柴田　実：形成外科 42：S307，1999 より引用）

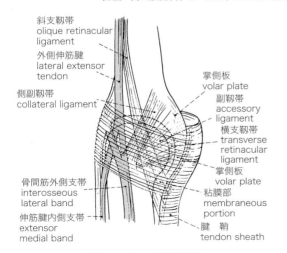

図 32-1-16　PIP 関節部
（津下健哉：手の外科の実際，南江堂，p21，1991 より引用）

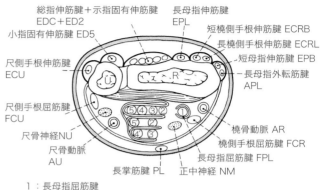

1：長母指屈筋腱
2：示指の深指屈筋腱　　2′：示指の浅指屈筋腱
3：中指の深指屈筋腱　　3′：中指の浅指屈筋腱
4：環指の深指屈筋腱　　4′：環指の浅指屈筋腱
5：小指の深指屈筋腱　　5′：小指の浅指屈筋腱

図 32-1-13　前腕末端部における腱，神経，血管の相互関係
（津下健哉：手の外科の実際，南江堂，p15，1991 より引用）

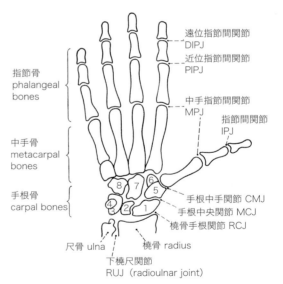

1：舟状骨 scaphoid or navicular bone
2：月状骨 lunate bone
3：三角骨 triquetral bone
4：豆状骨 pisiform bone
5：大菱形骨 greater multangular bone, trapezium
6：小菱形骨 lesser multangular bone, trapezoid
7：有頭骨 capitate bone
8：有鉤骨 hamate bone

図 32-1-15　手の骨および関節

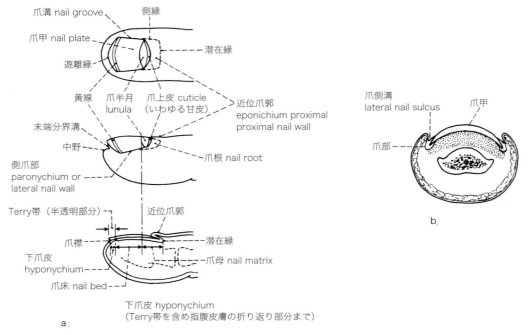

図 32-1-17 爪の各部の名称

band 過緊張で，白鳥首変形 swan neck deformity を起こす（図 32-1-10～図 32-1-12）．

3) 手関節部の腱鞘断面

手関節掌側では，豆状骨，鉤状骨と大多角骨との間に transverse carpal ligament があって，手根骨弓との間に手根管 carpal tunnel を形成し，このなかに図 32-1-13 のような腱，神経，血管を入れている．

手関節背側には，背側手根靱帯 dorsal carpal ligament が横走し，しかも橈・尺骨末端背面の骨隆起部と癒着して，6 個の隔室を形成し，図 32-1-13 のような腱を走らせている．

4) 指近位部の腱鞘断面

指の近位部の腱鞘は図 32-1-14 のようになっている．

i. 骨・関節と構造

手に関係する骨および関節は，図 32-1-15，図 32-1-16 のごとくである．

j. 爪の解剖, 機能

1) 爪の解剖

爪は，解剖学的には図 32-1-17 のようになっている．

爪は，胎生 10 週頃，各指尖端の表皮が肥厚をはじめ，爪野 nail field となり，20 週頃爪甲となる（平田 2010）．爪甲は，ハードケラチンで，爪母部のケラチノサイト由来である．爪母の遠位端は爪半月に相当し，近位端は末節骨に近く，その距離は，0.5 mm くらいである．

最近，松浦ら（2007）は爪の解剖について報告している．

2) 爪の機能

人間の爪は，動物に比べて扁平で細長い指を支持し，指腹を支えて touch や保持のための役割を果たしている．したがって，爪が欠損すると美容的にはもちろん，物をつまむことが困難になりやすい．

しかし，爪が先天的に，あるいは外傷，熱傷などで欠損，ないし変形した場合，爪母，爪下床などの細胞が損傷され再生は不可能になる．

3) 爪の成長

爪の成長は，爪母発育に基づくが，これには，

① 3 層 3 元説，つまり，Jarret ら（1966）は，爪は皮膚の不全角化層であり銀染色で 3 層に分けられるという．つまり，(1) 表層は近位爪郭掌側表皮から，(2) 中層は，爪根部潜在縁から爪半月遠位端までの表皮から，(3) 下層は爪半月遠位縁から爪下皮までの爪床表皮から産生されるという．これに対して，

② 一層一元説，鈴木ら（1988）は，爪甲は爪母のみから作られ，近位爪郭掌側表皮や爪床表皮は爪甲産生には関係しないという説を唱えている．

これらの説は，爪甲の定義によって変わるというが（鈴木ら 1988），山野（1988）は，臨床的経験より爪床末梢は全面的に爪母より再生されにくいという．このことは，また，臨床的に爪床がなくても爪床が再生する，つまり，爪甲も爪床も爪母で作られ，ともに遠位に移動するという尾郷（1988）の考え方，彎曲爪に対する宇田川（1985）の治療法の考え方もある．今日では一層一元説が有力である．

爪成長部分の障害によって爪のゆがみを作る．

爪の成長は，20 歳前後でみると，1 日およそ 0.1 mm で，

加齢的に減少する．また，手爪は，足爪に比べて4割ほど早く，手爪では，第3・4・2・1・5の順で成長が早く，冬より夏が早い．爪甲縦条は老人にできやすく，爪床は萎縮するが，爪甲が縮まないためであるという（吉岡ら1979）．

k. 手の発生学的軸列

手は，次のように3列に区別され，先天異常を考えるうえで便利である（牧野ら1974）．

1) 尺側列 ulnar ray, postaxial ray

尺側の小指，第5中手骨，三角骨，有鈎骨，豆状骨を含み，尺骨と上腕骨を加えて主列という．

2) 橈側列 radial ray, preaxial ray

橈側の母指，第1中手骨，大菱形骨，舟状骨を含み，これに橈骨を加えて副列という．

3) 中央列 central ray, axial ray

尺骨列と橈側列の間のものをいう．第2・3・4指，第2・3・4中手骨，小菱形骨，有頭骨，月状骨である．

32・2 上肢の外傷
wounds of the upper extremity

A. 上肢外傷の治療

❶四肢外傷治療の一般的原則

四肢の外傷は，運動器官という特異性からかなり頻度の多いものである．たとえば交通事故における四肢損傷は，全体の約半数以上を占め，熱傷によるものでは，患者の大多数に四肢熱傷を合併している．

四肢外傷で，形成外科が主として取り扱う領域は，軟部組織，特に損傷皮膚の修復である．修復の原則は，他の身体部位の外傷修復の場合と同様である．すなわち外傷の治療は，全身治療と局所治療に大きく分けられる（第3章-1「創傷治療一般論」の項参照）．

a. 全身状態のチェック

他の外傷の場合と同じく，呼吸障害，出血によるショック，重要臓器損傷などをチェックし，救命に全力をあげる．そのための必要な検査，処置，化学療法，破傷風予防処置など行う．

b. 局所治療

1) 損傷部位の状況把握

柴田（2004）は，初期治療の重要性を強調しているが，児島ら（1996）は，表32-2-1のような検査項目を列記してチェックミスを予防している．

2) 緊急性か待機可能か

①緊急性か（切断指，デグロービング損傷，開放骨折，高圧注入損傷，関節脱臼）

②待機可能か（閉鎖性骨折，腱損傷，神経損傷）

c. 症状把握

1) 視診，触診，運動テスト

①視診で，(1)伸びている指があれば屈筋腱断裂さらに指神経，血管断裂を疑う，(2)爪甲の脱臼があれば，末節骨の骨折を疑う，(3)DIP，PIP関節が曲がってるとマレット骨折を疑う（向田2011），(4)血行の有無

②触診で，疼痛，知覚，温度など，

③運動テストで，(1)疼痛増強なら，骨折，関節損傷を疑う．(2)背側位で指が伸びないと伸筋断裂を疑う，(3)DIPの自由伸展が不能ならスワンネック変形，(4)尺骨神経は中指の外転，内転，母指の内転，小指の外転でみる．

d. 治療方針の決定

手指損傷は，骨，関節，血管，神経，筋，腱，皮膚の順で治療が行われるが，症例毎に損傷の状況判断を的確に行い，個々に治療方針を決定しなければならない（柴田2004）．

e. 麻酔

全身麻酔が手術治療上最もよいが，部位によって伝達麻酔，浸潤麻酔，静脈麻酔，あるいはその併用法を用いる．

手の場合は，Kulenkampff法，axillar block, upper arm block法，wrist block法，crease block法などがある．Oberst blockは用いない（第2章-2「形成外科で行う麻酔法」の項参照）．

f. 術前処理

爪切り，洗浄 brushing, scrubbing, 場合によっては麻酔前に行う（第3章-2「機械的損傷」の項参照）．

g. 創郭清

Esmarch駆血帯，空気止血帯 pneumatic tourniquet などで無血野を作ったうえ，死滅組織の除去 surgical debridement を愛護的に行う．なお循環障害の危険のあるときには止血帯使用は禁忌である．

h. 破傷風予防

破傷風トキソイド0.5 mLを皮下注射，あるいは破傷風ヒト免疫グロブリン5,000単位を筋注，ガス壊疽は，診断が付き次第，創の郭清，高圧酸素療法，ペニシリンG注射など行う．

i. 駆血帯と止血帯 blooodless band, tourniquet

ゴム駆血帯をはじめて用いたのは，Esmarch（1873）であるが，空気止血帯 pneumatic tourniquet は，Cushing（1904）によってはじめて使用された．tourniquet なることばは Petit（1718）の使用によるという（上羽1979）．

1) 駆血帯と神経麻痺

駆血帯を上腕に巻くと，橈骨神経（正中神経，尺骨神経もまれでない）の麻痺を起こしやすい．理由として，

①止血圧：上腕は弾性体として中心部ほど圧が高くなる，

②剪断力：ねじれの力，

12　第32章　四肢部

表32-2-1　上肢神経機能評価のチェックリスト

		橈骨神経	正中神経	尺骨神経
知　覚 （固有領域）		第1指間背側	母指・示指指腹 母指球中枢側	小指指腹 手背尺側
運　動	intrinsic		母指掌側外転 短母指外転筋	小指球筋 第1背側骨間筋
	extrinsic	手関節背屈 MP関節での指伸展 母指伸展	示指深指屈筋 全浅指屈筋 長母指屈筋 橈側手根屈筋	小指深指屈筋 尺側手根屈筋

(児島忠雄ほか：形成外科 39：S-195, 1996 を参考に著者作成)

などがあげられている.

2) 止血時間

① Brauner (1970)：1時間以内, 連続使用する場合, 除圧時間5～10分

② 津下 (1974)：1時間20分以内, 連続使用する場合, 除圧時間10～15分

③ Flatt (1972)：2時間以内, 連続使用する場合, 除圧時間15～20分

④ Tountas (1977)：3時間以内

以上のように, 止血時間は人によって異なる. 著者は, 津下の説に同意するが, それにしても短いほどよいというのは当然である. 組織学的には, 1時間30分をこすと組織変性を起こしはじめ, 3時間以上では不可逆性となる. 4時間になると, 筋の正常代謝は失われ, 筋ミオグロビンは消失するからである. pHの異常もある (Pannunzio ら 2006).

3) 止血法

上肢の動脈圧は, 通常120mmHg以上で止血, 500mmHgでは神経麻痺を起こすことがあるという. 200～250mmHgが妥当であろう. 下肢では350～500mmHgである.

動脈血圧以下の止血圧では, 静脈血圧が上昇, うっ血を起こすが, 筋肉内血流があるため壊死にはならないので, 多少の止血時間延長は可能である.

4) 洗浄, 郭清

洗浄は, チンキ類やヨード類は組織損傷の恐れがあるので生食液で洗浄, ガーゼなどで洗い流す. 同時に異物, 死滅組織の除去も行う. 過酸化水素水は使用しない (Gruber 1975) (第3章-2「機械的損傷」の項参照).

j.　浮腫抑制

手指外傷では, 浮腫を起こしやすく, 出血その他で圧迫が強くなると, 循環不全を起こし, コンパートメント症候群 compartment syndrome, いわゆる Volkman 拘縮へと発展することがある. 末梢血管の拍動が触れても循環障害が進行することもある. 注意が必要である.

治療は, 初期には局所安静, 冷却, 四肢挙上. 必要があれば, ステロイド投与, 交感神経ブロック sympathectomy などがあるが, 筋内圧測定 intracompartmental pressure monitor system (Stryker 米国) で, 30mmHg以上あれば, 減圧切開といって, 前腕や下腿の屈側, 手背の骨間部に筋膜に達する縦切開を入れる. (Round ら 2004). 処置が遅れると阻血性壊死, 拘縮へと発展する. そうなると, 筋, 神経剥離術, 筋腱移植術が必要になるが, 正常機能にはなりにくい.

k.　創閉鎖

組織修復は, 一次的修復は骨折, 脱臼, 血管損傷を含む切断指肢で, 次に, 神経, 筋, 腱, 皮膚の順で行う.

❷外傷の種類別治療原則

第3章「創傷治療」の項参照.

a.　打撲 contusion

急激な圧迫による組織損傷で, 皮膚断裂はなく浮腫, 皮下出血 ecchymosis, 血腫などを生じる.

治療は, 湿布, 挙上, 安静のほか, 著明な血腫があれば, 穿刺, 切開など行う. なお皮下組織の挫滅, 壊死があれば硬結を生じ, Volkmann 拘縮を起こしたり, 軽度の場合でも後日, 皮下陥凹瘢痕 subcutaneous depressed scar を生じやすい. 受傷後 pain, paresthesia, paralysis, pulselessness のいわゆる 4P 症状のいずれかがでた場合は, 速やかに除圧手術を考慮する.

b.　擦過傷 scratch wound

真皮の中間まで皮膚が損傷されたもので, 浅ければほとんど瘢痕を残さないが, 深ければその深さに応じて治癒も遅れ, 瘢痕を残す.

治療は, 洗浄や scrabbing をして異物の除去を行い, 外傷性刺青 traumatic tattoo を防ぐことが大切である.

c.　剥皮創 abrasion wound

真皮までの皮膚が弁状に除去されたもので, 小範囲のものは縫縮, 広範囲のものは植皮を行う. 擦過創に近いものでは, 軟膏療法でもよい.

d.　弁状創 avulsion flap wound

皮膚が皮弁状に一部を残して弁状に裂けたもので, 放置

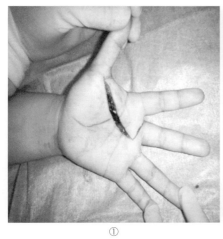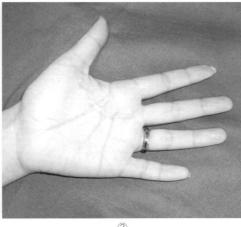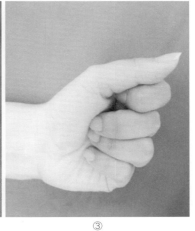

図 32-2-1　手掌切創
①：示指屈筋腱断裂（Zone Ⅲ），中指屈筋腱断裂（Zone Ⅱ），示指中指固有指神経断裂，②：Lim&Tsai 法，6-strand intratendinous suture，③：術直後，④⑤⑥：術後1年

（高木信介氏提供）

すると弁状瘢痕になる．
　治療は小さいものは縫縮，広範囲のものは弁状部分を郭清ののち再縫合するなり，弁状部分の血行が悪い場合は分層植皮として移植する．

e. 裂創 laceration
　皮膚の連続性の断たれた線状ないし彎曲創で剝脱されないものをいう．
　治療原則は，洗浄，郭清，創閉鎖であるが，無理に縫縮すると，浮腫や血行障害のため末梢部分の壊死を起こす．場合によっては，円周状の創では半周だけ縫合するなど，この種の危険を避ける（**図 32-2-1**）．

f. 剝脱創 degloving injury, avulsion injury
　ローラー，ベルトコンベアー，車のタイヤなどで皮膚が筋膜の上で手袋状に剝脱されたもので，avulsion injury の特殊形である．小さいものでは，指環が引っ張られて皮膚ごと剝脱される ring avulsion injury がある（Thompson 1968, Urbaniak 1981）．大きいものでは，肩甲部の closed degloving injury（渡辺 2011），大腿の closed degloving injury（柳沢 2011）の稀有な報告がある（**図 32-2-2，図 32-2-3**）．
　Kay ら（1989）は，骨折と血行不全の有無で4型に分類しているが実際的でない．
　石川（1998）は，本症を3型に分けている．
　① Ⅰ型：有茎皮弁型；足背に多い．再縫合あるいは植皮
　② Ⅱ型：皮下茎型；全周性であるが，皮下組織の一部が残存しているもの．再接着あるいは植皮
　③ Ⅲ型：完全切断型；完全に切り離されたもの．剝脱された皮膚の血行は極めて悪く，皮弁か遊離植皮をせざるを得ない．条件によっては再接着もある．
　Urbaniak の分類はもっと簡単で（石河 2016），次のよう

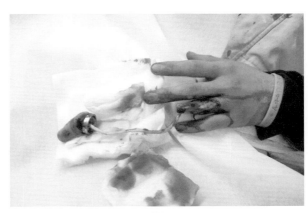

図 32-2-2　指輪による剝脱創 ring avulsion injury
血管の挫滅がひどく再接着は不可能であった．

（米満弘一郎氏提供）

に分けている．
　① Class Ⅰ：血行が十分に残っているもの
　② Class Ⅱ：血行が不十分なもの
　③ Class Ⅲ：完全に剝脱されたもの

g. 熱傷 thermal burn
　露出熱傷 exposure burn は手背に多く，接触性熱傷 contact burn は手掌に多い．
　治療は一般熱傷治療に従うが，手指の場合は浮腫の抑制と機能肢位の保持が大切である（第3章-4「熱傷」の項参照）．
　手掌は，毛包と脂腺を欠くが，エクリン腺が豊富なため，治癒が早く，第3度以外は保存的治療．水泡があれば，切開，bFGF 使用，良肢位固定．第3度では，早期郭清，tangential excision と植皮，深部組織露出で人工真皮を貼付か皮弁適用，後日，植皮．
　片平ら（2010）は，超早期手術を推奨している．利点とし

14　第32章　四肢部

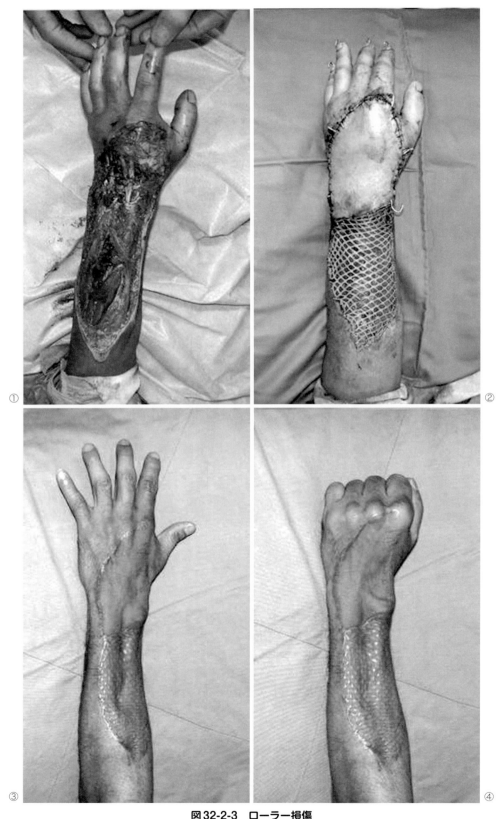

図32-2-3　ローラー損傷
①②：示指・中指・環指の伸筋腱欠損に対して，足趾伸筋腱付き遊離足背皮弁移植を行い再建，③④：指の運動は問題なし

(黒川正人ほか：創傷 1：81-87, 2010より引用)
(黒川正人氏提供)

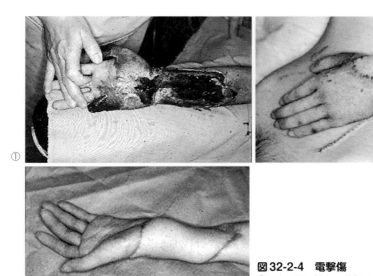

図 32-2-4　電撃傷
①：高圧線に触れて受傷，10歳代男性，②：腹部皮弁にて修復，③：皮弁切離後3ヵ月

（飯田直成氏提供）

て，出血量の抑制，循環動態の早期安定，感染症の低下，罹病期間の短縮，などをあげている．

深部組織露出のときは，腹部皮弁移植，逆行性橈側前腕皮弁，橈骨動脈穿通枝皮弁，free flap として内側足皮弁，medial pedis flap，内側足動脈穿通枝皮弁，(田中ら 2012)，動脈吻合は端々吻合，吻合不可能なら静脈移植．神経も可及的温存．

h. 電撃傷 electrical burn

手指部は電撃傷を受けやすく，特に射入口となりやすい．しかも深部組織の侵襲を受けたり，また創が拡大したりしやすいため，手指の機能廃絶を起こすこともある（図32-2-4）(第3章-6「電撃傷」の項参照)．

i. 薬傷 chemical burn

手仕事のうえで，手指は薬傷を受けやすい部位のひとつである（第3章-8「化学傷，薬傷」の項参照）．

j. 凍傷 frost bite

全身状態の改善とともに，局所的には四肢を38～44℃の温湯に浸けたり，交感神経切除術などを行う．分画 demarcation が起こったら，植皮なり，切断を行う（第3章-5「冷傷」の項参照）．

k. 重度挫滅損傷 crush injury

症状の把握を速やかに，しかも繰り返し行うことが大切で，浮腫の抑制のため上肢を挙上する．必要があれば，ステロイド投与や血栓 thrombosis 予防などを行う．開放創があれば，洗浄，郭清や抗菌薬を投与し，骨折，脱臼を合併すれば早期整復固定を行い，できる限り早期に，創閉鎖する．著明な挫滅損傷では挫滅症候群 crush syndrome に注意する．

手の重症外傷の場合は，神経の引き抜き損傷や挫滅，欠損があるので，一期手術はしない．骨固定は，鋼線やプレート固定，出血創まで，郭清し，人工皮膚を貼付する．神経はできるだけ温存，動脈は端々吻合がよい．吻合ができなければ静脈移植をする．腱は強固に縫合，早期のリハビリを施行する（島田ら 2011）．

l. 爆創，弾創 explosion or firearm wound

重篤な損傷が多く，治療法も複雑なことが多い．

m. 褥創 bed sore, pressure

第3章-10「褥瘡」の項参照．

n. 高圧注入創 high pressure injection injury

本症は，Rees（1973）によって報告されたもので，plastic grease paint や揮発剤（洪ら 2005）などを paint gun（高圧塗料注入器）で注入された時生じる．圧注圧 2 kg/cm² で起こるとされるが，現在は 100～200 kg/cm² などさらに高圧の器械が使用されている．

局在性激痛があり，組織壊死が重度となる．腱組織粗性結合組織内を拡大し，有機溶剤のときは，リンパ管に沿うため著明な壊死を起こす．

治療は，減圧切開，異物除去であるが，約80%は切断が適用される．しかし，グリースでは，23%であり，注入剤で異なる（安川ら 1983）．

塗料除去のための化学溶媒の使用は損傷拡大につながるので行わない．抗癌剤による血管外漏出障害の治療としての解毒剤は，Ignoffo ら（1980），井川ら（2006）に詳しい．

o. 咬傷

ヒトや動物に噛まれて生じる．感染を起こしやすく，抗菌薬投与，必要があれば，破傷風やガス壊疽の予防を行う．

p. 瘭疽 felon

瘭疽 felon は，指髄まで炎症の及んだものである．爪周

囲に発生する外傷性炎症は爪周囲炎 paronychia という．炎症の範囲と疼痛の程度が異なる．

指腹部の解剖学的特殊構造により，疼痛が激しい．軽度であれば抗菌薬投与，膿蓄積があれば切開排膿する．切開法は側切開，指尖部切開（魚口切開 fish or alligator mouth incision），爪甲切開などであるが，抜爪は極力行わないほうがよい．

q. 化膿性腱鞘炎 purulent tendovaginitis

①指のびまん性腫脹，②疼痛性屈曲拘縮，③運動痛，④腱鞘圧痛を伴うもので（Kanavel の 4 主徴），抗菌薬投与あるいは切開，排膿を併用する．その他の化膿性炎症として皮下膿瘍，指間腔膿瘍，手掌筋膜腔膿瘍，リンパ管炎，骨髄炎，関節炎などがある．

r. 横なぐり損傷 side swipe injury

自動車の窓から手を出して，車外の物体で強打，切断などを起こす損傷で，肘付近の切断，骨折，脱臼が多い．治療は症例に応じて修復する（難波ら 1976）．

s. 放射線皮膚障害 radiation injuries

手指の放射線障害は少ない．著者も患者診療のために多量の放射線をあびた外科医の症例しか経験がない（図 32-2-36）（第 3 章 -9「放射線皮膚障害」の項参照）．

t. その他

前述以外，上肢にもいろいろな外傷がみられる（図 31-2-38）．

手が外傷により，ささら状になる重度の損傷（spaghetti wrist trauma）もある（Jaquet ら 2005）．

また，特殊なものに，ステイール症候群（Bussell ら 1971，池村ら 2014）といって，上肢内シャント造設後 0.49〜4.5% にみられる手指の虚血症状から壊死に至ることがある．

B. 手指外傷の治療
treatment of the hand injuries

手の損傷の頻度については，Rosberg ら（2004）が最近の統計について報告，1,000 人に 7 人で，多くはレジャー中の若年男性で，22% が仕事中の受傷であるという．もちろん母集団のとりかたでも変化することは当然である．

小児については，Ljungberg ら（2006）の報告があり，家庭内での外傷が多く，手では中指，小指，母指，示指，環指次いで手掌，手背の順であったという．

❶爪の損傷 nail injury

a. 爪下血腫 subungual hematoma

指尖部の特殊な解剖学的構造のため，打撲などで爪甲下に血腫ができると疼痛が著しい．

治療は，①爪甲に穴を開けるか，爪甲を部分的に切開してドレナージする（図 32-2-5）．②大場ら（2004）は，クリッ

プ先端を赤熱させ，これを爪に刺入する方法を報告している．③骨折があれば，排血だけでは疼痛は寛解しない．骨折整復が必要となる．

b. 爪剥脱 nail avulsion

剥脱された爪は洗浄，消毒のうえ修復し，爪郭などにナイロン糸で固定すればよい（図 32-2-6）．爪甲が爪床や爪母の保護になるからである．爪床が半分残っていれば，自然に修復される．

爪甲が欠損している場合は，人工真皮移植，軟膏療法，全層植皮，母趾爪床の半切移植，などを行う．

c. 爪裂創 nail laceration

爪を除去し，爪母，爪床の創を正確に縫合する．さもないと爪の変形を生じやすい．

d. 爪母損傷

再生の可能性がない．少し残存した場合は，変形の強い爪が再生する．

治療は，症例によって，遊離爪移植か，wrap around flap を行う．

❷皮膚欠損症 skin defect

a. 保存的治療 consevative treatment

Dauglas（1972），Das（1978），棚平（1981）らは，保存的療法を推奨．末節骨の 3/4 欠損までは保存的治療がよい．特に小児の指尖部の組織再生力が旺盛で，たとえ，骨が出ていても肉芽組織が増殖，やがて表皮でカバーされるという．しかし，その適応には注意しないと瘢痕治癒した指尖部では疼痛を生じることがある．最近では，創閉鎖までの時間はかかるが，アルミホイール療法（Douglas 1972）や人工真皮貼付療法などや bFGF の併用が用いられている．特に小児に適応がある．

Das（1978），Allen（1980）（図 32-2-7），佐々木ら（1987）（図 32-2-8）は，指損傷をレベル分けし，レベルⅠでは 21 日，レベルⅡ以下の骨露出創では 41〜43 日かかると報告している．

平瀬（2002）は，図 32-2-9 のように指尖損傷の治療法の分類を行っている．さらに，福本（2007）は，指先の欠損の長さによって皮弁を使い分けている．

爪床欠損には人工真皮（デルダーミス，テルモ社製）を貼付，その上に bFGF 製剤（フィブロブラストスプレー，科研製）を噴霧する方法で良結果が得られた報告がある（飯田ら 2007，管又 2014）．また爪の再建については木村ら（2007）に詳しい．

指端の皮膚欠損創の修復が悪いと，いわゆるオームの嘴状変形 parrot beak deformity を残しやすい．

b. 外科的療法 surgical treatment

ここでは指尖損傷のみ取り上げ，それより近位部の切断損傷は切断肢再接着の項で取り上げた．

32・2 上肢の外傷

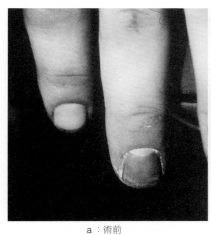
a：術前

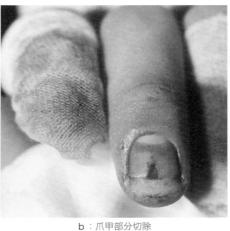
b：爪甲部分切除

図 32-2-5　爪下血腫の除去術

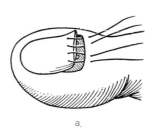
a.

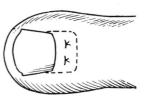
b.

図 32-2-6　剥離爪の固定

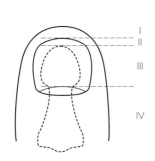

図 32-2-7　指損傷のレベル
（Allen MJ：The hand 12：257, 1980 より引用）

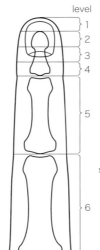

図 32-2-8　指切断レベルの分類
level1 ～ 3 は DAS の分類と同じ．
（Dass et al：The hand 10：16, 1978；佐々木　孝ほか：日手会誌 4：497, 1987 より引用）

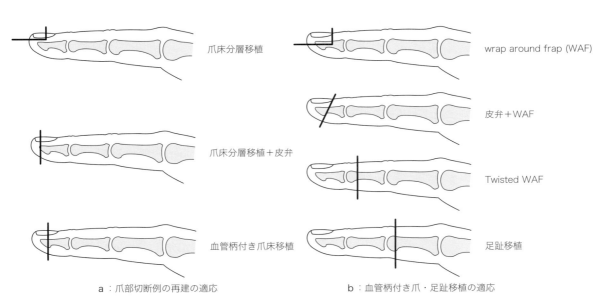

a：爪部切断例の再建の適応　　　　　　b：血管柄付き爪・足趾移植の適応

図 32-2-9　指尖損傷治療法の分類

（平瀬雄一：形成外科 45：S63, 2002 より引用）

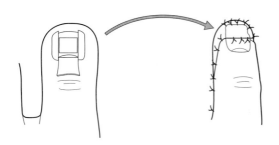

図32-2-10 知覚皮弁＋爪床移植（nailed graft）

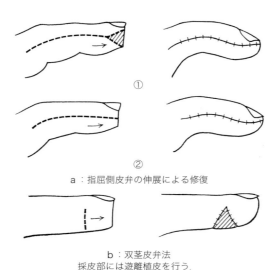

a：指屈側皮弁の伸展による修復

b：双茎皮弁法
採皮部には遊離植皮を行う．

図32-2-12 指尖損傷の修復

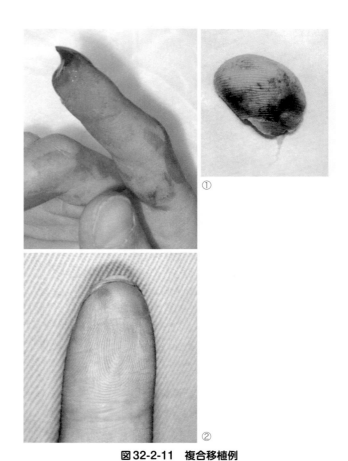

図32-2-11 複合移植例
①：右示指切断（subzone Ⅰ），20歳代，②：複合組織移植後2ヵ月
（黒木知明ほか：成田赤十字病院記 7 (1), 2004 より引用）
（黒木知明氏提供）

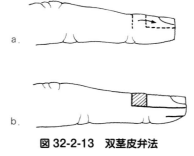

図32-2-13 双茎皮弁法
（Inoue G：Br J Plast Surg 44：530, 1991 より引用）

1) 遊離植皮 free skin graft

一次的創閉鎖法としては分層植皮や全層植皮が行われるが，切断レベルが Allen（1980）の type Ⅱ以上（末節骨遠位端）であれば，一期的縫合が可能（Kleinert ら 1967，Verdan ら 1975）である．

小範囲であれば，人工真皮や創傷覆材を貼付し上皮化させる方法や，肉芽形成させれば，遊離植皮も考慮する．

骨露出面があれば，たとえ生着したとしても疼痛などのため，二次的再建術を要する（図32-2-22）．

手掌の遊離植皮は，足の土踏まずからの採皮が第一選択である．

2) 複合移植 composite graft

指切断では，足尖趾指髄よりの複合移植 composite graft（楠原ら 2007）の可能性もある．生着率50％という（水島ら 2011）（図32-2-11）．

3) 局所皮弁 local flap

a) 伸展皮弁法 advancement flap 2

指の側切開により指腹皮弁 volar flap とし，これを指尖部まで伸展させ，欠損部を被覆する．術後の屈曲変形は暫時矯正される（Moberg 1964，Machat ら 1980，児島ら 1988）（図32-2-12a）（図32-2-1～図32-2-16）．

皮弁移植の採皮部として，まず，同一指（Atasoy 法，Kutler 法，神経血管柄付き島状皮弁 -Littler 法，hemi-pulp flap 法）．

註；掌側 VY 伸展皮弁は，Atasoy が最初ではなく，児島（1997）によれば Tranquilli-Leali（1947）が最初という．

b) 双茎皮弁法 double pedicle flap, ventral knight's flap

図32-2-12b，図32-2-13 のような方法である．

32・2　上肢の外傷

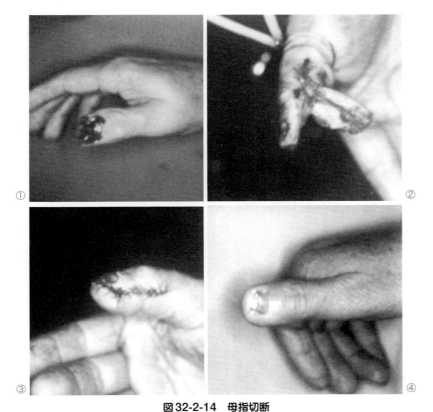

図32-2-14　母指切断
①：右母指切断, ②：患側掌側伸展皮弁, ③：皮弁を切断部に伸展, 移植, ④：術後
(②④；三澤正男：西尾市民病院紀要 6 (1)：11-16, 1995より引用)
(三澤正男氏提供)

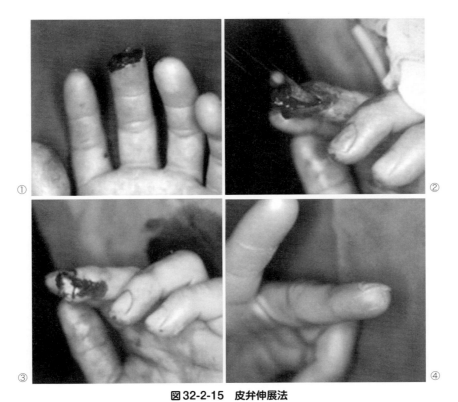

図32-2-15　皮弁伸展法
①：左第3指尖切断, ②：患側両側面より皮弁にて修復, ③：皮弁を移動
(②；三澤正男：西尾市民病院紀要 6 (1)：11-16, 1995より引用)
(三澤正男氏提供)

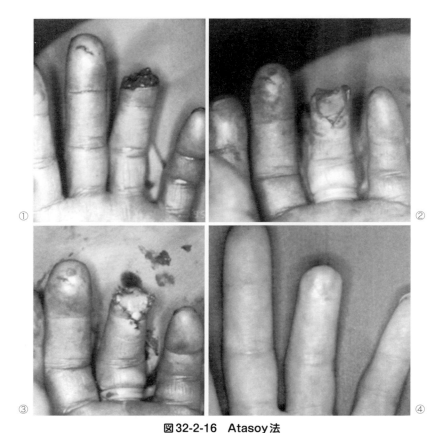

図 32-2-16　Atasoy 法
①：左第 3 指尖切断，②：掌側よりを皮弁にて修復を企画，③：術直後，④：術後
(②④；三澤正男：西尾市民病院紀要 6(1)：11-16, 1995 より引用)
(三澤正男氏提供)

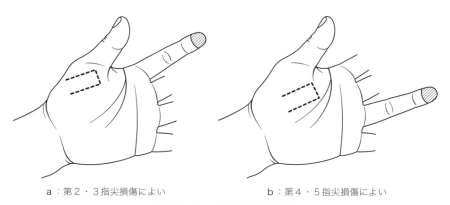

a：第 2・3 指尖損傷によい　　　　b：第 4・5 指尖損傷によい

図 32-2-17　母指球皮弁の位置

c) 母指球部皮弁 thenar flap および手掌皮弁 palmar flap

母指球部を利用するものを母指球皮弁 thenar flap といい，指腹再建に用いられるが，母指球部以外の手掌皮弁 palmar flap を用いると，移植指の屈曲拘縮を起こしやすい．

本法は，手掌を用いる肉体労働者などでは，採皮部の疼痛を招来したり，年長者では関節拘縮を起こすことがある (図 32-2-17，図 32-2-18)．

d) 旗状皮弁法 flag flap method

これは，指交叉皮弁の特殊形で，皮弁の形が旗と竿 (pedicle) のようにみえるもので，横転皮弁 transposed flap あるいは指交叉皮弁 cross finger flap と同じように用いられる．Iselin (1964, 1973)，Vilain (1973) の報告になる．わが国では，星ら (1977) の報告がある (図 32-2-19)．

e) 島状皮弁 island flap

隣接指より指動静脈神経束を茎とした皮弁を移植する方

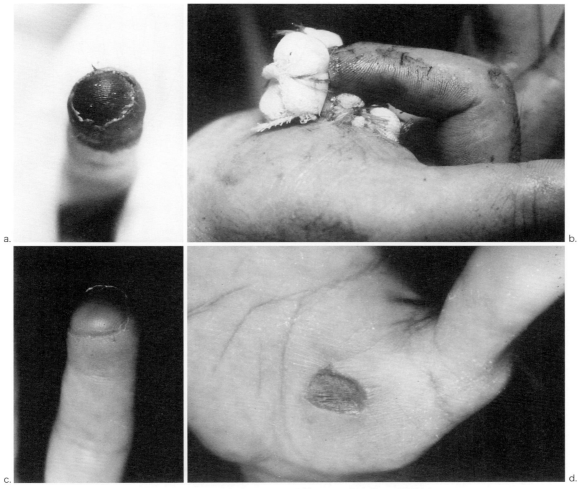

a：術前，b：母指球皮弁移植中，c, d：術後2ヵ月　採皮部には遊離植皮．
図 32-2-18　第2指末節切断創の修復例

法である．dorsal middle phalangeal finger flap ともいい，Buchler ら 1988) により報告されたが，たこ（凧）状皮弁 kite flap, C-ring flap (Mutaf 1993), 逆行性皮弁は，Bene (1994), Chang ら (1994), 太宰ら (1997), Omokaura (2000), 奥田ら (2002), Moschella ら (2006) もこれと同じである．吉武ら (1992), 村井ら (1997) の背側中手皮弁はかなり有用である (図 32-2-20, 図 32-2-21, 図 32-2-27, 図 32-2-28).

f) 指交叉皮弁 cross finger flap

指腹の欠損に，隣指の手背皮弁を用いるもので，手術法や固定の簡便さは長所である．しかし，DIP から MP まで，指背に瘢痕が残る欠点がある．

皮弁の幅，長さの比は，1：3 (Hoskin 1960), 1：2 (諸富 1967), 1：2.5 (木下ら 1973) といろいろであるが，血行状況をみて決めるとよい．剝離は外腱鞘 peritenon 上で行う (図 32-2-31). 知覚皮弁も可能である．

旗状皮弁，島状皮弁も，指交叉皮弁の一種ともいえる (図 32-2-23).

g) 静脈皮弁 venous flap

中沢 (1998) の報告がある．

4) 遠隔皮弁 distant flap

古典的方法であり，指尖損傷に遠隔皮弁を用いる事は少ないが，利用するとすれば，上肢交叉皮弁 cross arm flap, 胸部皮弁 chest flap, 腹部皮弁 abdominal flap, (Murakami ら 2004), 鼠径部皮弁 inguinal flap などが皮膚の厚さ，固定の簡便さから適当であろう (図 32-2-33).

5) 遊離吻合皮弁 free flap, その他の修復法

石川ら (1990) は，図 32-2-36 のように遠位指間関節 distal interphalangeal joint (DIPJ) より遠位部を4つの Zone に分け，Zone Ⅰ では血管の固定が難しく，複合移植になる．Zone Ⅱ は指動脈のアーチからの細い動脈枝がある．Zone Ⅲ は指動脈本幹がある．Zone Ⅳ は両側掌側指動脈，背側皮下静脈が存在，以上の分類に従って，血管吻合の可能性をまとめている．最近では，山本ら (2016) は自験例から生着率の報告を行っている (図 32-2-26, 図 32-2-35).

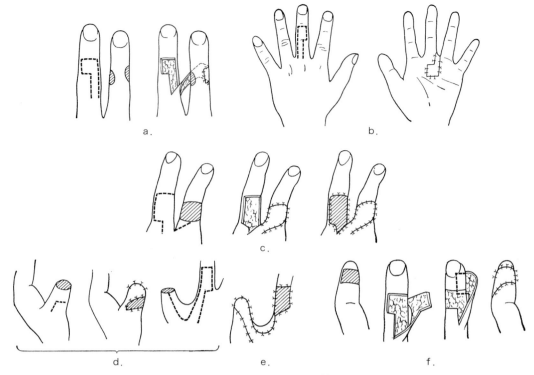

図 32-2-19　flag flap 法
a，b：(星　栄一ほか：形成外科 20：200, 1977 より引用)
　　c：(Vilain R et al：Plast Reconstr Surg 51：397, 1973 より引用)
d〜f：(Iselin F：Plast Reconstr Surg 52：374, 1973 を参考に著者作成)

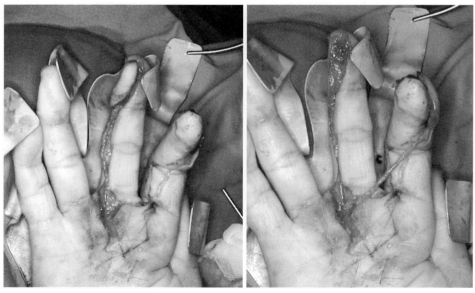

図 32-2-20　島状皮弁法

32・2 上肢の外傷

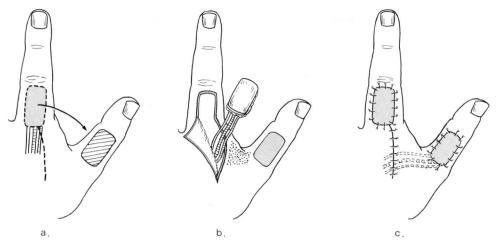

図 32-2-21 kite flap, neurovascular island flap
この前段階法的なものに simple flap を用いた報告がある．
(Foucher G et al：Plast Reconstr Surg 63：344, 1979；Rybka F J et al：Plast Reconstr Surg 63：141, 1979 より引用)

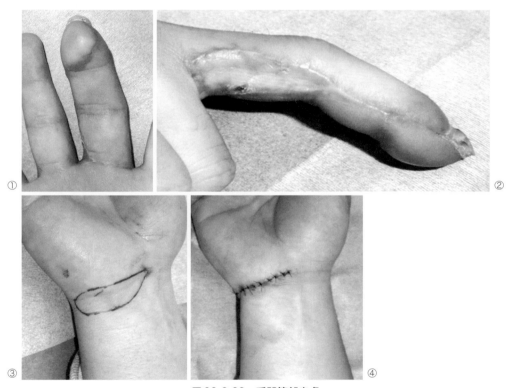

図 32-2-22 手関節部皮膚
①：指尖切断，逆行性指動脈皮弁にて修復計画，②：皮弁移動，③：採皮部部は手根部皮膚を移植，④：術後2ヵ月

（高木信介氏提供）

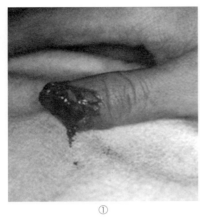
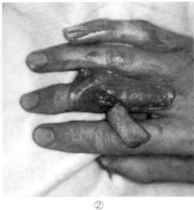
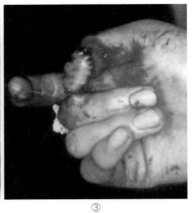
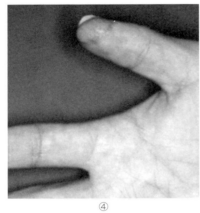

図 32-2-23　交叉皮弁
①：右母指尖切断，②：第3指より逆行性指背島状皮弁を挙上，③：皮弁を母指切断部に交叉移植，④：術後

（①②；三澤正男：西尾市民病院紀要 6（1）：11-16，1995 より引用）
（三澤正男氏提供）

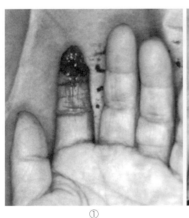
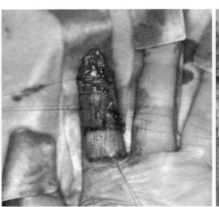
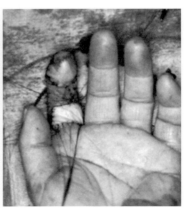
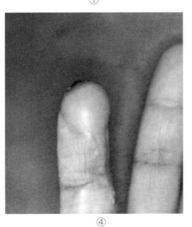

図 32-2-24　逆行性皮弁
①：左第2指尖切断，②：逆行性指掌側島状皮弁を計画，指動静脈柄付き基節部皮弁を途中の皮下を通して切断部に移植，指神経は温存，採皮部は遊離移植皮，④：術後

（三澤正男：富士吉田医師会報 60：34-40，2000 より引用）
（三澤正男氏提供）

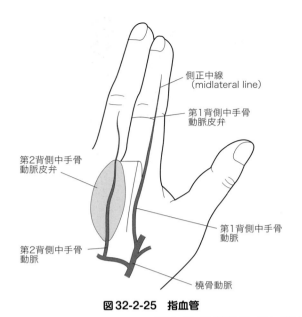

図 32-2-25 指血管
（柴田 実：形成外科 55：615, 2012）

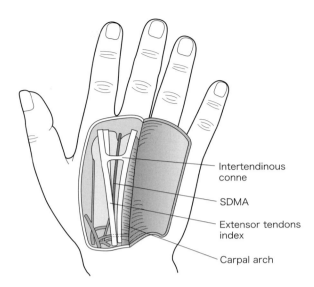

図 32-2-26 指血管の所在
（柴田 実：形成外科 55：615, 2012）

a) 指尖 Zone Ⅰ, Zone Ⅱ レベルでの切断

長谷川（2015）は，爪レベルが Zone Ⅰ で，Zone Ⅱ は爪基部と DIP の間に相当するという．

指尖端部の切断では，挫滅創では再接着の適応がない．クリーンカットでは，複合移植か，末節骨掌側を目当てに血管を探し当てたら縫合を試みる．

服部（2015）によると，生着率が，zone Ⅰ で 90％，zone Ⅱ で 96％ という（**図 32-2-37**）．

吻合を容易にするために，Dadaci ら（2015）は，polypropylene 糸を血管内に挿入しておくと，血管吻合が容易になるという．長谷川（2015）は，糸は使用しないで，縫合糸を結ばない untied stay suture 法を報告している．

静脈吻合ができない場合は，静脈移植，静脈還流を出血させたままにしておく方法（Hans ら 2002）もあるが，出血管理が大変である．穿通枝を利用した前腕の遊離吻合皮弁もよいとの報告もある（Inada ら 2004）．

b) 指尖 Zone Ⅲ, Zone Ⅳ レベルでの切断

この部位での切断は，接着しても機能上の問題，リハビリ，場合によっては数回の追加手術を要するなど，いろいろな問題に対して患者に説明と同意が大切である．

手術の順序は，通常，①創のデブリ，②骨固定，③腱縫合，④血管吻合，⑤神経縫合，⑥皮膚固定，⑦外固定，⑧抗血栓療法，⑨リハビリ，の順である．森谷の論文（2015）が参考になろう．

❸脱臼，骨折 luxation & fracture

手指骨の脱臼，および骨折の診断は，触診および X 線検査によるが，hamate の hook とか舟状骨のそれを除き容易

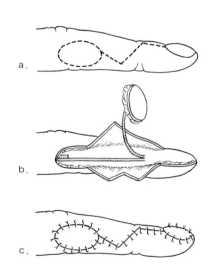

図 32-2-27 逆行性島状皮弁
（平瀬雄一ほか：形成外科 34：901, 1991；形成外科 41：1005, 1998；Kojima K et al：Br J Plast Surg 43：290, 1990 より引用）

である．

治療は，早急に解剖学的正常関係を確立したのち，機能的肢位固定をし，3〜4 週間ののち早期運動練習を行うのが原則である．

軽度脱臼では，2 週間くらい，靱帯損傷を伴うものでは 4 週間くらいの固定を要するが，剝離骨折や，靱帯断裂による偏位，弾撥現象のあるとき，正常の解剖学的関係の得られないときは，観血的治療を行う．しかし，非観血的に行うのが一応の原則であり，結果もよい．

手関節部の Colles 骨折，Smith 骨折，Barton 骨折，

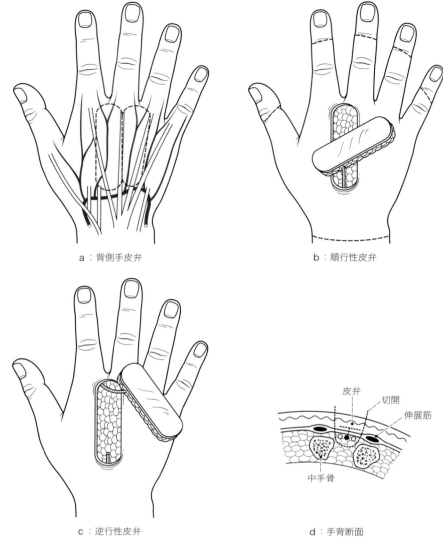

a：背側手皮弁　　b：順行性皮弁
c：逆行性皮弁　　d：手背断面

図 32-2-28　島状皮弁

Chauffeur 骨折などでは，まず整復固定を行って，不可能ならば観血的整復術を行う．特に正中神経麻痺，腱断裂，血管損傷の場合は手術的に処置する．なお成人では，舟状骨骨折，月状骨脱臼などが多いが，診断の難しいこともあり，無腐性壊死を起こしやすい．小児では，骨端線離開や若木骨折を起こしやすい．

手関節部の挫滅損傷などでは，腸骨移植による固定を行ったほうが手指部の機能的再建を図りやすい．

中手骨骨折（Bennett 骨折，Roland 骨折，基底部横骨折など）では，非観血的整復，固定（Kirschner 鋼線）を行うが，場合によっては牽引治療や手術的に治療を行う．中手指節関節では，特に靱帯断裂や関節包の損傷に注意し，指節骨骨折では腱の付着位置との関係で特有の変形を生じやすい．治療の原則は他部の骨折のそれと同じである．

なお詳細については，手の外科の成書を参照されたい．

❹腱損傷 tendon injuries

手指腱損傷の治療原則は，綺麗な創では一次的に皮膚縫合と腱縫合を行ってもよいが，きたない創では創郭清と一時閉鎖を行い，腱縫合は二次的に行う．腱縫合については柴田（2002）の論文に詳しい．腱縫合は，中心糸の数により 2-strand 法（Kessler 法，Tsuge 法），4-strand 法（double Tsuge 法，Yoshizu II 法），6-strannd 法（Yoshizu I 法，Lim & Tsai 法）があり，抗張力の強い 6-strand 法が多い．術後のリハビリは早期に実施．

a．伸筋腱損傷 extensor tendon injuries

1）前腕 zone VIII，手関節 zone VII，zone VI での伸筋腱損傷

これらの部位での伸筋腱損傷の診断は容易である．

治療は，端々吻合と 4〜6 週間にわたる腱弛緩位での固定である．この肢位は手関節 45°〜50°背屈位，中手指節関

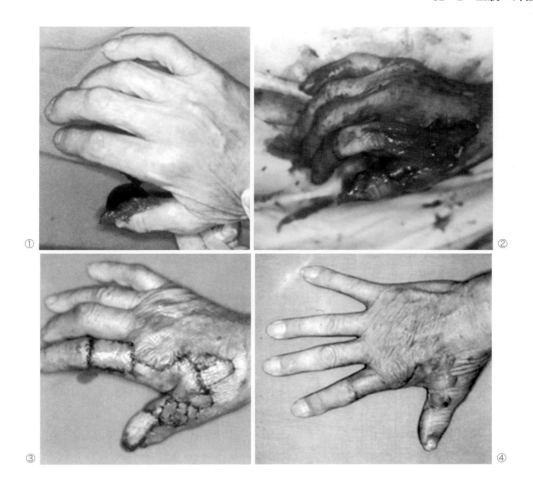

図 32-2-29　皮弁移植
①：母指基部切断，②：第2指-指背より神経血管付き皮弁を挙上，移植部までは皮膚を反転，移植皮弁を通す，
③：神経血管柄付き皮弁を移植．（Foucher-Braun法）

（①；三澤正男：西尾市民病院紀要 6（1）：11-16, 1995より引用）
（三澤正男氏提供）

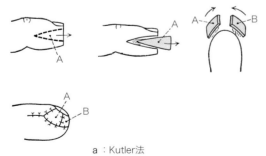

a：Kutler法
指側方の三角皮弁を皮下茎皮弁で，断端にずらして縫合する．

b：Atasoy法
Kutlerと同じく皮下茎皮弁を利用するが，この方法では指腹の三角皮弁を用いる点が異なっている．

図 32-2-30　皮下茎皮弁
側方から移動するKutler法（1949），指腹から移動するAtasoy法（1983），他指から移動する神経血管茎皮弁法（neurovascular pedicle flap法）などがある．

第32章 四肢部

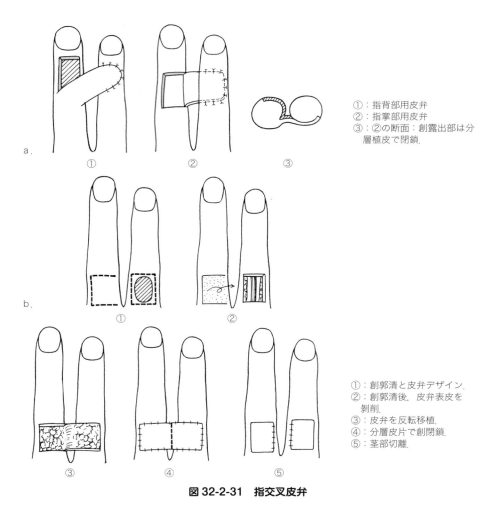

①：指背部用皮弁
②：指掌部用皮弁
③：②の断面：創露出部は分層植皮で閉鎖.

①：創郭清と皮弁デザイン.
②：創郭清後,皮弁表皮を剥削.
③：皮弁を反転移植.
④：分層皮片で創閉鎖.
⑤：茎部切離.

図32-2-31 指交叉皮弁

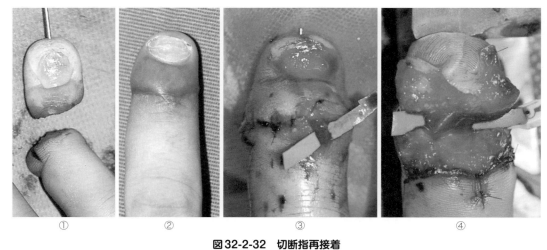

図32-2-32 切断指再接着
①：(subzone Ⅲ), 20歳代男性, ②：術後3ヵ月, ③：静脈吻合, ④：動脈吻合

(黒木知明氏提供)

32・2 上肢の外傷

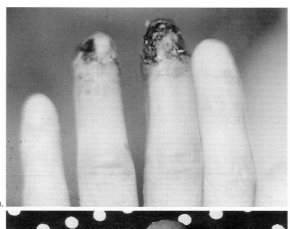
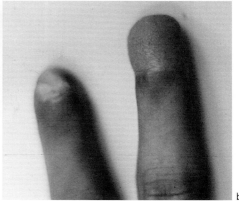
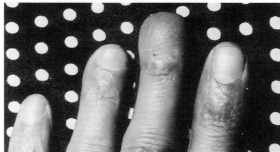

図 32-2-33　左第3・4指損傷
指尖部に力が入らないという不便があるが，他には問題ない．

a：術前
b：第4指は縫縮，第3指は反対側上腕のtubeを移植
c：術後9年目．日常生活には不自由しない．

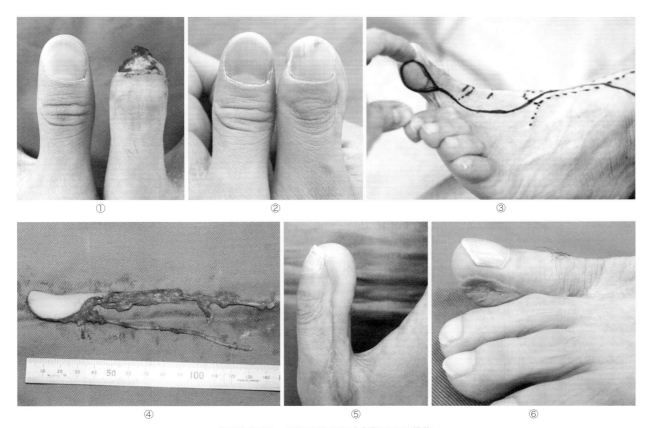

図 32-2-34　母指切断の母趾皮弁による修復
①：右母指切断，20歳代男性，②：術後，③：hemi pulp flapによる母指再建，④：移植用組織片，⑤：移植後半年，⑥：皮膚移植された皮弁採取部．

（黒木知明氏提供）

①　　②　　③

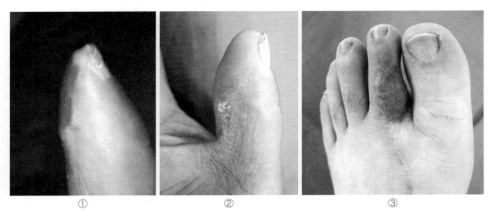

図32-2-35　母指の第2趾による修復

①：右母指掌側欠損，40歳代男性，②：左第2趾内側より部分足趾移植を行い指腹を再建した，術後1年，③：皮弁採取部1年

（黒木知明氏提供）

zone	血管吻合の可能性	
	artery	vein
Ⅰ	impossible	impossible
Ⅱ	difficult	very difficult
Ⅲ	possible	difficult
Ⅳ	possible	possible

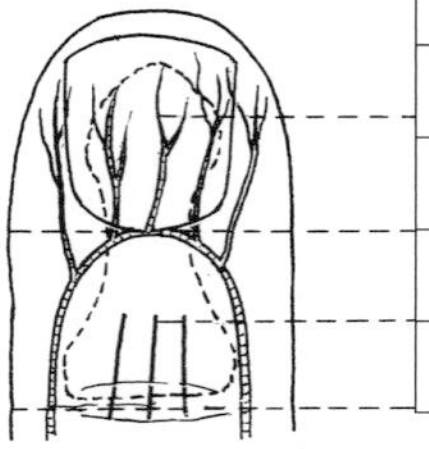

図32-2-36　DIP遠位部の血管吻合

（石川浩三ほか：日本マイクロ会誌3：54，1990より引用）

①　　②　　③

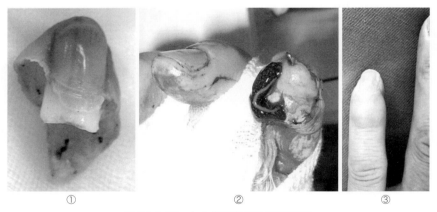

図32-2-37　左小指切断（50歳代男性）

①：左Ⅴ指subzone Ⅱ切断，50歳代男性，②：再接着後，動脈のみ吻合，静脈は蛭に吸血，③：術後11ヵ月半

（黒木知明氏提供）

節はmetacarpophalageal joint（MPJ）は，やや屈曲位，近位指節関節proximal interphalageal joint（PIPJ）は伸展位に固定し，遠位指節関節distal interphalangeal joint（DIPJ）は，固定しない．また最近ではdynamic extension splintを装着し早期より指の訓練をする（**図32-2-38**）．背側支帯Dorsal retinaculumと長母指伸筋のfibrous tunnelでの損傷の場合は，tunnelを開放し，腱縫合または腱移行をする．この種の腱損傷の予後はよい．橈骨神経，尺骨神経などの損傷があれば，縫合によって修復しておく．

2）中手指関節（JMPJ）zone Ⅴでの伸展腱損傷

これは，fist-in-mouthなどの特殊な原因（前歯部を握りこぶしで殴打した時など）による腱損傷で，伸展腱脱臼を

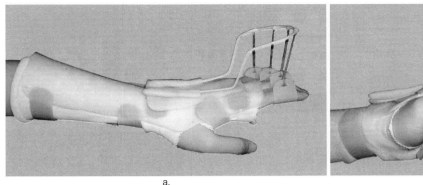
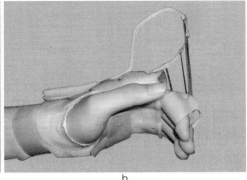

図 32-2-38　手指の腱縫合後装具

（中島英親氏提供）

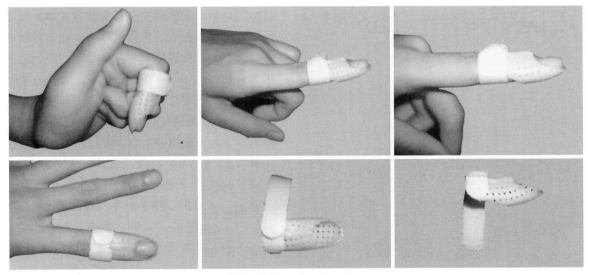

図 32-2-39　stack splint

（中島英親氏提供）

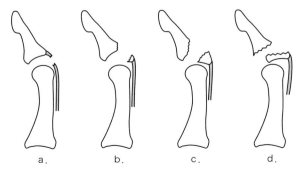

図 32-2-40　槌指の分類
a：伸筋腱のみの断裂，b：関節面の 1/3 以下の骨片を伴う
c：関節面の 1/3 以上の骨片を伴う，d：小児における骨端線離開

（中島英親氏提供）

起こすが，関節包のため，伸展そのものの機能廃絶は少ない．

治療は縫合後，長母指伸筋腱が zone V で損傷したときは，手関節 45°～50°，MP 関節 0°やや屈曲，PIP 関節は固定しない．アウトリガーを取り付け，指節間関節 interphalangeal joint (IPJ) の自動運動をさせる．

3) zone IV での伸展腱損傷

長母指伸筋腱が zone IV で損傷したときはボタン穴変形を起こす．

治療は，単純縫合と副子固定である．

4) 近位指節関節 (PIPJ) zone III での伸展腱損傷

ここでの損傷では，central slip の破壊からボタンホール様変形 button hole deformity（英），boutonniere deformation（仏）を起こしやすいので早期治療を要する．

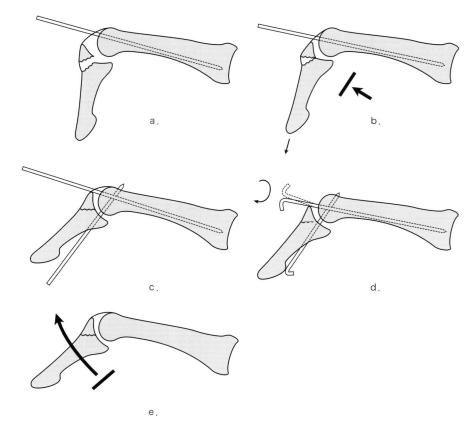

図 32-2-41　槌指の固定法：extension block を利用した closed reduction
a：extension block 鋼線（1.1mm Kirschner 鋼線）は骨片との間にわずかな間隙をもたせて刺入する．
b：末節骨基部を持ち上げるようにして整復する．
c：末節骨の側面より骨折面をできるだけ貫通しないように DIP 関節を固定する．
d：Kirschner 鋼線の切断は少し長めにし，extension block 鋼線の断端を回転して下方に向け，骨折面への圧迫力を維持している．
e：Kirschner 鋼線抜去後より末節骨基部を持ち上げるようにして他動的な伸展運動を行う．

（石黒　隆ほか：日手会誌 5：444, 1988 より引用）
（中島英親氏提供）

　Closed rupture のときは，PIPJ を Kirschner 鋼線で，過伸展位に 6 週間固定する．そのあと指の屈曲運動には注意し，少なくとも数ヵ月は用心する．Open rupture のときは central slip の縫合のうえ，前者のように固定する．方法としては Fowler 法，Littler 法など数多い．

5) zone Ⅱでの伸展腱損傷
　単純縫合と副子固定である．

6) 遠位指節関節 (DIPJ) zone Ⅰでの伸展腱損傷
　この部位での腱損傷は，いわゆる突き指などにみられるもので，mallet finger（槌指），drop finger（下垂指）といわれる変形を残す．また腱付着部の剝離骨折でも同様である．

a) 骨折を伴わない closed rupture
　PIPJ を屈曲，DIPJ を過伸展位にキルッシュナー鋼線で固定する方法もある．これは，lateral extensor tendon の緊張による創拡大を防ぐためである．しかし，一般には多少屈曲位になるも装具で固定し日常生活をしながら治療している．装具は DIPJ 伸展位～0°，PIPJ やや屈曲位で free である．患者の満足度は高い（図 32-2-39，図 32-2-43）．

b) 骨折を伴う closed rupture
　現在，最も用いられる方法は，石黒法である．末節骨を掌屈し，剝離骨片を中節骨の関節の面中央まで持ってきて，この骨片を戻らないように経皮的にキルッシュナー鋼線で固定し，その後末節骨を戻し，キルッシュナー鋼線で固定する（図 32-2-40，図 32-2-41）．
　症例によっては腱剝離 tenolysis や DIPJ の関節固定 arthrodesis を行う．固定期間は 5～6 週間である．

b. 屈筋腱損傷 flexor tendon injuries（図 32-2-44）
　5 時間以内の腱断裂はクリーンとして一次的に縫合する．このとき骨折，神経断裂があれば同様に骨接合，神経縫合する．以前と違い，できるだけ一次的に修復することになっている．救急にきた患者も洗浄しておけばクリーンになるので，手術可能である．
　深浅屈筋腱は，総指伸筋腱より滑走距離が長く，前者が 3cm であるのに後者は最長滑走距離が 7cm あることを念

表32-2-2 Bunnellの報告による屈筋腱の滑走距離

	総和	手関節	MP	PIP	DIP
総指伸筋					
示指	54 mm	38 mm	15 mm	2 mm	0
中指	55 mm	41 mm	16 mm	3 mm	0
環指	55 mm	39 mm	11 mm	3 mm	0
小指	35 mm	20 mm	12 mm	2 mm	0
	総和	手関節	CM	MP	IP
長母指伸筋					
母指	58 mm	33 mm	7 mm	6 mm	8 mm

(Boyes JH：Bunnell's Surgery of the Hand, Lippincott, 1970より引用)

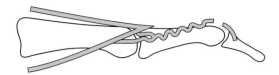

(a) マレット変形

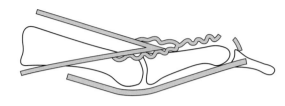

(b) スワンネック変形

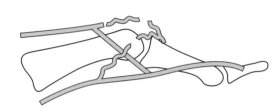

(c) ボタンホール変形

図32-2-43 指の変形

(中島英親氏提供)

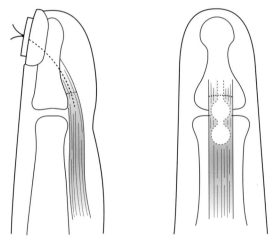

図32-2-42 Zone Iにおけるプルアウト法

(中島英親氏提供)

頭に置いて修復すべきである (表32-2-2). 陳旧性の場合は他の軟部組織の拘縮を除去したうえで腱断端がよせられた場合は縫合, さもなければ腱移行または移植する.

1) 前腕での屈筋腱損傷 (Zone V)

ここでの腱損傷の予後はよく, primary に, あるいは3〜5日間待ってからの delayed primary repair を行う. 多数腱損傷のときは長母指屈筋腱 (FPL), 深指屈筋腱 (FDP) を別々に縫合, もし浅指屈筋腱 (FDS) の repair が可能ならば行う. 神経損傷を合併しているときでも腱損傷の repair が先である.

2) 手根管内での屈筋腱損傷 (Zone IV)

ここは, 解剖学的に狭いところに多数の指屈筋腱が通るため, 癒着を起こしやすく, しかも正中神経損傷を合併しやすい. また同一 tunnel 内ではないが, 尺骨神経や尺骨動脈の損傷を合併することもある.

Primary repair が行われるが, 修復は深指屈筋腱に限定される. 横手根靱帯 transverse carpal ligament は開放し, 腱縫合であるが, 腱移植の必要なことが多い.

3) 手掌での屈筋腱損傷 (Zone III)

ここでの腱損傷は, palmar fascia と垂直中隔 vertical septa とを切除し, 浅深屈筋腱の切断位が1cm以上離れているときは両腱とも修復し, 1cm以内のときは癒着を防ぐため浅指屈筋腱を切除, 深指屈筋腱のみ修復する.

4) Noman's land での屈筋腱損傷 (Zone II)

この部位は, dangerous zone, critical zone とも呼ばれ, ここでの屈筋腱損傷は, 浅深屈筋腱が癒着を起こしやすい.

治療は, 単純な損傷は, 浅指屈筋, 深指屈筋ともに縫合し, 腱鞘も元に戻しておくようにする. 損傷によっては, 浅指屈筋腱を切離する.

治療で変わってきたことは, 腱縫合法, 術後の訓練である. 腱縫合は, Kessler 変法と津下法を合わせた 4-strand (糸) 法 + running suture 法を使用している. 6-strand 法を行っている施設もある. 強固な腱縫合と術後の dorsal splint (背側装具) を使用しての早期運動療法により成績がよくなっている.

Dorsal splint と RBT (rubber band traction) を使用した訓練と RBT を外しての passive extension の訓練を3週間行う. 術後の早期運動プログラムを示す (表32-2-3).

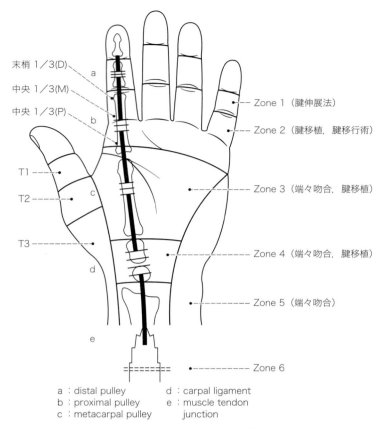

図 32-2-44 屈筋腱の損傷部位による分類
(日本手の外科学会機能評価表, Kleinert の分類と主な治療法；鬼塚卓彌監修：標準形成外科学, 医学書院, p124, 2000 より引用)

表 32-2-3 屈筋腱縫合後の早期運動療法プラン

1. 3週間まで
RBT (rubber band traction) + dorsal splint での伸筋腱を使っての自動運動. 1日2回RBTを外して, 手関節, MP関節屈曲でのDIP関節, PIP関節の他動伸展を行う.
2. 3～4週間
RBTを外し, 自動伸展, 自動屈曲を行う. 夜間のみsplintをつける.
3. 4～6週間
blocking訓練をはじめる（指を用いて）. 指の他動屈曲し, 自動手関節伸展訓練
4. 6～8週間（完全な自動的腱滑動し2腱間分離した滑動）
blocking訓練（木を用いて）. 3種の手の肢位（鉤握, 直握, 挙握）を行わせる.
5. 8～12週間（耐久力, 筋力の獲得）
握力, ピンチ力増加を図る.
6. goal

(中島英親氏提供)

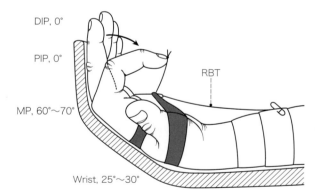

図 32-2-45 dorsal splint の特徴
(中島英親氏提供)

dorsal splint を DIP 関節 = 0, PIP 関節 = 0, MP 関節 = 60～70°, wrist = 25～30°になるように作成する（図 32-2-45）.

示指の爪に, 瞬間接着剤でホックをつけ, rubber band で牽引する. RBT は患指が屈曲位になるように MP 関節部位に安全ピンの穴を利用したプーリーを通して前腕の掌側に固定する. 安全ピンは浮き上がらないように伸縮性の少ないバンドに取り付ける. プーリーの部分の RBT の摩擦抵抗を軽減するために爪からプーリーを越えるところまでナイロンを使用する.

最近では, クリーンな腱損傷では, 腱縫合を 6-strand 法

にて強く縫合することで，術後早期に active exercise を施行してよい結果を上げている．小児では，腱縫合後手関節屈曲，手指屈曲でギプス固定をしておくと 3〜4 週で癒合し，可動域もよい．

感染，その他，条件の悪いときは primary repair は行うべきではない．滑車 pulley が正常であれば，腱縫合部が腱鞘 tendon sheath に障害されるので，そこを少し切って入り口を大きくする（柴田 2002）．さもなければ腱縫合は禁忌で，創が治癒したあと二次的に行うべきである．

母指 zone 2 では，一次縫合，pulley の損傷があれば再建，腱欠損があれば，腱移植．

5) 浅指屈筋腱付着部より末梢の腱断裂（Zone Ⅰ）

この部位での腱断裂は，primary あるいは delayed primary repair が行われるが，問題はいかに中節骨中央の pulley を破壊しないで repair できるかである．そうでないと腱の bow-string 変形を起こす．腱付着部より 1.5 cm 以内ならば伸展法で pull-out 固定を行う（津下 1974，柴田 2002）（図 32-2-42）．

6) 深指屈筋腱末梢の腱断裂（Zone Ⅰ）

深指屈筋を伸展して縫合する．縫合法としては，pull-out wire 法，骨固定法などがある．腱修復ができないときは，DIP 関節の腱固定術 tenodesis か，関節固定術 arthrodesis を行う．

7) 骨間筋 - 虫様筋癒着 interosseous adhesion contracture

これは，圧挫創や中手骨骨折後などにみられる．
症状は，物を握るときの疼痛である．
診断は，①外傷既往，②指の橈屈時痛，③内在筋緊張痛，④中手骨骨頭間圧痛，などで確定する．
治療は，理学療法か手術による癒着剥離である．

8) 腱鞘炎

成人の腱鞘炎は中年女性に多く，糖尿病，痛風，慢性関節リュウマチ，高コレステロール血症などに多い．Dupuytren 拘縮の合併も多い．

治療は，安静，内服，ステロイド局注，改善がなければ手術を行う．母指のそれは，機能的刺激によるものが多いが，糖尿病性腱鞘炎は母指以外にみられる．

❺神経損傷 nerve injuries

神経損傷の診断は，知覚，および運動機能を検査することによって容易である．

a. 分類

神経損傷の分類は，Seddon の分類がなされていたが，今日では，Sunderland の分類が主流である（坪川 2010）．

b. 検査

1) 視診検査

正中神経麻痺は猿手，尺骨神経麻痺は鷲手，橈骨神経麻痺は下垂手の変形を示し，前骨間神経は tear drop sign，後骨間神経麻痺は drop finger の肢位をとる．

2) 感覚検査

二点識別検査
静的 static 2 PD（slow adaptation；Merkel 小体が関与），
動的 moving 2PD（quick adaptation；Meissner 小体が関与），
Semmes-Weinstein monofilament test（SW test）がある．

3) 電気生理学検査

神経伝達速度 nerve conduction velocity（NCV），体性感覚誘発検査
somatosensory evoked potential（SEP），筋電図がある．

4) 筋力検査（trickmotion に注意）

normal	正常，
good	抵抗下自動運動可能，
fair	重力に抗して自動運動可能
poor	重力を除去すれば自動運動可能
null	自動運動なし，筋収縮なし．

5) 日本手の外科学会評価表

c. 治療

①断裂：clean cut の損傷では，切断端を郭清，microsurgery 的に epineural suture または funicular suture を行う．神経上膜の血管走行を目印に縫合．

②圧挫：神経剥離術 neurolysis，これには神経外神経剥離術と神経内神経剥離術がある．

③伸長：神経は伸長されると障害を起こしやすいからである．術後は縫合部に緊張がかからないような肢位に固定する．

④開離：2 cm 以上，切断端に gap があれば，神経の移行 rerouting か，神経移植（遊離移植，有茎移植）．移植神経としては，伏在神経，前腕外側や内側の皮神経．有茎神経移植としては Strange 法（1947）適用（坪川 2010）．

⑤創汚染：創治癒後二次的に神経縫合を行う．最近では，知覚神経では，人工神経も用いられる．

⑥有痛性神経腫：Bowler's thumb のように，筋肉内包埋術，静脈包埋術，骨内包埋術，皮弁被覆術，シリコンキャップ術，など施行（柴田 2013）．

❻血管損傷 vascular injuries

骨折や開放創では，血管切断の率が高く，挫滅損傷 crush injury，軟部組織剥脱損傷 soft tissue avulsion injury では thrombosis を起こしやすい．

治療は，切断血管を microsurgery 的に縫合する．なお，血管損傷のときは Volkmann 拘縮を起こしやすいので，その恐れのあるときは，筋膜切開による除圧や血栓除去を行う．損傷血管の状態によっては静脈移植を行う．また，切断が明確でなくても，red line sign，ribbon sign，といって

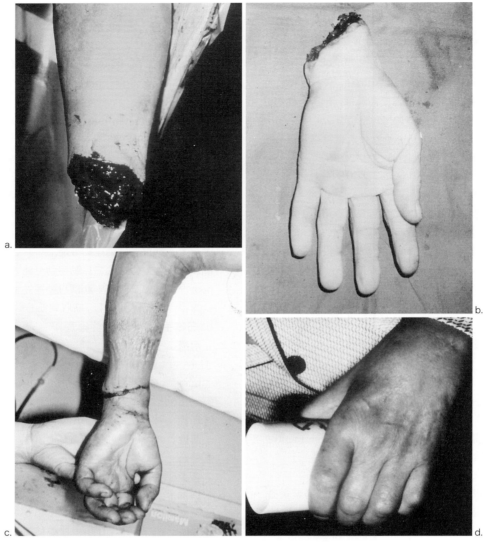

a：ノコギリによる受傷切断手，b：前腕切断部，c：再接着術後17日目，d：術後1年
図 32-2-46 切断肢再接着

(角谷徳芳氏提供)

血管束の伸展による曲がりくねりなどの障害があれば，静脈移植の適応になる（Van Baek 1978）．

❼再接着 replantation

手指の切断には，①鋭利切断 clean cut, guillotine cut，②局所挫滅切断 local clush cut，③広範囲切断 extensive crush cut，④引抜き切断 avulsion cut，⑤ touniquet 症候群などがある．

a. 再接着の適応

母指，多数指，小児の切断は，再接着の絶対適応である．しかし，適応があっても，状況によって77％は，不可能であるという（山住ら 2011）．

b. 切断指の運搬

microsurgery の発達によって，切断された指肢の再接着も盛んに行われるようになった．切断指はビニール袋に包み，水が入らないようにして氷水に入れた容器などにいれた状態で運搬する．直接，氷水に入れ，あるいは冷凍すると不可逆性の組織損傷を起こす．

c. 阻血時間

切断から再接着までの時間は，阻血時間が常温で5〜6時間，冷却して15時間（玉井 1974），冷却して8時間（生田ら 1974），あるいは17時間（吉津 1974）などが限界といわれ，Hamilton（1980）の53時間，May（1986）の39時間などの報告例もある（井上ら 1988）．

最近では，さらに長時間の阻血状態におかれた場合でも

32・2 上肢の外傷

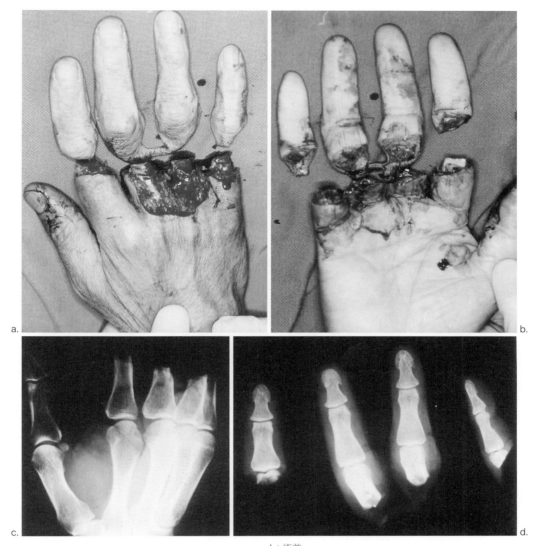

a～d：術前
図 32-2-47(1) 右 2～5 指切断

(重原岳雄氏提供)

成功した報告もなされるようになった．阻血状況，治療方法にもよる．しかし上記時間内であっても，crush injury, degloving injury などの場合，再接着が不可能なことが多い．

d. 再接着

比較的挫滅の少ない切断創では，切断端の郭清術を施して，まず骨断端を固定したのち動脈吻合を行い，次に静脈吻合をする．吻合血管の数は動脈 2 本，静脈 1 本が原則であるが（生田 1974），動脈 2 本，静脈数本の意見もある（白石 2011）．あくまでも血行状態を主体にすべきで，切断レベル，損傷の状況などによっても異なる．

秋元（2004）は，骨，伸筋腱，屈筋腱，神経縫合，動脈吻合，静脈吻合，皮膚縫合の順に接着縫合を行っている．状況によっては順序が変わることもあり，症例毎に検討する．

Jazayeri ら（2013）は，再接着には生着率，機能，患者満足度，整容的面だけでなく，入院期間，輸血，仕事時間などで，切断との比較も必要とし，平瀬ら（1997），石川ら（1999）は追加の分類をしている．

年齢的には，7 ヵ月，11 ヵ月などの成功例がある（松永ら 1990）．

中指，環指，小指の基節部切断では，再接着で屈筋の移動障害があれば，腱を共有している健常指の運動障害を起こすという Quadriga 現象，profundus tendon blockage がある（森岡ら 2012）．

また，長時間阻血後の再接着では，低酸素状態により有害な代謝産物（乳酸，ピルビン酸など）や，カリウムイオン，ミオグロビン，クレアチン，ヒスタミン，セロトニン，エンドトキシンなどが産生されるが，再接着をすると，これらの

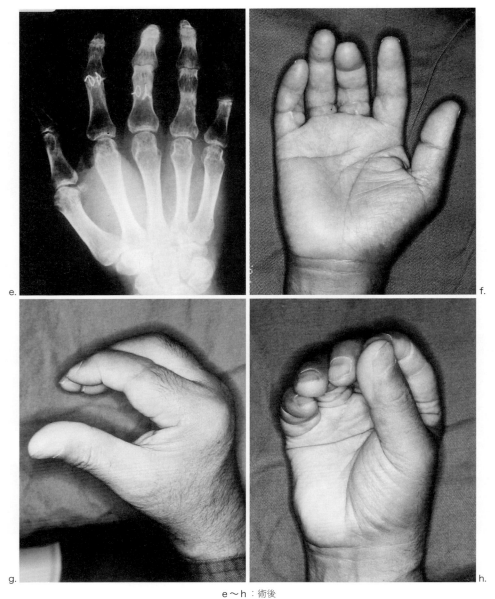

e〜h：術後
図 32-2-47(2)　右2〜5指切断
再接着例．

産生物が全身に還流し再接着中毒症 replantation toxemia を起こすことがある．つまり心肺不全やミオグロビン尿，ヘモグロビン尿のみられる腎障害，その他の多臓器障害から全身ショック washout shock などの可能性もある．しかし MPJ より末梢では阻血に弱い筋肉がないため，その心配は少ない．

手指の引きちぎり切断などで，端々吻合に疑問があれば静脈移植にしたほうがよい．静脈は伸張性がよいため，内膜損傷が少なく，端々吻合でもよい．

神経は神経束単位で切れるため，ささら状断端，切断レベルも中枢側にあり，軸索の挫滅範囲も予想以上に広い．神経移植も考慮すべきである．

血流を再開させたのち，軟部組織の再建を行う．切断肢の特殊な接着法として，切断肢の表皮を除去したのち，切断端に縫合し，これを胸部皮下などに埋没して指組織や指骨の保存を図る方法がある（Brent 1979）（図 32-2-53 〜図 32-2-55, 図 32-2-59, 図 32-2-60）．

e. 予後

指再接着の予後：zone I, V, VI, VII の切断例では予後良好であるが，zone II, III, IV では二次的再建術を要することが多い．また剝脱損傷や二重切断手接着例では予後が悪い（図 32-2-46 〜図 32-2-48）．

接着後，局所疼痛症候群を発症することがある．これは，接着後，骨折，捻挫，打撲などを誘因として，激痛，浮腫，

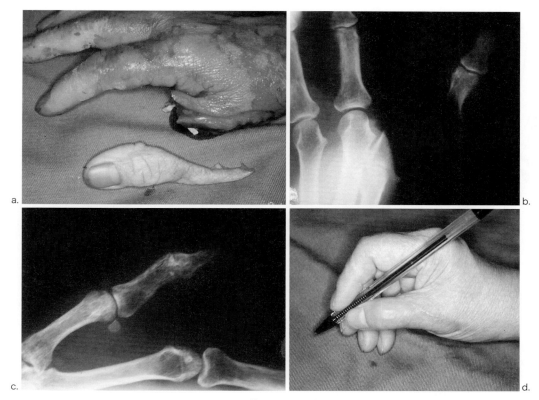

a, b：術前，c, d：術後1年
図 32-2-48　母指再接着

（吉田明広氏提供）

拘縮, 皮膚萎縮などを起こしたもので, 2～7％にみられ, 上肢が下肢より多い. また女性に多く, 男性の3～4倍であるという (今村ら 2012).

f. 再生着率

日高ら (1999) によると zoon 1 では, 完全77.3％, 不完全95.7％であるという. また, 損傷状況別にみると, 鋭的切断100％, 鈍的切断91.7％, 挫滅66.1％, 引きちぎり切断67.5％という. 田中ら (2002) も同様のデータを報告している. 石川ら (1999) は, 鋭的切断の生着率は90.0％, 鈍的78.7％, 引き抜き切断を avulsion type と degloving type に分け, その生着率が84.6％, 58.3％であったという.

g. 生着率向上法

稲田 (1999) によると, 生着率向上法として次の方法をあげている.

1) 持続静脈注入法

ウロキナーゼ12-24単位, プロスタグランジンE_1 80～120 μg, ヘパリン1～2万単位をラクテックリンガー液®2,000 mL に溶解したものを1日量として, 10日間投与する.

2) 持続動脈注入法

ヘパリン5,000～10,000単位, プロスタグランジンE_1 40～80 μg をラクテックリンガー液® 1日量80 mL として入れる.

❽切断創 amputation wound

手の外傷によっては, 腫瘍などで, あるいは再接着できないとき, どうしても切断せざるを得ない場合があるが, そのときは, できるだけ手指の長さを保存するのが原則である (**図 32-2-49, 図 32-2-50**) (第3章-2「機械的損傷」の項参照).

骨はできるだけ残し, 骨棘があれば平らにする. 関節での切断では, 後日プロテーゼをはめやすいように, またみた目をよくするため, 先端を細くする. 腱が損傷していたら引っ張って切断し, 中のほうにめり込ませる. 腱縫合を行うと, 他の正常腱との間でバランスをくずしてしまう. 神経の露出に対しては neuroma を作らないように, 軟部組織でできるだけ断端をカバーするようにする. 切断指の再建は二次的に行う.

❾手の熱傷 hand burn

手の熱傷についても簡単に前述したが, 他の部位の熱傷と同様に, 全身管理と同時に局所療法を行う. 特に手の熱傷で大切なことは,

①できるだけ早期に皮膚損傷の修復を行うこと,
②浮腫の抑制,
③運動の早期開始に尽きる (**図 32-2-51 ～ 図 32-2-56**) (第

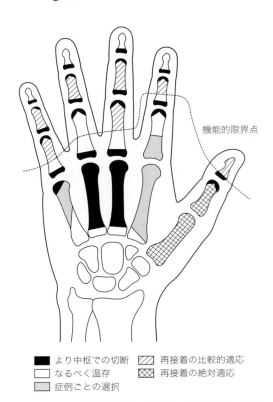

■ より中枢での切断　◨ 再接着の比較的適応
□ なるべく温存　　　▧ 再接着の絶対適応
▨ 症例ごとの選択

図 32-2-49　単指切断指の切断レベルと手術法選択

(三浦隆行:手の外傷,医歯薬出版, p122, 1982より改変；鬼塚卓弥監修:標準形成外科,医学書院, p126, 2000より引用)

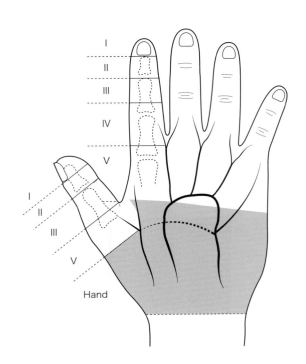

図 32-2-50　玉井による手指のZone分類

(神田俊浩ほか；PEPARS, 40：56, 2010)

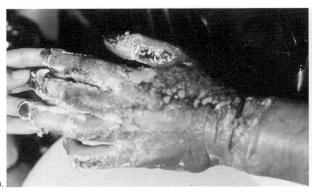

図 32-2-51　第1度熱傷
軟膏療法で治癒.

3章-4「熱傷」の項参照).

手掌は,皮膚が厚く,汗腺も発達しているのでⅢ度熱傷以外は軟膏療法でよいが,手背は皮膚が薄いので深達性になりやすく,植皮を要することが多い.

①冷却,救急療法として疼痛,浮腫,感染の予防
②消毒,洗浄
③郭清
④軟膏療法
⑤機能肢位固定.
⑥必要に応じて壊死組織切除necrectomy,痂皮切除escharotomy,接線切除tangentialexcision
⑦表皮化の期待できないときは,遊離植皮.
⑧深部組織露出のときは,腹部皮弁移植,逆行性橈側前腕皮弁,橈骨動脈穿通枝皮弁, free flapとして内側測定皮弁, medial pedis flap,内側測定動脈穿通枝皮弁,(田中ら2012).動脈吻合は端々吻合,吻合不可能なら静脈移植.
⑨神経も可及的温存
⑩4～7日目包交開始.必要があれば血腫除去.壊死部分再植皮.人工真皮, VACなど.
⑪2週目頃より後療法開始.
⑫熱傷後の手機能の評価は, Sheridan法(1995)を利用

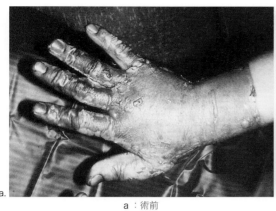
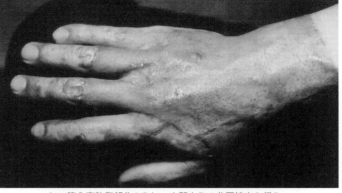

a：術前
b：第3度熱傷部分のみに，大腿よりの分層植皮を行う．術後6ヵ月

図 32-2-52　第3度熱傷（手背）と第2度熱傷（指背）

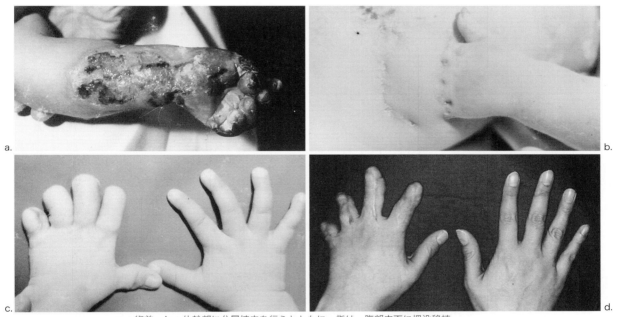

a：術前．b：体幹部に分層植皮を行うとともに，指は，腹部皮下に埋没移植
c：術後1年の指の状態と体幹部．指長の短縮はあるが，機能的にもほぼ満足できる状態に修復しえた
d：初回手術後26年．この写真は除脂術後3ヵ月のものである．

図 32-2-53　体幹より左指尖にわたる熱傷

（田中ら2010）．

❿手指電撃傷 electrical burn

手指は，高圧電線などに触れやすく，電撃傷の好発部位である（図32-2-57，図32-2-58）（第3章-6「電撃傷」の項参照）．

⓫放射線皮膚障害 radiation injuries

手指の放射線障害は少ない．著者も患者診療のために多量の放射線をあびた外科医の症例しか経験がない（図32-2-59）（第3章-9「放射線皮膚障害」の項参照）．

⓬圧挫熱傷 heat press injury

熱処理プレス機械，たとえばクリーニング用スチームプレス，プラスチック包装機などの普及により，かなりみられる手の損傷で，熱と圧迫力とが作用する特殊な圧挫性熱傷で，手背が腱，骨まで障害されるが，手掌はintactなことが多い．しかし，初期深達度の診断が難しい．壊死範囲の分割に時間がかかる，感染制御が困難という特徴があるという（皆川ら2010）．

治療は，郭清後，腹部からの有茎皮弁による被覆を図る．腱損傷があっても，かなりの程度まで改善できるうえ，母指の位置的特異性からその損傷が少ないため，機能的には

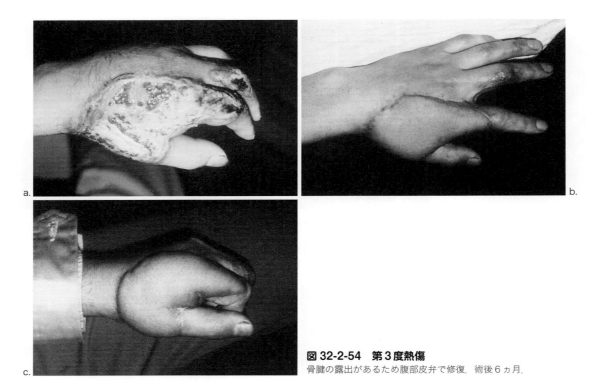

図 32-2-54　第 3 度熱傷
骨腱の露出があるため腹部皮弁で修復．術後 6 ヵ月．

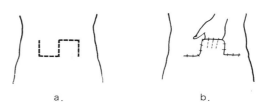

図 32-2-55　腹部重ね皮弁法による手指損傷の修復法
四角弁や三角弁などの形にして，手掌その他の修復にも使用できる（中山ら 2016）．
（Miura T et al：Plast Reconstr Surg 54：286, 1974 より引用）

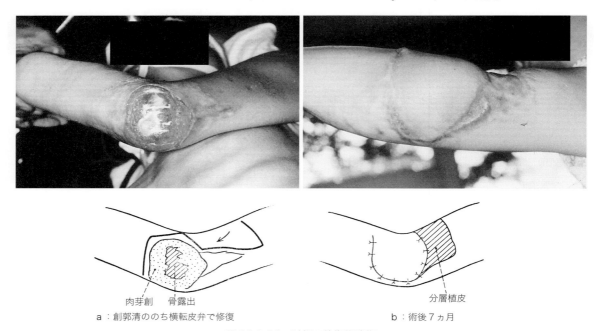

図 32-2-56　肘部の熱傷後遺傷
前腕，上腕の皮膚損傷にも適応できる．

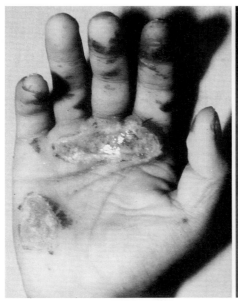
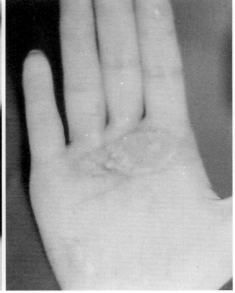

a：術前　　　　　　　　　　　b：術後2ヵ月
手掌の2ヵ所に遊離植皮を行った．

図 32-2-57　手掌の電撃傷

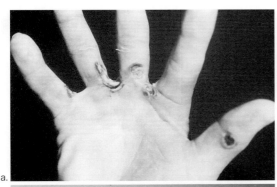
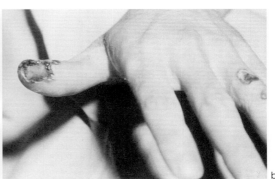
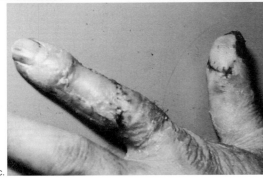

a：右手は母指，指間部に皮膚欠損がみられるが，軟膏療法で瘢痕拘縮なく治癒した．
b：左手母指は骨露出のため，第2指指背部に中枢側に茎部を持つ指交叉皮弁で修復した．
c：術後3週

図 32-2-58　両手電撃傷

44　第32章　四肢部

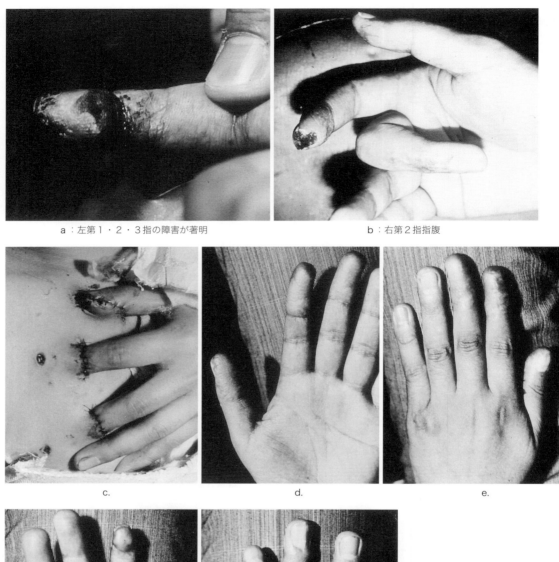

a：左第1・2・3指の障害が著明
b：右第2指指腹

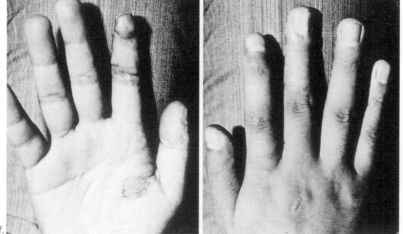

c：左第1・2・3指は創郭清で骨まで露出したため，右乳房上方鎖骨下部皮下に埋没，右第2指は手掌皮弁にて修復
d，e：左術後5年目
f，g：右術後5年目．現在術後40年であるが，後遺症はない

図 32-2-59　両手指の放射線障害

32・2 上肢の外傷

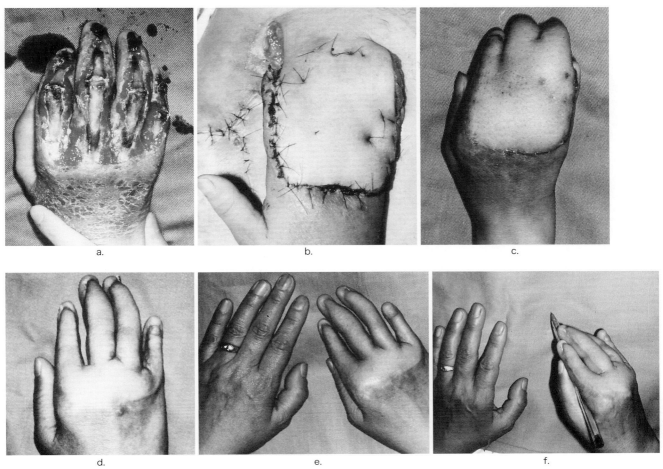

a：術前, b：腹部皮弁作成, c, d：腹部皮弁切離, 細部修正, e, f：指間形成術後1年9ヵ月
図 32-2-60 圧挫損傷

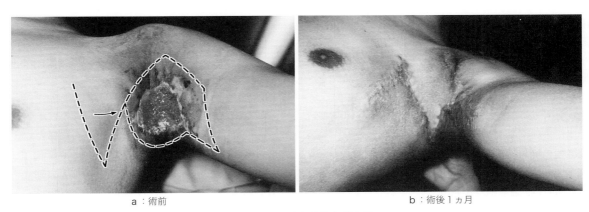

a：術前　　　　　　　　　　　　　b：術後1ヵ月
図 32-2-61 腋臭症術後創開離

障害が少ない．しかし，手背腱の欠損がある場合は，腱移植，関節固定など症例ごとに再建を要する（図32-2-60）．

⓭その他の上肢外傷

前述以外，上肢にもいろいろな外傷がみられる（図32-2-61, 図32-2-62）．

Hair-thread tourniquet syndrome は，乳幼児が髪の毛や糸が手指や足趾に絡まって起こす絞扼性障害であるが，比較的多く，指の尖端壊死に陥ることもある（平井ほか 2014）．Barton（1988）の命名というが，文献としては17世紀に，すでに報告されているという（平井ほか 2014）．

治療は絞扼の即時除去である．すでに，不可逆状態であ

46　第32章　四肢部

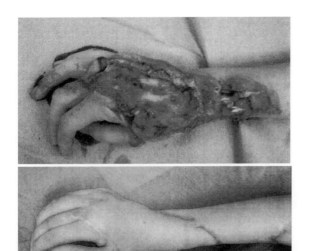

図 32-2-62　手の複雑外傷
（横田和典氏提供）

れば，状況に応じて再建策を講じる．

32・3　上肢瘢痕
scar of the upper extremity

A. 手以外の上肢瘢痕

❶上肢瘢痕の治療原則
①上肢の自然皺襞 natural line は長軸方向に直角であるから，術後の瘢痕をできるだけこの line に揃える．
②小瘢痕であれば縫縮するが，瘢痕の方向によってZ形成術やW形成術を併用する．
③1回の手術で縫縮できないものは，年1回くらいの割合で連続縫縮するか，tissue expander を用いる．
④連続縫縮の可能性のないほど大きい瘢痕（1/3周以上）や，1回の手術で瘢痕の修復を図りたい人，関節拘縮のある場合は，遊離植皮を行う．
⑤関節拘縮のある場合でも，症例によってはZ形成術などで拘縮の除去を図ることができる．
⑥上肢では手を除き皮弁の利用は少ないが，骨再建術とか腱再建術，あるいは皮下脂肪の移植を要するなど，特殊な場合に用いることがある．

❷腋窩 axilla
腋窩の瘢痕拘縮は，主に熱傷によって起こることが多く，瘢痕の位置によって拘縮も様々であるが，広範囲にわたる

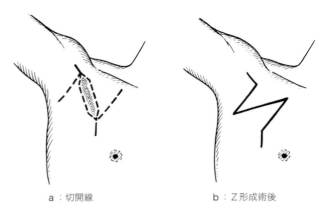

a：切開線　　　　　　　　b：Z形成術後
図 32-3-1　腋窩の水かき様瘢痕拘縮（1）

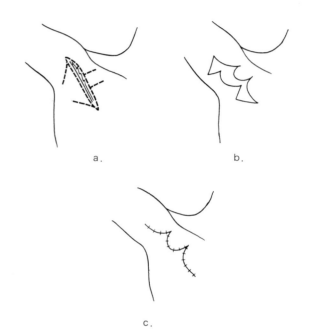

図 32-3-2　腋窩の水かき様瘢痕拘縮（2）

ものでは，上肢をまったく挙上できないものもある．

a. 腋窩の水かき状瘢痕拘縮
　この場合は，Z形成術や Limberg flap の好適応である．もし瘢痕が広範囲で，Zの三角弁も瘢痕になっているときは，この三角弁の剥離をしないで，皮下組織の移動性を利用して，Zの各皮弁を交換する．たとえZ形成術だけで拘縮除去ができなくても，Z形成術を行ったあと，残余の欠損部に遊離植皮を行うほうが無難である（図 32-3-1，図 32-3-2）．

b. 腋窩全域の瘢痕拘縮
　肩関節は球関節で三方向に運動が可能であるから，切開は腋窩中央部では横方向，前後縁部では zig zag に切開して再拘縮を防ぐ．また，腋窩中央部は神経，血管などが露

32・3 上肢瘢痕　47

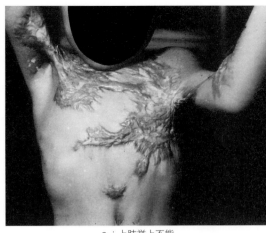
a：上肢挙上不能

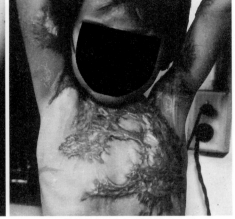
b：遊離植皮と皮弁の併用後 4 ヵ月

図 32-3-3　上肢から胸腹部にわたるケロイド

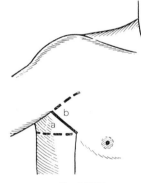
① 切開線
瘢痕拘縮の部位によっては切開線が逆になる．

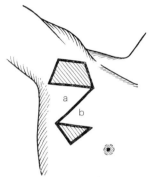
② Z形成術後，斜線部に遊離植皮術後の瘢痕拘縮を防ぐように，切開線に工夫してある．

a：修復法

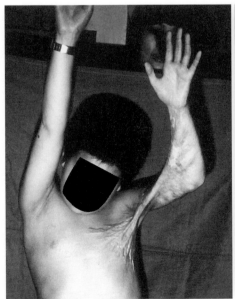
① 術前

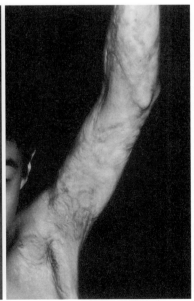
② 術後 3 ヵ月

b：手術例

図 32-3-4　著明な腋窩瘢痕拘縮

48　第32章　四肢部

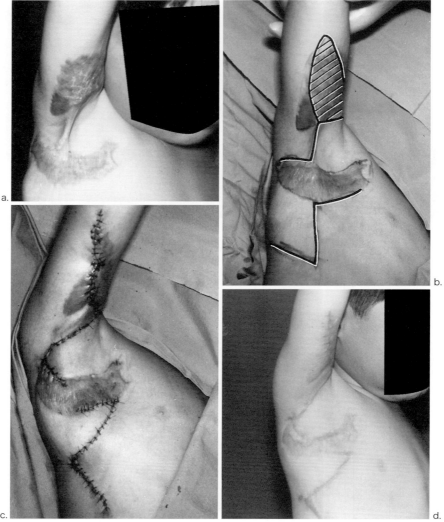

a：術前
b：手術のデザイン．無理に瘢痕を全切除することはない．必要があれば，二次的に縫縮する．
c：術直後．d：術後3ヵ月

図 32-3-5　腋窩瘢痕拘縮

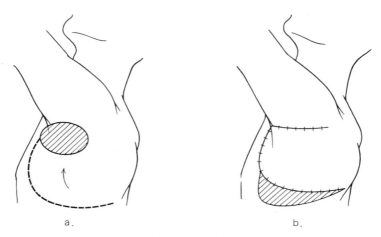

図 32-3-6　広範な腋窩部皮膚欠損の修復法

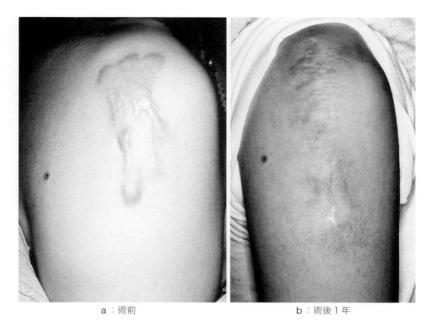

a：術前　　　b：術後1年

図 32-3-7　上腕ケロイド
連続Z形成術施行.

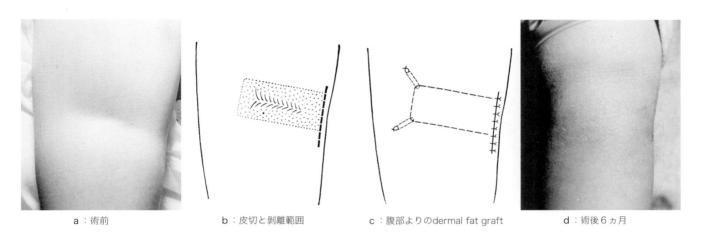

a：術前　　b：皮切と剥離範囲　　c：腹部よりのdermal fat graft　　d：術後6ヵ月

図 32-3-8　注射による上腕の陥凹瘢痕

出しやすいこと，遊離植皮後の植皮片の収縮などから，できるだけ局所皮弁を利用する（図32-3-3～図32-3-6）．局所皮弁が利用できないときには，神経，血管が露出しない程度に拘縮除去を行って，遊離植皮をする．次いで理学療法によりある程度の拘縮寛解法を施し，植皮を追加していく．局所皮弁の代わりに，遊離吻合皮弁，遠隔皮弁を用いることがあるが，この方法は，一般に，著明な拘縮で長年月放置されたものや，電撃傷や放射線障害のように深部まで障害されている場合に用いる．

術後は，tie over法による圧迫固定を軽く行い，さらに上肢を良肢位にギプスや外転副木で固定する．術後の処置は一般の植皮の場合と同じである．
（図32-3-7）．

❸ **肩甲骨部** scapular region

ここではケロイド（図32-3-7），刺青などがみられるが，刺青については次項で述べる（ケロイドは第4章-2「ケロイド」の項参照）．

❹ **上腕部** upper arm region

上腕，前腕部の切開方向は，皮膚自然皺襞の方向，すなわち肢軸と直角方向に行う．そうでないと術直後の綺麗な瘢痕でも，時とともに肥厚性瘢痕や幅広い瘢痕を作りやすい．

上肢の手術で注意しなければならないことは，静脈循環の点から，全周にわたる切開は避けること，また，あまり緊迫した包帯を行わないことである．Volkmann拘縮に発

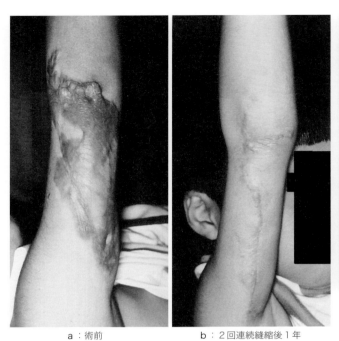

a：術前　　　　b：2回連続縫縮後1年
図32-3-9　上腕ケロイド

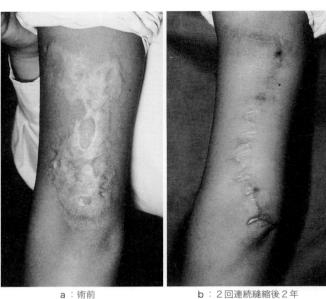

a：術前　　　　b：2回連続縫縮後2年
図32-3-10　上腕瘢痕

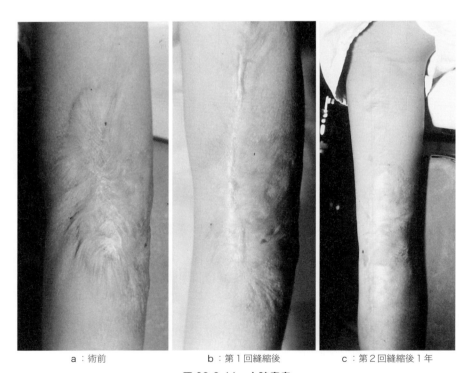

a：術前　　　　b：第1回縫縮後　　　　c：第2回縫縮後1年
図32-3-11　上肢瘢痕

展する恐れもあるからである．
　治療法は，症例に応じて選択する．
　たとえば，図32-3-8は，皮下注射による陥凹瘢痕であるが，真皮脂肪移植で修復した．
　面状瘢痕は，縫縮が原則で，単純縫縮できなければ連続縫縮術を行うか（図32-3-9〜図32-3-11）．tissue expanderで皮膚を伸展して縫縮する（図32-3-12）．
　その他，遊離植皮 free skin graft，胸部皮弁 chest flap（図32-3-13），筋皮弁 myocutaneous flap として大胸筋，広背筋（図32-3-14）を用いる方法もある．

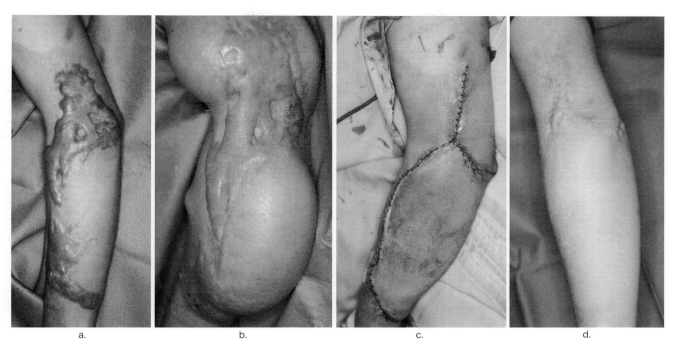

図 32-3-12 上肢肥厚性瘢痕（皮膚伸展法）
a：術前，b：エキスパンダーで瘢痕周囲の正常皮膚を伸展，c：術直後，d：術後6ヵ月

（飯田直成氏提供）

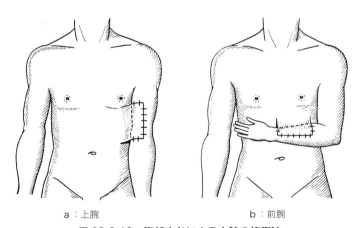

a：上腕　　　　　　　　　b：前腕

図 32-3-13 腹部皮弁による上肢の修復法

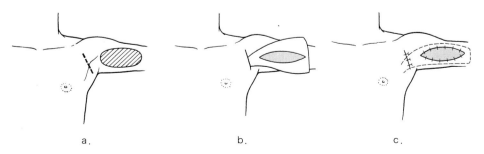

図 32-3-14 広背筋筋皮弁による上腕の修復法
上腕後面の修復も可能である．
(Mathes S J et al：Clinical Atlas of Muscle and Musculocutaneous Flaps, Mosby, p380, 1979 より引用)

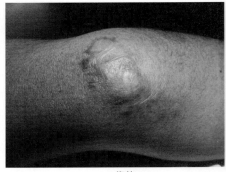 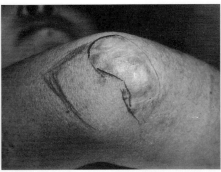 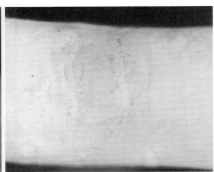

a：術前　　　　　　b：切開線，皮弁作製　　　　　　c：術後1ヵ月　採皮部はV－Y法で縫縮．

図 32-3-15　肘部瘢痕

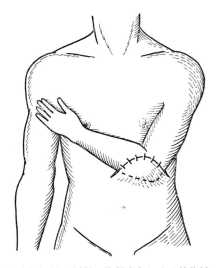

図 32-3-16　肘部の腹部皮弁による修復法

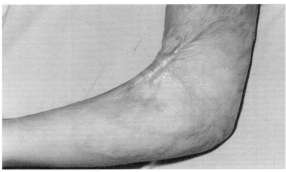

a：術前

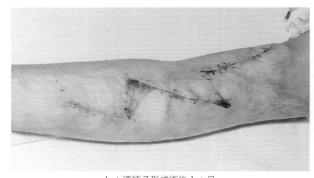

b：連続Z形成術後1ヵ月
瘢痕皮弁のため血行が悪いので，多少表皮壊死を起こしている．

図 32-3-17　肘部瘢痕

上肢組織欠損では，上腕骨の上 2/3 までは肩甲骨外側縁を，胸背動静脈を血管柄付きで移植，再建できる（遠藤ら2010）．

❺肘部 elbow region

肘関節は，屈伸方向の運動が主であるから，その修復は腋窩ほど難しくはない（図32-3-15～図32-3-18）．しかし，伸展位ではゆるみのある伸側皮膚も，屈曲位では緊張が強くなるので，注意すべきである．

切開方向は，肢軸に直角あるいは zig zag に行い，拘縮を予防する．肘部は，動脈，神経，腱が露出することが少なく，肘頭が露出した場合や二次的再建術のほかは，分層植皮で十分である．皮弁による修復を図るときは，小皮弁を除けば腹部皮弁，広背筋皮弁（Chang ら 1994）が効果的である（図32-3-14，図32-3-16）．尺骨神経に注意．

❻前腕部 forearm region

前腕の瘢痕治療法も上腕と同じである（図32-3-19～図32-3-22）．

① 小瘢痕は縫縮を行う（図32-3-19）．
② 縫縮できない瘢痕は，連続縫縮を行うか（図32-3-22），tissue expander を用いて縫縮する（図32-3-12）．
③ 全周1/3以上にわたる瘢痕は，遊離植皮を行う（図32-3-21）．
④ 二次的機能再建術を要するときは，上腕は胸部より，前腕は腹部よりの直達皮弁か遊離吻合皮弁を利用する（図32-3-22）．
⑤ 皮下陥凹瘢痕では，真皮脂肪移植か脂肪注入を行う（図32-3-9）．

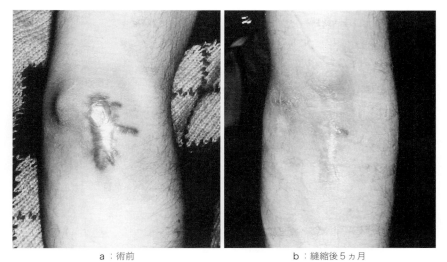

a：術前　　　　　　　　　　　　b：縫縮後5ヵ月
図 32-3-18　肘部ケロイド

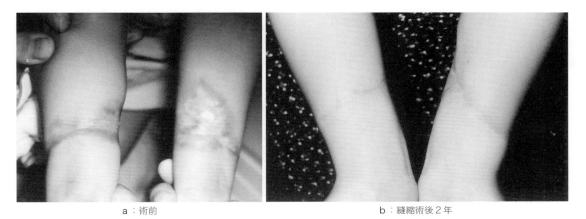

a：術前　　　　　　　　　　　　b：縫縮術後2年
図 32-3-19　前腕瘢痕

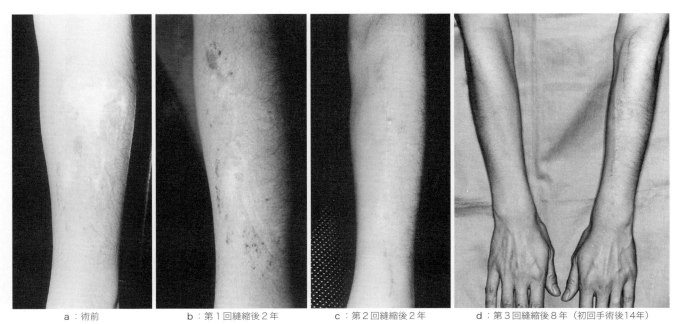

a：術前　　b：第1回縫縮後2年　　c：第2回縫縮後2年　　d：第3回縫縮後8年（初回手術後14年）
図 32-3-20　前腕瘢痕

第32章 四肢部

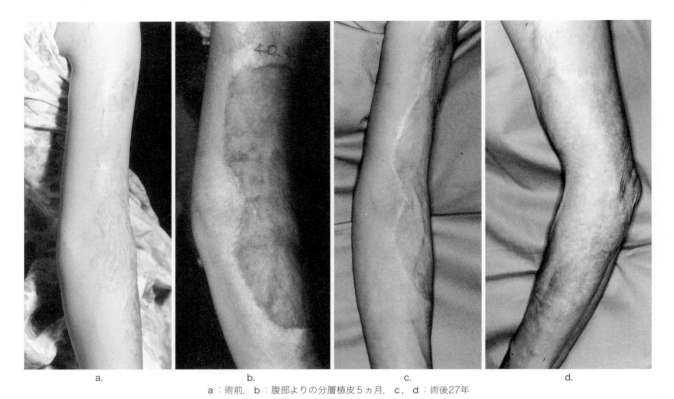

a：術前, b：腹部よりの分層植皮5ヵ月, c, d：術後27年

図 32-3-21 上肢瘢痕

患者の希望で，腹部よりの分層植皮を行ったものの，腹部の採皮部は呼吸運動，立居動作で腹部が動くとき，採皮部の疼痛が激しい欠点がある．

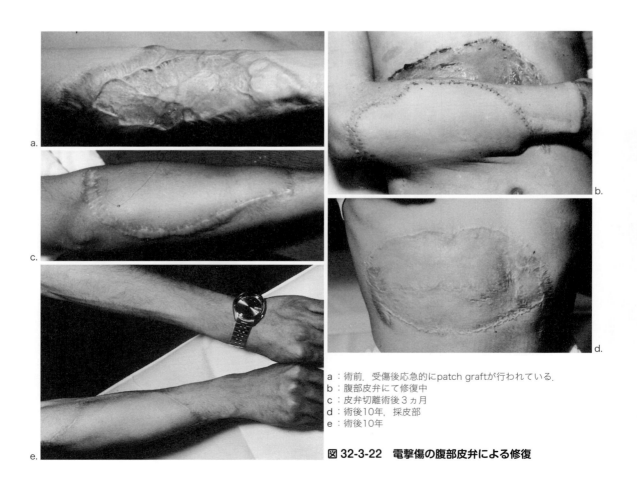

a：術前．受傷後応急的にpatch graftが行われている．
b：腹部皮弁にて修復中
c：皮弁切離術後3ヵ月
d：術後10年，採皮部
e：術後10年

図 32-3-22 電撃傷の腹部皮弁による修復

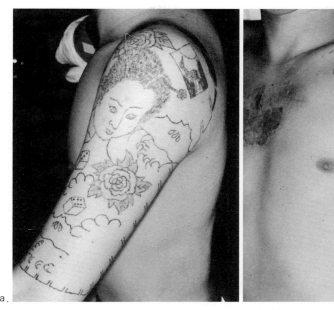

図 32-3-23 上腕刺青
a：線画が多く正常皮膚が残っているが，刺青に沿って切除すると刺青を切除したことがはっきりわかり刺青切除の目的を達しない．このような症例では正常皮膚部分も犠牲にしたほうがよい．
b：術後2ヵ月

⑥ 前腕の皮膚は，上腕に比べ，余裕が少ないため瘢痕形成には注意を要する．
⑦ リストカット瘢痕は，数と程度にもよるが，修正の困難な瘢痕のひとつである．小池ら(2007)は瘢痕が目立たなければリハビリメイクを，目立つものは瘢痕の方向を変える手術か削皮術を勧めている．レーザー治療も有用である（第4章「瘢痕およびケロイドの治療」，自傷瘢痕の項参照）．

B. 刺青, 装飾性刺青
tattoo, cosmetic tattoo

外傷性刺青 traumatic tattoo については，第3章-2「機械的損傷」の項参照．

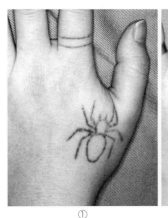 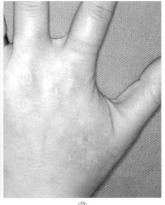

① ②
図 32-3-24 手背刺青
①：術前，②：レーザー4回照射後

（小住和徳氏提供）

❶ 刺青部位
主として胸部，三角筋部，上腕にわたって行われることが多い（図32-3-23〜図32-3-26）．

❷ 刺青の目的
一般に，自己顕示欲，男女間の占有欲，特殊社会の必要性であろう．しかし最近では欧米のファッションの影響を受けた，いわゆる body art と称されるものが増えてきている．

❸ 刺青の切除動機
切除の動機は，就職時，結婚時，子供が生まれたとき，会社役員になったとき，死期が近づいたとき，など，人生の転機に関して様々である．

❹ 手術適応
患者の希望を十分に聞いて，手術適応を決める．患者は，一般に，完全切除を望むことが普通であるが，かといって刺青部分だけを切除すると刺青のデザインがそのまま瘢痕として残り，刺青除去の目的を達せられない．周囲正常皮膚を多少犠牲にしても刺青したことが不明になるようにす

56　第32章　四肢部

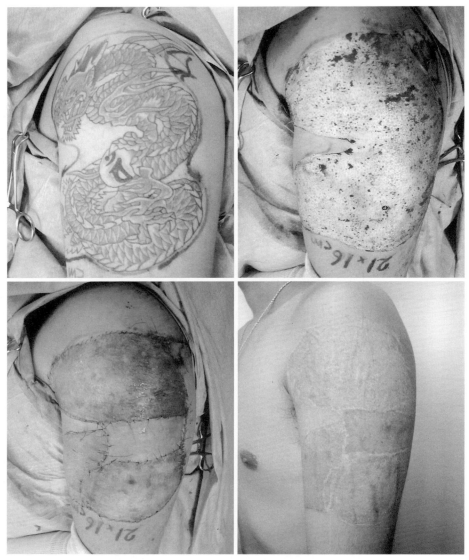

図 32-3-25　上腕部の刺青

（野田弘二郎氏提供）

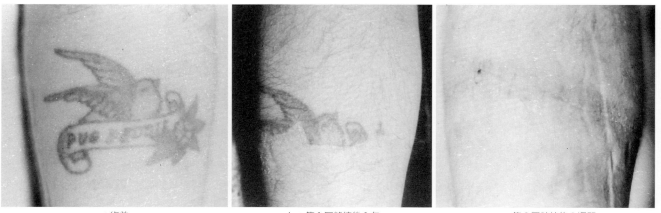

　　a：術前　　　　　　　　　　　b：第1回縫縮後1年　　　　　　　　c：第2回縫縮後2週間

図 32-3-26　前腕部の刺青

べきである．

なお，刺青色素のなかに金属を含むものがあれば，MRI撮影時に熱傷の危険性もある．

❺切除法
刺青の広さ，深さによって分かれる．

a. レーザー光線療法

現在，第一選択の治療法である．Qスイッチ YAG レーザー，Qスイッチアレキサンドライトレーザーなどが用いられる．しかし，緑，紫，黄色など色素によっては，除去し難いものもあり，また肌色の刺青では酸化鉄を含むものもあり，レーザー照射で黒変するので注意が必要である．レーザー治療は施術を繰り返すことが多く，治療期間が長くなる．更正のために刺青を除去する人は，複数回の治療を好まないので一回で除去できる方法を考える必要がある（第5章-7「レーザー光線療法」の項参照）．

b. 単純縫縮術

刺青の小さい場合に用いる．

c. 連続縫縮術

刺青が比較的広く，周囲皮膚に余裕のあるとき（図32-3-26）．

d. エキスパンダー＋縫縮術

あらかじめエキスパンダーで周囲組織を伸展しておいて縫縮する場合．

e. 縫縮術＋植皮術

縫縮できるだけ縫縮しておいて，残余の部分は植皮する方法である．

f. 削皮術＋縫縮術

皮膚表層を削皮しておいて，残った深い刺青の部分のみ縫縮する方法．（図32-3-25）

g. 凍結療法，その他

32・4 手部瘢痕 hand scar

A. 手の瘢痕治療の一般論

❶手の手術の原則

手の外傷による創が，いったん治癒したあとに残った手の変形，機能障害の再建については，正確な状況把握を速やかに行い，職業，本人の希望なども考慮して，機能的，形態的によりよい手の再建を図るようにすべきである．手の手術を行ううえでの原則は，次のことである．

　①atraumatic に行うこと

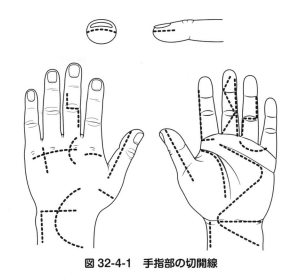

図32-4-1　手指部の切開線

　②無血野で手術
　③浮腫の抑制
　④拘縮の予防

❷切開線の原則

手術の原則は，他と同じである．切開線は図32-4-1のような部位を選ぶとともに，拘縮除去後の植皮をした場合も，その境界が zig zag になるようにする．詳細は手の外科の成書を参照されたい．

側正中切開 mid-lateral incision は，屈伸運動の境界をなすため拘縮が起こりにくく，また神経損傷が少ない．しかし，小児では成長につれて皮切瘢痕は次第に掌側に移動し，再拘縮を起こしやすい．

❸熱傷による手の変形

a. 手の熱傷性変形

手に熱傷を受けたあと，長時間放置されると次のような変形を起こす．

　①手関節の掌側屈曲拘縮
　② MPJ の背屈拘縮
　③手背彎曲の逆転
　④指関節の屈曲伸展拘縮
　⑤母指の内転拘縮
　⑥伸屈筋腱間のバランスの破壊
　⑦ central slip の破壊
　⑧その他

b. 手掌手背の瘢痕拘縮

瘢痕切除後，遊離植皮，特に全層植皮を行う（図32-4-2〜図32-4-5）．深部組織が露出すれば，皮弁移植の適応となる（図32-4-6）．

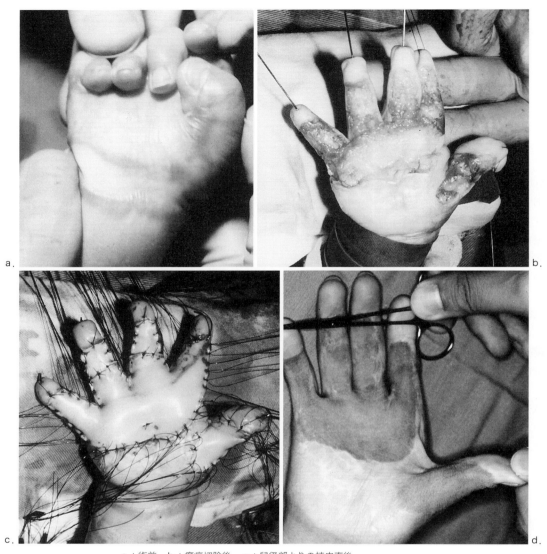

a：術前，b：瘢痕切除後，c：鼠径部よりの植皮直後
d：術後1年3ヵ月．機能障害はまったくないが色素沈着が著明である．
図 32-4-2　手指の瘢痕拘縮

c. 手指の瘢痕拘縮
　瘢痕を切除，拘縮を除去したのち，植皮する．植皮は再拘縮を防ぐため，辺縁が zig zag になるように行う．
　深部組織が露出する場合は，完全に拘縮除去ができなくても，その位置で植皮し，後療法で拘縮除去を図り，さらに植皮を繰り返すようにする．

d. MPJ拘縮
　軽度拘縮の場合は，dynamic splint による拘縮除去術を行うが，効果がなければ，側副靱帯の切開や関節包水平切開 capsulotomy，関節包部分切開 capsulectomy を行う．
　術後は，ワイヤー固定，ラバーバンド固定，機能訓練など行う．症例によっては関節形成術 arthroplasty を要する．
　手術法としては，伸筋腱を縦切して関節包に達し，これを剥離したのち関節包背面を切離するとともに側副靱帯を切離して指を MPJ で屈曲させ，90°に Kirschner 鋼線で6週間固定する．もちろん切開した伸筋腱は縫合する．

e. PIP拘縮
　背面切開で達し，拘縮瘢痕を切除し，癒着を剥離するなど，指背腱膜の形成術を行う．そのまま縫合するのではなく，長掌筋腱や足底筋腱で8の字縫合をするが，効果は少ない．必要があれば，皮弁形成術を行う（図32-4-7）．

f. 指間拘縮
　指間の瘢痕拘縮の場合は，指間の皺襞の正常形態が失われ，指の外転ができなくなる．線状拘縮のときはZ形成術，swing flap 法が行われる（関口 1993）が，指間の形態からいうと四弁Z形成術 four flap Z-plasty（藤井 1976）がよいという．面状瘢痕による場合は，背側四角皮弁を作成したのち，拘縮を除去，背側皮弁をまず移植し，両側の皮膚欠

32・4 手部瘢痕　59

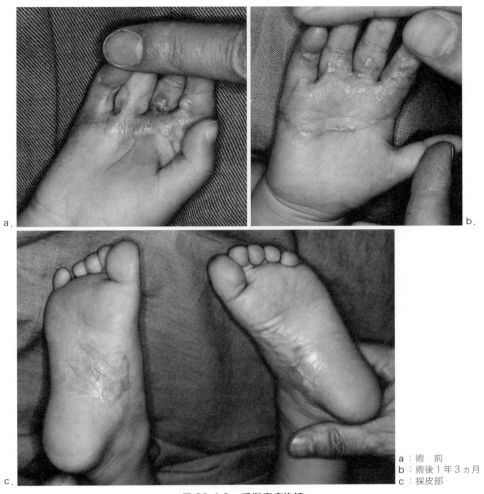

a：術　前
b：術後1年3ヵ月
c：採皮部

図 32-4-3　手指瘢痕拘縮
足底より分層植皮，色素沈着は少ない．

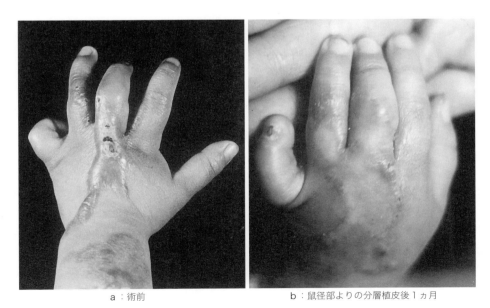

a：術前　　　　　　　　　b：鼠径部よりの分層植皮後1ヵ月

図 32-4-4　手背の瘢痕拘縮

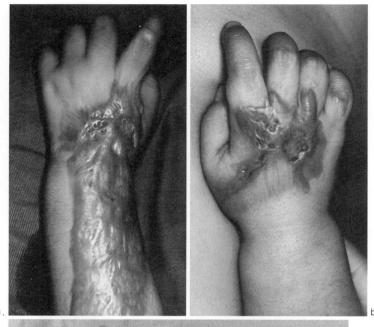

a, b：術前, c：術後2年
図 32-4-5　両手背瘢痕
縫縮と背部よりの分層植皮.

損部には遊離植皮する（Browne 1978）(図32-4-7). 小範囲であれば手掌からの遊離植皮でもよい (図32-4-8).

g. 母指の内転拘縮

瘢痕や筋膜除去を行い，拘縮除去のうえ，遊離植皮を行うが，拘縮が深部に達するときは腹部皮弁を移植する．拘縮除去ができないときは，内転筋腱の移所術を行うが，効果がないときは，拘縮筋切除のうえ，関節固定術も考慮しなければならない．なお神経麻痺による内転拘縮のときは，手背皮弁がしばしば用いられる．骨関節障害による内転拘縮では，骨切り術や関節嚢切開術などを要する (図32-4-9).

h. 骨間筋-虫様筋癒着

これは，圧挫創や中手骨骨折後などにみられる (Watson 1974, 三谷 1975, 楠本 1979).

症状は，物を握るときの疼痛であるが，診断は外傷既往，指の橈屈時痛，intrinsic muscle 緊張痛，中手骨骨頭間圧痛などでつけられる．

治療は，理学療法か手術による癒着剝離である．

i. 腱拘縮

腱は受傷後3週間以上経てば変性し，拘縮する．

治療は，拘縮腱を切除，腱移植である．しかし，腱拘縮には，腱だけでなく，皮膚，関節なども拘縮したり，周囲組織も瘢痕化していることが多く，腱移植の前に，皮膚の瘢痕は皮弁にて，関節は可動性再建，滑走域は人工腱で作成しておく．

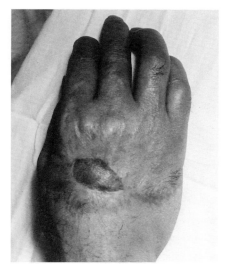 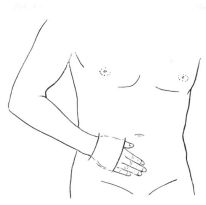 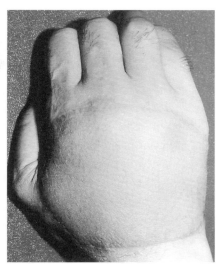

a：術前
遊離植皮が腱と癒着．

b：腹部よりの双茎皮弁

c：術後8ヵ月

図 32-4-6　手背の瘢痕癒着
遊離植皮にはみられない，ふっくらした手背を再建できる．

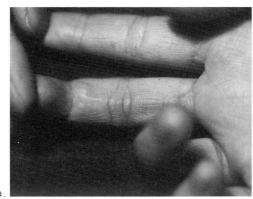 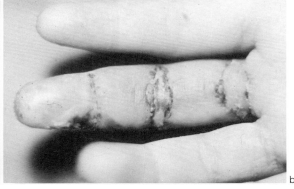

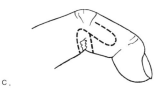 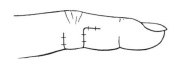

a：術前
b：術後2ヵ月
c：手術法

図 32-4-7　軽度の指屈曲拘縮

二期的に移植腱として，長掌筋腱を，これが先天性に欠損してれば，足趾筋腱を利用する．腱移行術もある．再建屈筋腱は，FDP のみである．

採取腱は，残存腱を引き出して縫合，末梢端は，爪ないし末梢骨に固定する．A2，A4，あるいは A3 のプーレーを作成，bow string を防ぐ．

j.　指末節の瘢痕

指末節背側皮膚の瘢痕で，爪甲が露出し過ぎたときは，背側皮膚の伸展皮弁で修復する（Donelan ら 2006）．

B. 手への植皮一般論

母床に血行があれば遊離植皮，骨や腱が露出している場合は有茎植皮の適応が原則である．

❶遊離植皮の採皮部

採皮部として鼠径部が用いられるが，鼠径部が利用できない場合は腹部皮膚を利用する．しかし，術後の色素沈着，きめの差が目立ちやすい．特に手掌への植皮では手背より色素沈着が目立つので瘢痕拘縮が，あるいは開放創が修復

62　第32章　四肢部

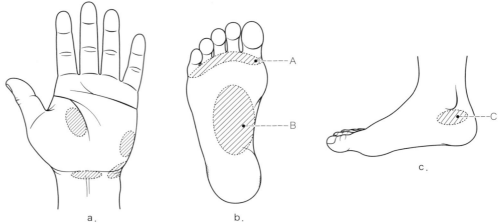

（飯田直成ほか：形成外科 45：353, 2002 を参考に著者作成）

図 32-4-8　小範囲であれば採皮できるところ
b, c：小範囲であれば採皮後，縫縮できる（A, C）．土踏まず部分は通常採皮部に植皮を要する（B）．

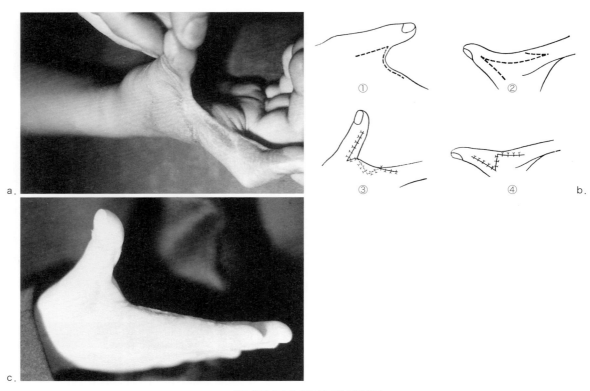

a：第1指間の水かきに対するZ形成術
b：手術法
c：術後3ヵ月

図 32-4-9　第1，第2指間の拘縮

されても色素沈着のために再手術を希望するものが多い (図32-4-2). しかし最近菅又ら (2005) は遠隔成績からみて鼠径部皮膚の利用も捨てがたいという.

❷採皮部としての土踏まず pedal region

Webster (1955) は内側果下部より土踏まず pedal region にわたる部分の皮膚を全層移植し, LeWorthy (1963) は分層植皮を行ったが, この部分の皮膚は手掌皮膚に近く, 機能的に適切で色素沈着をきたさないなど, 形態的にもよい結果を得ることができる (橋本ら 1992).

また, 佐々木ら (1991) は遠隔成績を調べ, 植皮部は成長伸展するし, 知覚回復もよいという. なお, 中には植皮片が白っぽくなる例もあるという.

しかし, 欠点として, 難波ら (1977) は, 術後移植片が収縮しやすい, 採皮部に制限がある, 歩行障害などをあげている. 著者の経験では, 足底部の皮膚は角化層が厚いため採取するとき真皮は意外と薄く採取されるから収縮しやすいのであろうと推論している. また東洋人では, 内果部の皮膚を用いるが (林ら 1996), 色素沈着, その他の問題から土踏まずを優先させるべきである (図32-4-8). 矢永ら (1998) は, 足底の皮膚不足を補うため, 足底の皮膚を分層皮片と真皮片の2枚に分けて採取し, 分層皮片をもとに戻して移植し, 手の方には真皮片を移植する方法を報告している. なお, この際, 真皮表面の乾燥を防ぐために凍結同種培養皮膚移植を行っている. 最近 Wu ら (2005) の追試報告がある.

❸採皮部としての趾根部

中足骨-骨頭から近位趾関節皺襞までの皮膚は, 2～3 cm 幅の小範囲であるが採取可能である. 全層皮片として使用できるうえ, 採皮部は縫縮可能であり, 機能障害も残さない利点がある.

❹採皮部としての手掌

Patton (1969), Lie (1970), Worthen (1973), 野村ら (1992), 飯田ら (2002) らが報告しているように, hypothenar を含め, 手掌から分層皮片を採取する方法を報告しているが, 量的に制限があること, 手掌の瘢痕が仕事のうえでトラブルになりやすいなどの欠点がある (図32-4-8).

❺有茎植皮

手背でも, 手掌でも, 有茎植皮を用いざるを得ないことが多いが, 腹部有茎植皮後は皮下脂肪のために膨らみやすい欠点がある. 手背の場合はふっくらした感じになってそれほど目立たないが (図32-4-6), 手掌の場合は極めて目立ちやすく, しかも物をつかむとき皮下脂肪が動きやすく,

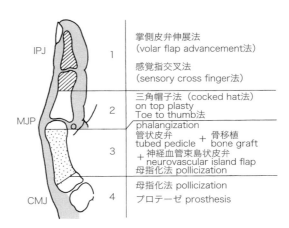

図32-4-10 母指の切断部位と機能再建法
(津下健哉：手の外科の実際, 南江堂, p246, 1991を参考に著者作成)

機能障害を起こす.

皮下脂肪によるトラブルを防ぐために Millard (1969) は crane principle といって有茎植皮後, 皮膚, 皮下組織の大部分を切除して, わずかな皮下脂肪のうえに改めて遊離植皮をして好結果を得ている (第7章-6「有茎植皮・皮弁移植」の項参照).

Cross-leg flap は, 1854年 Hamilton (船山ら 2012) が初報告して以来しばしば利用されてきたが, マイクロの出現以来, 余程のことがないと使用されることはない. 船山ら (2012) は, その珍しい1例を報告している.

黒川ら (2011) は, 小伏在静脈と腓腹神経の伴走動脈を血管茎とする lesser saphenous sural flap や腓腹神経を含めない lesser saphenous flap は, マイクロでなくても利用できるという.

❻遊離吻合皮弁

吻合皮弁は, 内側足底皮弁, 肩甲皮弁, 広背筋皮弁, 前腕皮弁, 薄筋皮弁, 前外側大腿皮弁, 大腿筋膜張筋皮弁, 等が選択される (関堂ら 2011). 吻合血管としては, 後脛骨動脈, 前脛骨動脈, 足背動脈を利用, 静脈は伴走静脈, 大小伏在静脈などが利用される.

しかし, 木村 (1999) によれば, 欠損再建では短血管柄付き遊離組織移植を第一選択肢として高度挫滅例では状況判断のうえ再建法を提唱しているが, やはり症例毎に適応を考えるべきであろう. Woo ら (2007) は arterialized venous flap の有用性を報告している.

C. 母指再建術
thumb reconstruction

母指の再建にあたって, 母指の全切断か部分切断か, 隣接指の切断や変形の有無, 周囲組織の損傷の有無など, 状

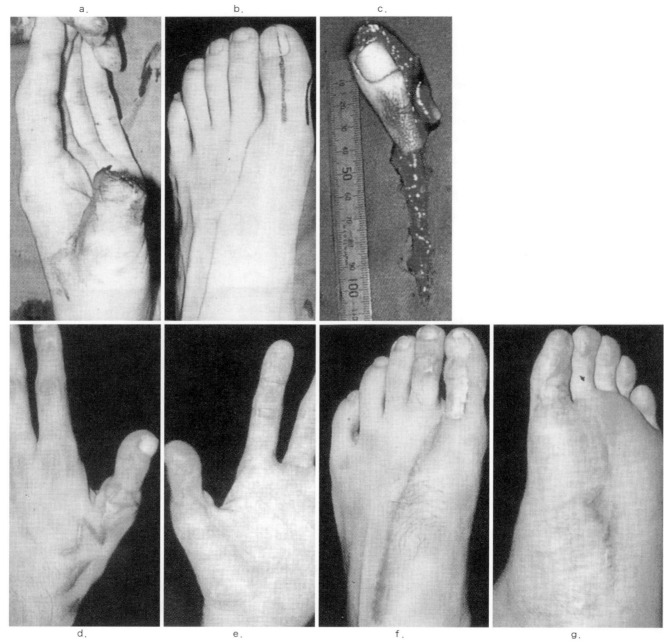

a：母指切断例，b：wrap around flap のデザイン
c：採取母趾，d，e：術後1年，f，g：ドナー
図 32-4-11　wrap around flap
30歳，男性．

(中島英親氏提供)

況を把握したうえで適切な再建法を決定すべきで，津下(1991)は残存母指長と再建法との関係を図32-4-10のようにまとめている．最近はMorrison(1980，1983)のwrap around flapが第一選択になっているが，second choiceとしての方法も考えておく必要がある(図32-4-11〜図32-4-15)．

❶母指部分切断の場合の再建術（延長術）
①指間を深くする手術 phalangization (図32-4-16)
②示指や受傷指の母指化術 pollicization (図32-4-17, 図32-4-18)
③腹部皮弁と腸骨移植による母指延長術
④局所皮弁による母指延長術
⑤局所皮弁と骨移植による母指延長術（料理人帽子法

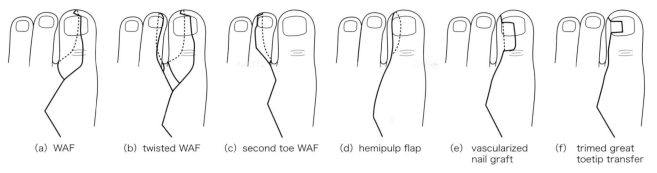

図32-4-12 いろいろな wrap around flap

(楠原広久ほか:形成外科, 52:175, 2009)

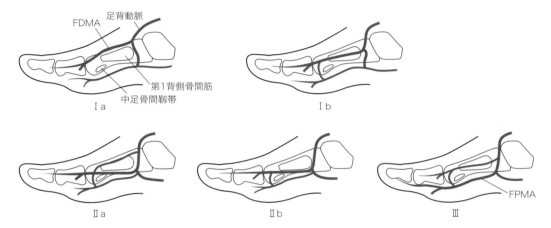

図32-4-13 いろいろな wrap around flap (FDMAの解剖)

(楠原広久ほか:形成外科, 52:175, 2009)

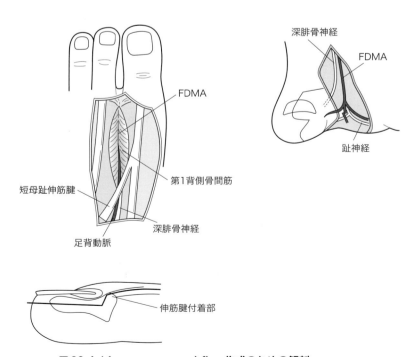

図32-4-14 wrap around flap 作成のための解剖

(楠原広久ほか:形成外科, 52:175, 2009)

66　第32章　四肢部

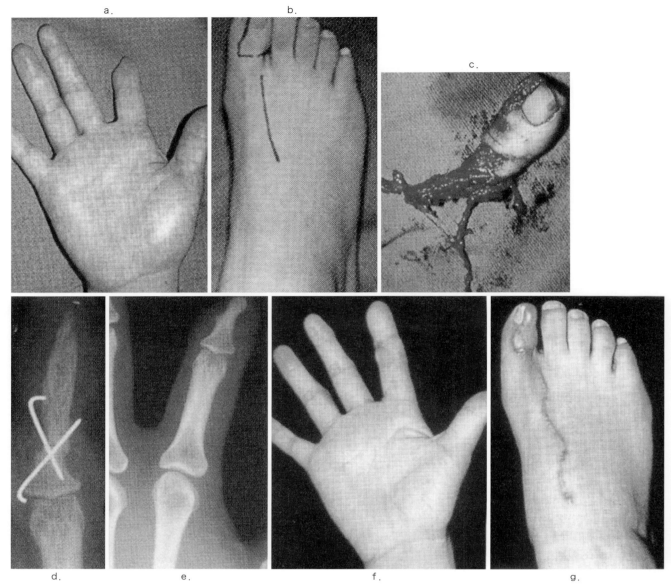

a：術前, b：wrap around flap のデザイン, c：採取母趾
d：術後2ヵ月X線, e：術後1年X線, f：術後, g：術後1年, ドナー

図 32-4-15　wrap around flap
16歳, 女性. 左示指中節骨切断.

（中島英親氏提供）

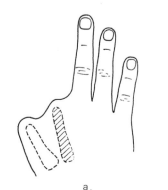
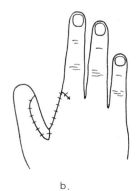

a.　　　　　　　　b.　　　　**図 32-4-16　phalangization**

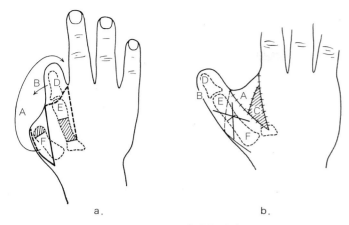

図 32-4-17 母指化術（1）
(Littler JW : Plast Reconstr Surg 10 : 215, 1952 より作図)

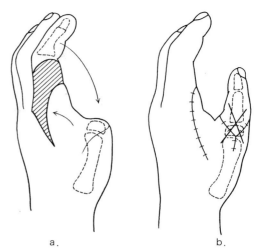

図 32-4-18 母指化術（2）
(Littler JW : Plast Reconstr Surg 10 : 215, 1952 より作図)

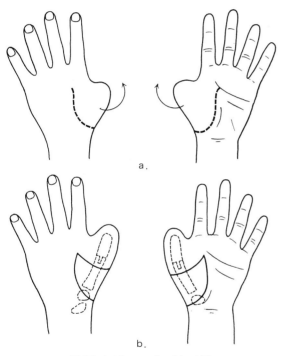

図 32-4-19 cocked hat 法
(Hughes NC et al : Br J Plast Surg 3 : 34, 1950 より引用)

cocked hat法）（図 32-4-19）
　これは、Gillies（1946）によって始められたもので、津下（1974）らの報告にみられるように、残存母指部皮膚のpedicleを指間部においた帽子状に持ち上げ、残存中手骨に骨移植を行って母指を延長する方法で、皮膚欠損部には遊離植皮を行う。本法は、1～3cmの延長効果があり、しかも、知覚は完全でないにしてもかなり良好である。

❷母指全切断の場合の再建術
a. 母指化術 pollicization
　他の受傷指、あるいは示指などの移行を行う。Bunnell 1931により報告されたものである。
b. 腸骨造指術
　腹部皮弁と腸骨移植による造指術を行う。今日では用いられない。
c. 足趾移植術 toe to finger transplantation
　これは、趾動脈、中足動脈、足背動脈と趾静脈、伏在静脈を、その優位性、口径、茎部長などを参考に選択し、手指の橈骨動脈分枝（母指側）、尺骨動脈（小指側）と橈側皮静脈や背側静脈と吻合する移植法である。骨接合、腱縫合（長指屈筋腱と長趾屈筋腱、長母指伸筋腱と長趾伸筋腱、短母指伸筋腱あるいは長母指外転筋と短趾伸筋腱）、神経縫合、動脈縫合、静脈縫合の順で行い、最後に皮膚を縫合し、外固定を行う（Koshima1993）（図32-4-20）。
　通常第2足趾が用いられるが、これが利用できないときは第3足趾が適用される（Weiら 2005）。
　Kudlaczykら（1992）は、小趾を母指に移植した症例を報告、術後、小趾は肥大（骨、軟部組織）を起こし、拇指のようにみえるという。
1) 長所
①知覚再建がよい
②腱縫合でよい運動性
③ epiphyseal plate を温存すると成長もある
④ pollicization の利用できないときの適応
⑤必要な長さが得られる
⑥爪ができる。色調もよい
2) 短所
失敗すれば足趾を失う。

68　第32章　四肢部

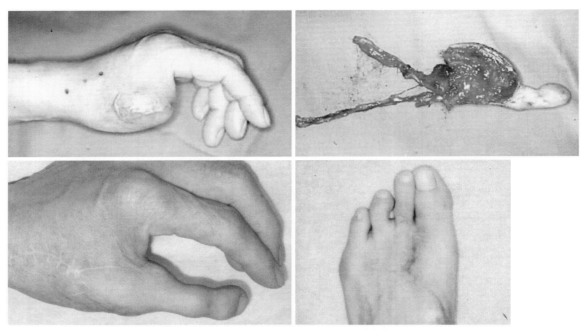

図32-4-20　母指欠損の第2趾移植による修復

（宇佐美泰徳氏提供）

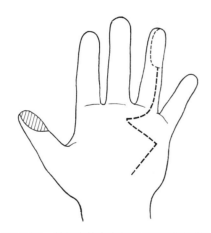

図32-4-21　神経血管束皮弁による母指知覚再建
現在では神経を切断，母指神経に吻合する方法が行われる．

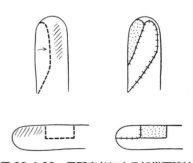

図32-4-22　局所皮弁による知覚再建法
母指以外に用いられる方法であるが，母指の場合でも橈側皮弁を尺側に移植して，pinchのために再建することがある．

利用趾としては，第1足趾利用（Buncke1979, Cobbet1969t, 玉井1974, Koshimaら1992）や第2足趾利用（吉村ら1980）の報告がある．第2足趾利用はあまり満足するものではない（矢島2000）．

d.　母趾外套骨皮弁法 wrap around flap

母趾全部ではなく，その一部を使用して母指再建を行う方法である（Morrison 1980, Weiら1994）（第8章「有軸皮弁の実際」の項参照）．中島（2000）によると，知覚回復は4〜12mmで，欠点は骨萎縮，乃至吸収があることだという（図32-4-11，図32-4-15）．外傷直後でも一期的に行い，機能的にも，美容的にも効果的であるという（Wooら2006）．

e.　指節化術 phalangization

中手骨の切除による指間の深達化を図るとともに，これを母指切断端に移植して延長を行うものである（図32-4-13）．

なお，遊離骨移植した場合には，移植後3〜4ヵ月くらいで移植骨はX線的に吸収が始まり，その後4年くらいまで続いて安定するといわれる．移植骨は接触部からの骨経由で，新しい骨に置換されると考えられ，その接触面積が大きいほど吸収が少ない．

f.　on-top plasty

多数指受傷の場合，示指などの受傷指の断端部分を受傷母指端に移植する方法である（Kelleher 1968）（図32-4-14）．

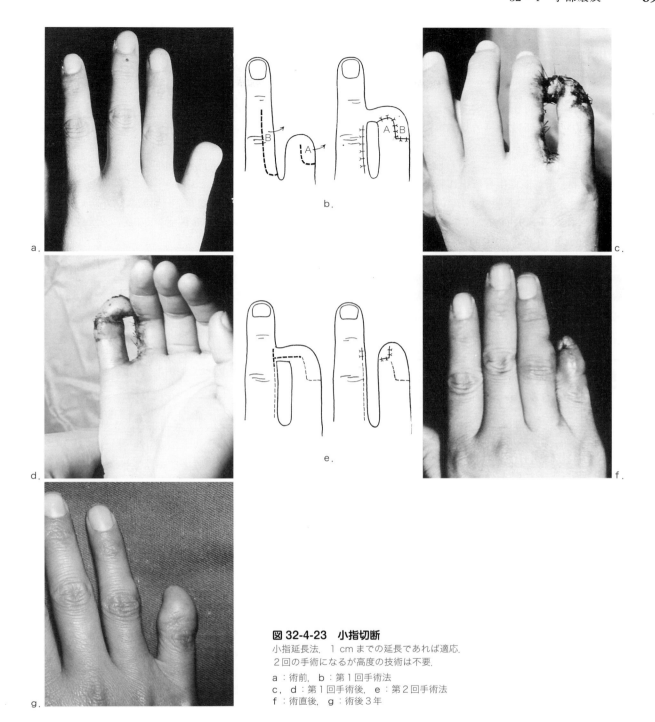

図 32-4-23 小指切断
小指延長法．1cm までの延長であれば適応．
2回の手術になるが高度の技術は不要．
a：術前，b：第1回手術法
c，d：第1回手術後，e：第2回手術法
f：術直後，g：術後3年

❸ 母指の知覚再建

指腹で知覚の大切なところは，母指の指腹と示指の橈側指腹である．正常指腹にみられる complex neurocutaneous system は，遊離植皮や複合植皮では得られない．神経血管束を茎にした指腹移植を要する．この場合，通常，中指や環指の尺側皮膚，あるいは小指の橈側皮膚が採皮部として選ばれる．

中島（1984）によると，有茎移植よりは，いったん切断し，吻合したほうが回復した知覚が自然になるという．

特殊な場合には，示指の尺側指腹皮膚を局所皮弁として移植し，より中枢の皮膚を伸展皮弁として移植する場合もある．

なお知覚再建の方法としては，足背の皮膚を free flap として血管神経を吻合して利用する場合もある（Strauch ら 1978）（図 32-4-21，図 32-4-22）．

最近では，人工神経（神経再生誘導チューブ）もよい結果が出ている（中島 2014）．

D. 切断指再建法 finger replantation

母指以外の切断指の再建は，示指，中指の順で考える．再建法は，母指のそれと同じようないろいろな方法がある（藤川 2000，漆原 2000）．

最近は，足趾の microsurgery による移植が主流であるが，Pinal ら（2003）は，指切断修復も母指に劣らず重要であり，PIP 末節部でも多指切断の機能性を分類し，その重要性を強調している（図 32-4-23）．最近では，母指以外に手指の再建にも Wrap around flap が用いられている．

E. 爪の損傷 nail injury

本章 -2-B「手指外傷の治療」，爪の変形，欠損の項参照．

32·5 下肢の外傷
wounds of the lower extremity

A. 下肢外傷の治療原則

下肢の外傷の治療原則も上肢とほぼ同様である（第 3 章 -1「創傷治療一般論」の項参照）．

❶下肢外傷の治療
①洗浄，郭清ののち，母床に出血床があれば遊離植皮を行う．
②出血床がなければ次のような有茎植皮を行う．
　(1)局所皮弁
　(2)遊離吻合皮弁 free flap
　(3)筋皮弁と遊離植皮
　(4)筋皮弁移植
　(5)下肢交叉皮弁 cross leg flap
③骨折があれば，骨折整復固定を行ったのち，前述の皮膚創の閉鎖を行う．
④陳旧性の場合は感染に留意し，温浴，郭清などで無菌化し，あるいはいったん薄い分層植皮を行って無菌化したあと，二次再建術を行う．有茎皮弁としては前記 flap を用いる．人工真皮，VAC 療法など考慮する．なお，free flap は選択肢のひとつであるが，失敗例も多く，慎重な検討が望まれる（Wong ら 2016）．
⑤骨髄炎の場合は，腐骨切除，創郭清術などで創を清浄化し，有茎植皮（cross leg flap, free flap, myocutaneous flap など）で閉鎖する．血行が良好であれば，創も治癒

しやすい．flap と骨移植と同時に行う場合もある．

❷草刈機障害 lawn mower injury
Corcoran ら（1993）によれば，障害者の平均年齢は，36.7 歳で，5 歳以下が 18% 含まれるという．そのうち 84% が男性である．彼はまた障害部位を zone I 足趾（53%），zone II 足背（19%），zone III 土踏まず（2%），zone IV 踵部 heel（9%），zone V 足関節部 ankle（17%）の 5 zone に分け，足趾，足背が多かったという．

治療は，洗浄，郭清後，一期的縫合がよいが，zone IV では 50% に感染などの合併症がみられたと報告している．

❸下肢の剝脱創 degloving injury
沢辺ら（2011）は，本症を，次のように分類している．
①Type I 部分的に有茎状に剝脱されたもの，
②Type II は全周性に剝脱されているが，一部がつながっているもの，
③Type III は全周性に，完全に切断されたもの．
治療は，剝脱皮膚の血流で，再接着縫合，剝脱皮膚の分層植皮，メッシュ植皮．

❹点滴漏れ障害 extravasation injury
抗癌剤をはじめ，強アルカリ性薬剤，高浸透圧剤，血管収縮薬，細胞毒性の強い薬剤，などの原因薬剤がある（松下 2011）．

さらに，生食液，ブドウ糖などの点滴漏れで，皮膚への直接作用や浸透圧作用，浮腫圧迫による血行障害などで皮膚が壊死を起こすことがある（福屋ら 1983，Gault 1993）（第 3 章 -8「化学傷，薬傷」の項参照）．

仲野ら（2016）は，発生機序として，①高浸透圧，②循環不全による虚血，③直接細胞毒，④機械的圧迫，⑤感染，をあげている．

頻度は，子供では 0.24%，細胞毒性の薬剤の場合は 0.7% くらい，あるいはそれ以上の危険性があるという（Gault 1993）．

治療は，まず冷却する．

次に抗癌剤によるものでは，アントラサイクリンは，37° 以上では細胞内取り込み増となり，5° 以下では減となる．逆に，ビンカアルカロイド（硫酸ビンクリスチン®），重曹は，アントラサイクリン（塩酸ドキソルビシン®）の作用を増悪させる．薬剤の種類によって対応が異なる（樋口ら 2003）．

症例によって脂肪吸引術 liposuction による吸引か，生食液による皮下洗浄を行い，皮膚が壊死した場合，保存的に治療し，治癒しない場合は植皮を行う（福屋ら 1983）．小児の場合は，生食液によるものであれば，保存的に自然治癒を待つ．（表 32-5-1，表 32-5-2，図 32-5-1 〜図 32-5-4）．

32・5 下肢の外傷

表32-5-1 漏出に注意すべき制癌剤

壊死性制癌剤 (vesicant drugs)	炎症性制癌剤 (irritant drugs)	炎症軽度の制癌剤 (non-vesicants)
actinomycin D	cisplatin	asparaginase
adriamycin	cyclophosphamide	bleomycin
daunomycin	dacarbazine (DTIC)	cytarabine (Ara-C)
mithramycin	etoposide	mercaptopurine
mitomycin C	fluorouracil	methotrexate (MTX)
mitozantrone	neo-carcinostatine	nimustine (ACNU)
vinblastine	storeptozotocin	peplomycin
vincristine	thiotepa	
vindecine		

(柳川 茂：癌治療と宿主2：27, 1990；黒木知明ほか：形成外科41：227, 1998より引用)

表32-5-2 抗癌剤漏出後の処置方法

1. ice and elevation	4. local antidotes
2. systemic steroids	5. derm-puncture
3. local steroids	6. early debridement

(柳川 茂：癌治療と宿主2：27, 1990より一部改変して引用)

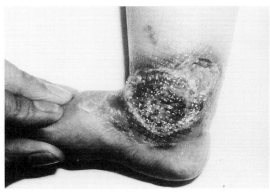 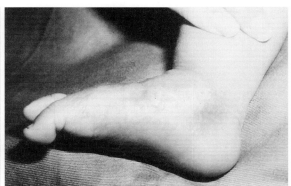

a：術前（8ヵ月女子）　　　　　　　　　　　　　　b：2ヵ月にて自然治癒

鎖肛，複雑心奇形で鎖肛手術後，ソリタT3＋プラズマネート＋ビタミンB_1，B_2，Cの点滴後潰瘍形成．

図32-5-1　点滴もれによる潰瘍

(福屋安彦，鬼塚卓弥ほか：日形会誌8：83, 1983より引用)

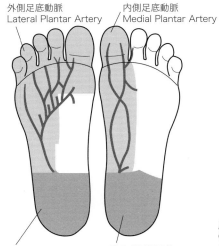

外側足底動脈　　内側足底動脈
Lateral Plantar Artery　　Medial Plantar Artery

内陰部動脈

腓骨動脈前方穿通枝
Anterior Perforating branches
of Peroneal Artery

腓骨動脈踵骨枝
Calcaneal branch
of Peroneal Artery

外側足底動脈
Lateral Plantar Artery

後脛骨動脈踵骨枝
Calcaneel branch of
Posterior Tibial Artery

腓骨動脈踵骨枝
Calcaneal branch of
Posterior Artery

足底の4つのangiosome
3つの後脛骨動脈の分類と1つの腓骨動脈の分枝

腓骨動脈の2つのangiosomeと
外側足底動脈の一部のangiosome

図32-5-2　足部の血管

(辻 依子：PEPARS 85：12, 2014より引用)

72　第32章　四肢部

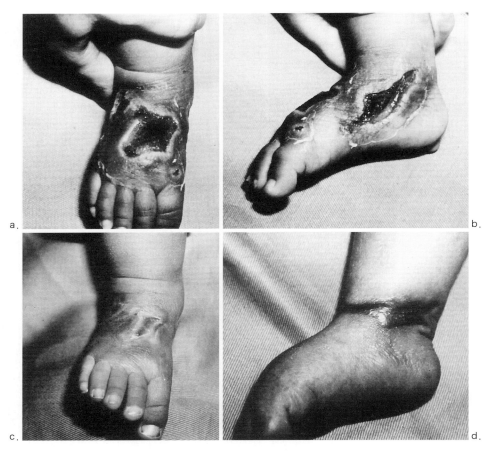

a，b：初診時（8ヵ月男子）脳内血腫治療中ソリタT3+セルシン+ネンブタール点滴中の漏れによる潰瘍
c，d：治療開始後1ヵ月軟膏療法による自然治癒．

図 32-5-3　点滴漏れによる皮膚壊死
（福屋安彦，鬼塚卓弥ほか：日形会誌 8：83，1983 より引用）

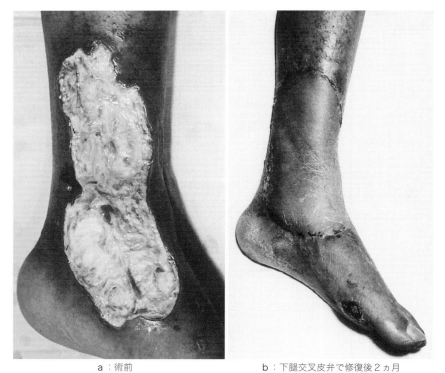

a：術前　　　　　　　　　b：下腿交叉皮弁で修復後2ヵ月

図 32-5-4　マイトマイシンの漏れによる潰瘍

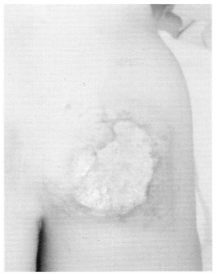
a：術前

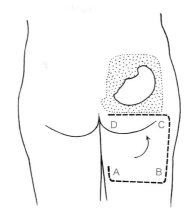
b：内側に茎部をおく皮弁作製

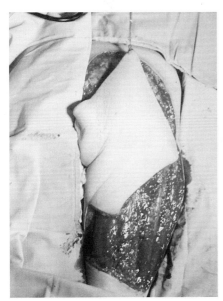
c：皮弁剥離

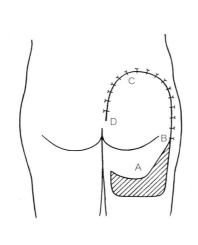
d：皮弁移植後，採皮部に分層植皮

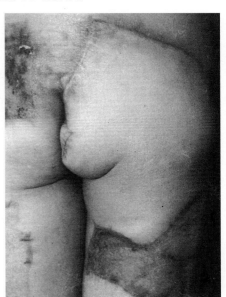
e：術後9ヵ月

図 32-5-5　臀部放射線潰瘍

　難治性のものは，郭清術のあと，小宮山式骨髄穿刺針で骨髄2〜3 mLを穿刺採取後，10単位/mLのヘパリン加生食液にて2倍に希釈し，シリコン膜付人工真皮（テルダーミス）の裏側に貼付，創面に移植，良好な肉芽が生成されたところで，メッシュ皮膚移植を行うという（小浦場ら 2006）．

❺ 下肢骨髄炎

　下肢骨髄炎は外傷のあと，しばしばみられるもので，複雑骨折や，プレート固定した後に多い．また，血行性に運ばれ，急性炎症や慢性炎症に移行するものもみられる．

　急性期には，悪寒，発熱，疼痛などの炎症反応はあるが，単純X線で変化が出るのに時間を要する．むしろCT，MRIなどが早く発見できる．MRIではT1-weighted spin echoで病変部は黒く（low signal），T2-weighted spin echoでは白く（high signal）描出される（柏克彦ほか：PEPARS 93：1, 2014）．その他の検査として，三相性テクネシューム骨シンチグラフィー，白血球シンチグラフィー，骨生検，細菌検査などがある．

　治療は，血管柄付き骨皮弁であるが，その前に異物除去，デブリドマン，抗菌薬投与，創内持続陰圧洗浄療法など行って，創を清浄化する必要もある．

　血行豊富な皮弁，筋皮弁などの移植も有用である．

❻ 下肢各部の外傷治療例

　図 32-5-4〜**図 32-5-21**に下肢各部の外傷治療例を示した．治療方針の原則は上肢の場合と同じである．

第32章 四肢部

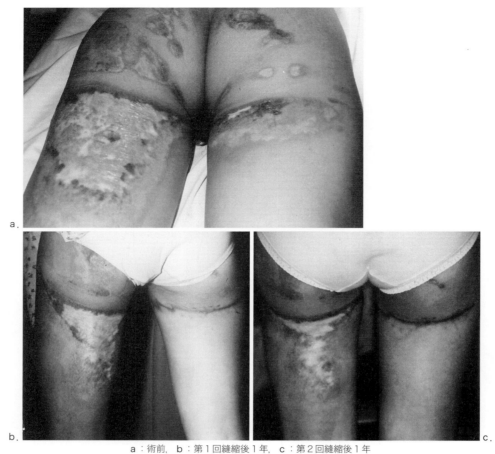

a：術前, b：第1回縫縮後1年, c：第2回縫縮後1年

図 32-5-6　大腿臀部熱傷
左大腿は縫縮後瘢痕皮弁植皮術, 右大腿は縫縮.

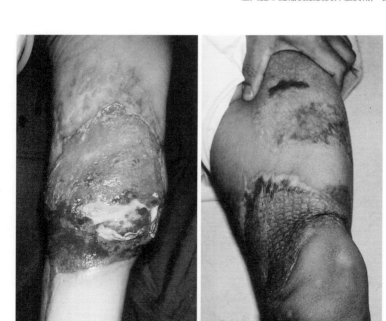

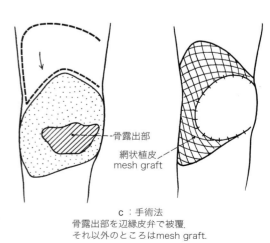

a：術前　　　　　b：術後7ヵ月

c：手術法
骨露出部を辺縁皮弁で被覆.
それ以外のところはmesh graft.

図 32-5-7　膝蓋部熱傷

32・5 下肢の外傷

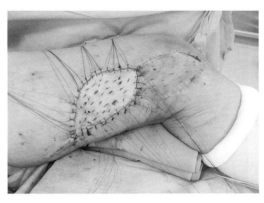

図 32-5-8　左大腿蜂窩織炎（70歳代男性）
②発赤部より1CM離して切除，③持続陰圧吸引療法，④良好な肉芽組織形成状態，⑤全層植皮するも一部壊死，再度，全層植皮，⑥術後

（古川元祥氏提供）

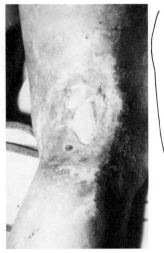

a：術前

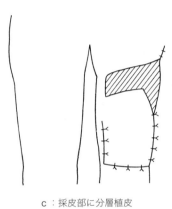

b：横転皮弁法で創閉鎖　　　c：採皮部に分層植皮

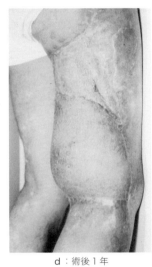

d：術後1年

図 32-5-9　膝窩部放射線潰瘍

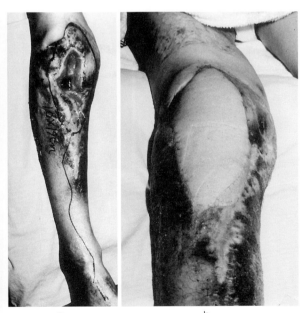

a.　　　b.

図 32-5-10　膝蓋骨露出創
reversed dorsalis pedis flap による修復．

（佐藤兼重氏提供）

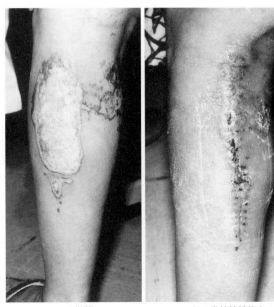

a：術前　　　b：単純縫縮後1ヵ月

図 32-5-11　左下腿熱傷

76　第32章　四肢部

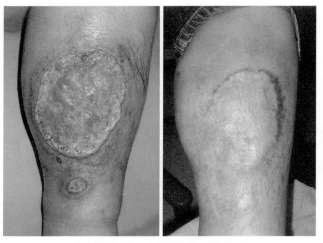

図 32-5-12　右下腿潰瘍遊離植皮
（野田弘二郎氏提供）

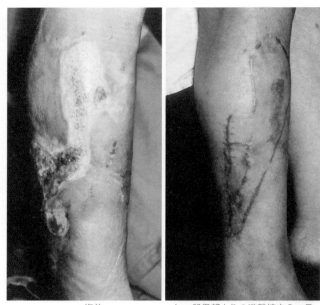

a：術前　　　　　b：鼠径部よりの遊離植皮3ヵ月
図 32-5-13　左下腿熱傷

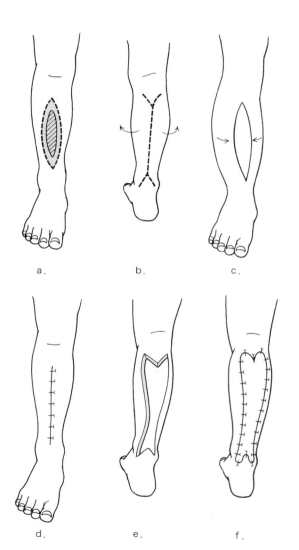

a：創郭清，b：下腿後方よりtwo pedicle flapを作成
c：前方へ移動，d：前脛骨部創を縫合閉鎖，e，f：採皮部に遊離植皮
図 32-5-14　two pedicle flap 法
（Hartwell SW Jr et al：Plast Reconstr Surg 46：39, 1970 より引用）

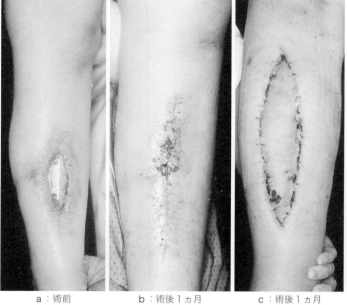

a：術前　　　　b：術後1ヵ月　　　　c：術後1ヵ月
図 32-5-15　プレート露出創
両側からの two pedicle flap にて修復

32・5 下肢の外傷

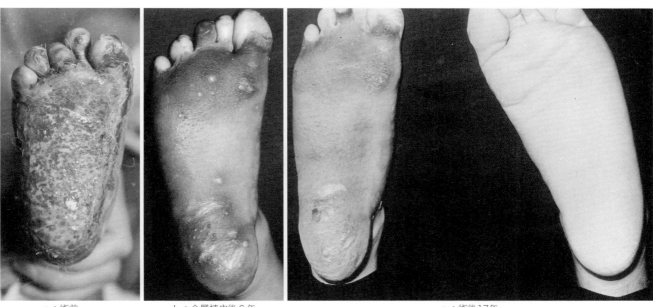

a：術前
受傷後2ヵ月，創は不良肉芽で覆われている．

b：全層植皮後6年

c：術後17年

図 32-5-16　足底熱傷

（鬼塚卓弥：災害外科 29：951, 1967c より引用）

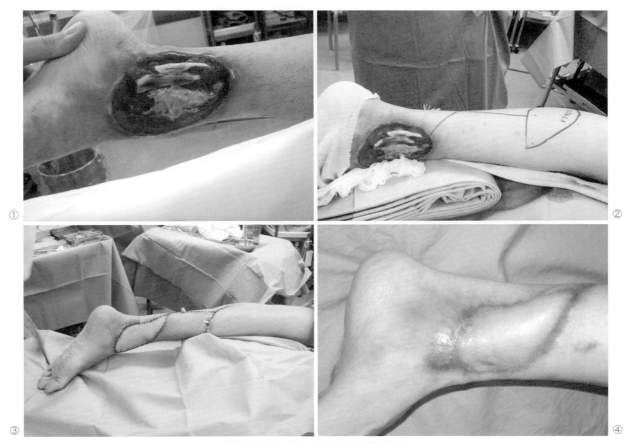

図 32-5-17　熱傷潰瘍（30歳代女性）

①：受傷後1ヵ月，②③④：腓腹皮弁で修復

（青山亮介氏提供）

78　第**32**章　四肢部

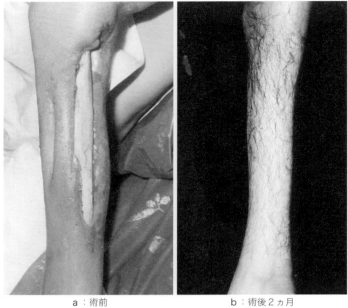

a：術前　　　　　　　　b：術後2ヵ月

図 32-5-18　腓骨露出創
交通事故による腓骨露出創で，腓骨を切除して皮膚を縫縮した．

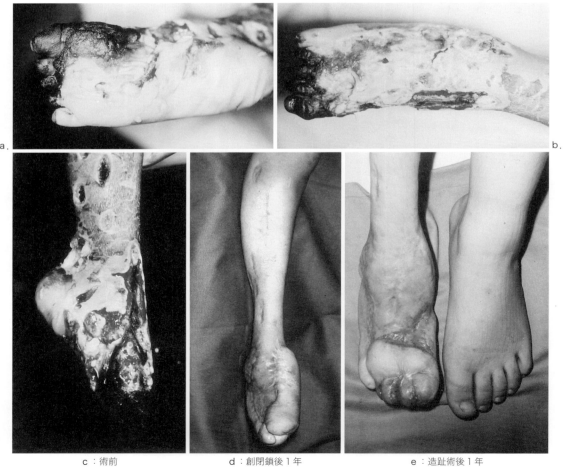

a.　　　　　　　　　　　　　　　　　　　　　　　　　　b.

c：術前　　　　　d：創閉鎖後1年　　　　　e：造趾術後1年
a～c：術前，d，e：皮弁と遊離植皮による修復

図 32-5-19　マムシ咬傷による右下腿皮膚壊死

32・5 下肢の外傷

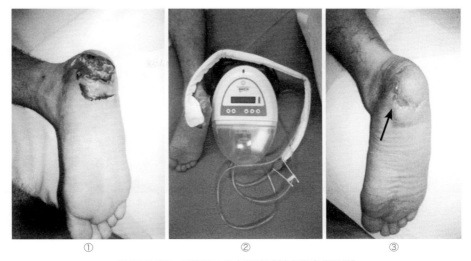

図 32-5-20 重機による右踵挫滅創(30歳代男性)
①②:陰圧閉鎖療法適用,③:6週間で創閉鎖,非荷重部に2cm²の全層植皮を追加している(矢印).

(堀茂氏提供)

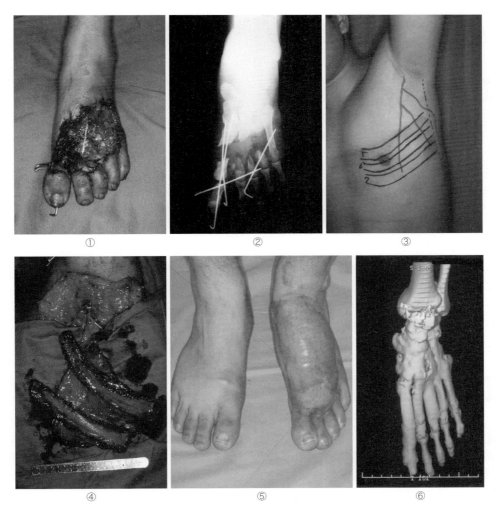

図 32-5-21 中足骨欠損傷
①②:外傷による第1～4中足骨欠損に対して,③④:肋骨付き遊離広背筋皮弁移植を行い,⑤⑥⑦:足部の再建を行った.

(黒川正人氏提供),(Kurokawa M et al:Plastic and Reconstructive Surgery 106:1616-1619, 1996)

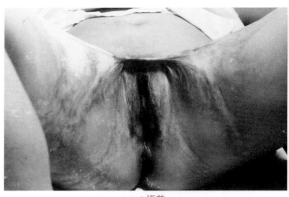
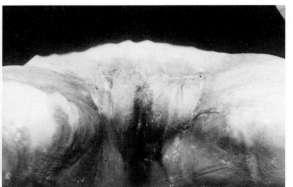

a：術前
膜状にはっているのが瘢痕組織．
b：Z形成術後1ヵ月

図 32-6-1　股関節から外陰部にわたる瘢痕拘縮

(鬼塚卓弥ほか：形成外科 13：362, 1970 より引用)

32·6　下肢瘢痕　leg scar

A. 下肢瘢痕の治療原則

　下肢瘢痕の修復法も，上肢のそれとまったく同様である．すなわち，小範囲のものはZ形成術，W形成術を加味した縫縮術である．また下肢円周の約1/3～1/4にわたる幅広い範囲の瘢痕でも，連続縫縮術あるいはtissue expander法によって直線状瘢痕にすることは可能である．しかし，それ以上のものでは遊離植皮の適応となる．しかし，遊離植皮の場合は，術後の色素沈着，あるいはきめの変化には十分注意しないと，ちょうど，つぎを当てたような感じにみえ，瘢痕そのものより，かえって目立つことがある．なお皮下脂肪まで必要とするときは，当然皮弁の適応となる．しかし，皮弁といっても，採皮部はいろいろであり，採皮部との距離，その他の条件によって様々な長所，短所を生じるため，その使用には慎重でなければならない．

B. 下肢各部の瘢痕形成術

❶**股関節部の瘢痕** hip joint area scar

　股関節は球関節であり，瘢痕拘縮の程度によりそれぞれの方向に運動制限を起こすが，屈曲内転拘縮が多く，内側に水かきを生じやすい．また，外陰部はほとんど損傷されないのに，開排制限のために，排便，排尿，性交などの障害は著しい．
　①水かきを生じたものは，Z形成術を行う (図32-6-1, 2)．

　②広範囲瘢痕は，遊離植皮または皮弁の併用で修復する．
　③放射線皮膚炎，同潰瘍などのように深部組織まで損傷されているものは，皮弁で被覆するが，特に子宮癌などの放射線治療によるものでは，腹部，背部にも同様の病変があり，局所皮弁の不可能なことがある．
　④深部組織が露出した場合は，筋弁移植もよい適応である．

❷**臀部，大腿部の瘢痕** scar of the buttock and thigh

　臀部，大腿部は，形成手術の対象になるよりも，遊離植皮の採皮部としての意義が大きい．しかし，縫縮あるいは連続縫縮の可能な瘢痕であれば，切除してもよい（特に採皮部瘢痕の治療）．またtissue expanderの使用もよい．大腿部へ他からの遊離植皮は意味がない．また，大腿部は厚い筋肉で包まれているので，骨の二次的再建術を要するときでも，皮弁による形成術を必要とせず，分層植皮で十分である．しかし，必要があれば，局所皮弁，筋皮弁など使用する (Aiache 1978) (図32-6-3～図32-6-6)．

❸**膝関節部瘢痕** knee joint area scar

　膝関節部の形成術は，肘関節のそれに準ずる．軽度の場合は，Z形成術，広範囲の瘢痕は分層植皮，重度の拘縮で神経，血管，腱などを露出するものは皮弁，筋皮弁〔腓腹筋弁(Morris 1978)，縫工筋弁(Petty 1978)〕，または遠隔皮弁，遊離吻合皮弁を用いて修復する．特殊な方法としては，大腿からの反転皮弁 tumbler flap，葡萄皮弁 caterpillar flapなどの方法もある．幼児のケロイドによる拘縮の場合は関節部のみに植皮を行えば，その周囲のケロイドは少しずつ軽快する (図32-6-7～図32-6-9)．
　幼時より長期間拘縮の続いたものでは，骨の成長障害，関節の亜脱臼や完全脱臼を起こしていることもあり，二次

32・6　下肢瘢痕

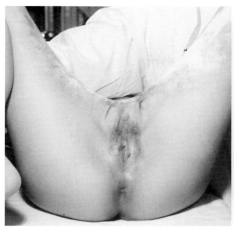
a：術前

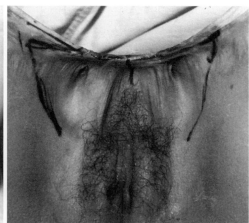
b：術後
股関節の開排制限．Z形成術で修復

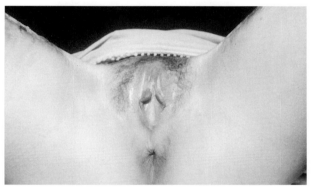
c：術後2ヵ月

図 32-6-2　股関節部の瘢痕拘縮
（鬼塚卓弥：形成外科 13：362, 1970 より引用）

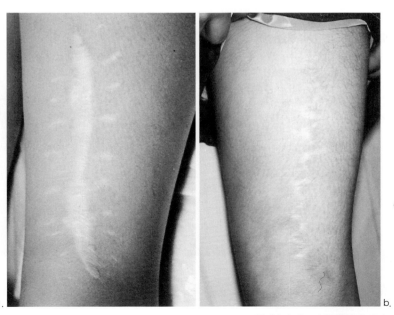
a.　　　　　　　　　　　　　b.

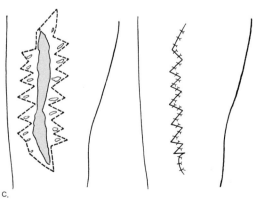
c.

a：術　前
b：術後5年
c：手術法
　縫合糸瘢痕suture markを切除できるように
　デザインする．W形成術．

図 32-6-3　大腿部縫合瘢痕

（鬼塚卓弥：小児科 19：1319, 1978 より引用）

82　第32章　四肢部

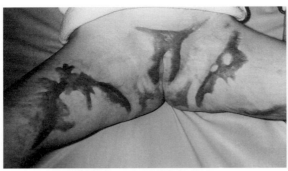
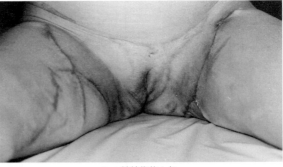

a：術前　　　　　　　　　　　　　　b：縫縮術後1年

図 32-6-4　大腿陰部肥厚性瘢痕

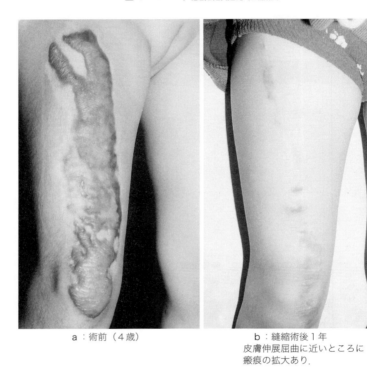

a：術前（4歳）　　　　　　　　b：縫縮術後1年
　　　　　　　　　　　　　　　皮膚伸展屈曲に近いところに
　　　　　　　　　　　　　　　瘢痕の拡大あり．

図 32-6-5　下肢肥厚性瘢痕

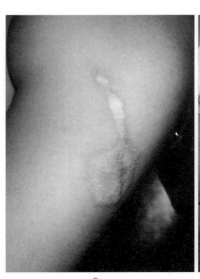
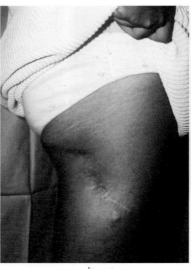
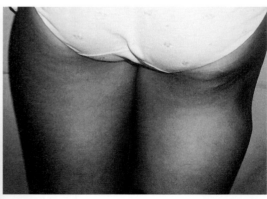

a：術　前
b，c：術後4年．瘢痕は縫縮できても陥凹変形が残ることがある．

図 32-6-6　大腿瘢痕

32・6 下肢瘢痕　83

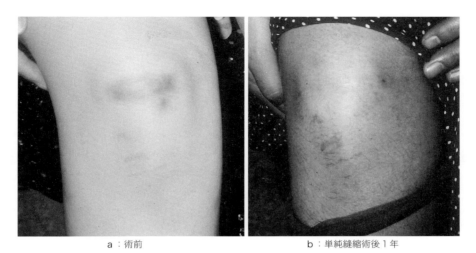

a：術前　　　　　　　　　　　b：単純縫縮術後1年
図 32-6-7　膝蓋部瘢痕

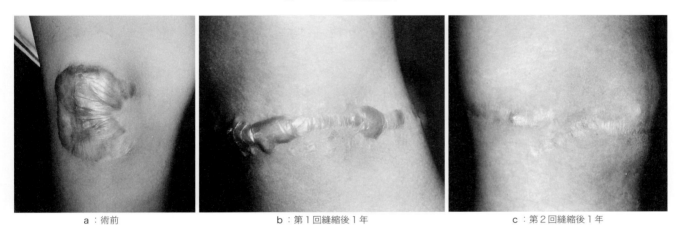

a：術前　　　　　　b：第1回縫縮後1年　　　　　c：第2回縫縮後1年
図 32-6-8　膝蓋部肥厚性瘢痕

（岡本詢子，鬼塚卓弥：形成外科 20：129, 1977 より引用）

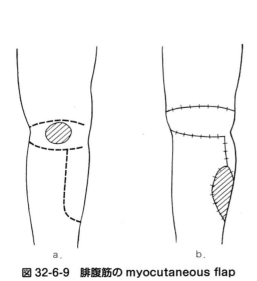

図 32-6-9　腓腹筋の myocutaneous flap

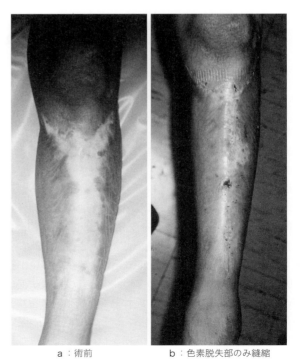

a：術前　　　　　　b：色素脱失部のみ縫縮
図 32-6-10　下腿瘢痕

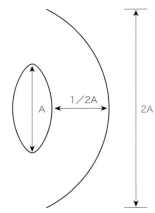

図 32-6-11 下腿双茎皮弁
lower leg での bipedicle flap の効用を present.
図のような比率がよいという.
(Schwabegger A et al : Scand J Plast Reconstr Surg Hand Surg 30(3) : 187, 1996 より引用)

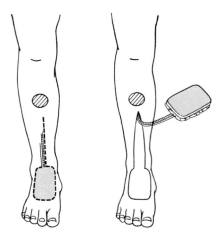

図 32-6-12 島状皮弁

再建術が必要なこともある.

❹下腿部瘢痕 leg scar
a. 一般的事項
下腿は, しばしば外傷や熱傷などを受けやすい部位であり, 特に脛骨が表在性のために, 皮膚の障害とともに骨折や骨欠損などの骨の異常を合併しやすい. しかも血行が悪く, 治癒が遷延し, たとえ瘢痕化しても不安定で, ちょっとした外傷で傷つきやすく, 容易に潰瘍を作る. したがって, できるだけ早期に健康な皮膚と交換することが大切である.

b. 治療法の原則
①表在性の創や瘢痕の修復：その大きさによって, 縫縮, 遊離植皮を行う (図 32-6-10).
②深在性の創や瘢痕の修復：二次的機能再建術を必要とするときは, 皮弁による修復を行う. 皮弁としては, 次のようなものがある.

1) 局所皮弁 local flap
島状皮弁 island flap, 双茎皮弁 double pedicle flap も含まれる.

局所皮弁では, 単茎単純皮弁 single pedicle flap は, 血行の点で下腿では用いないほうが無難であるが, 例外として関節周囲に pedicle をおける皮弁や, 長さと幅が 1：2 の皮弁が利用できれば使用可能である. しかし, より安全なのは双茎皮弁 double pedicle flap である. 特に Battle (1964), Hartwell (1970) らの 2 つの双茎皮弁 two double pedicle flap を用いる方法は, 脛骨前面にある, かなり大きい欠損部を被覆できる利点がある. その他, 肢位の固定が不要で, 治療期間が短い利点がある. なお皮弁の幅と長さは 1：2 が適当である. 切開端は, 上方は膝窩部に, 下方はアキレス腱に達しない程度がよい (図 32-6-11, 図 32-6-12).

血管をつければ島状皮弁とすることもできる (図 32-6-13). Shi-Min Chang ら (2007) は lateral retromalleolar perforator-based flap を用いて, かかとの再建を行っている.

手術については, 腓腹神経, 腓骨神経などに注意して剝離することが大切である. delay については, 行ったほうが安全ではあるが (Hartwell 1970), 血行をみてから決定してもよい.

逆行性皮弁も選択できる.

2) 下肢交叉皮弁 cross leg flap
反対側下腿皮弁 cross leg flap (図 32-6-14), 反対側足底皮弁 cross foot flap である.

今日では島状皮弁, 筋皮弁, 遊離吻合皮弁などの発達により, 下肢交叉皮弁の適応は少なくなったが, これらの皮弁が適用できない場合には使用せざるを得ないし, 特に子供では有用である (Hudson 1992, Yu ら 2004, 船山ら 2012).

a) 適応
次のような場合に適応になるが, 基本的には, 吻合に適する動静脈が受皮側にない場合である (Yu ら 2004).
①外傷, 循環障害などによる潰瘍や瘢痕
②移植床の血行が極めて悪い場合
③陥凹した側面で, 皮下脂肪が必要な場合
④骨, 関節, 腱, 神経などが露出する場合
⑤二次的機能再建術を必要とする場合

b) 本法を使用するうえでの必要条件
①反対側下肢に瘢痕や皮膚炎, 循環障害などがないこと.
②股関節, 膝関節が十分に可動性であること.

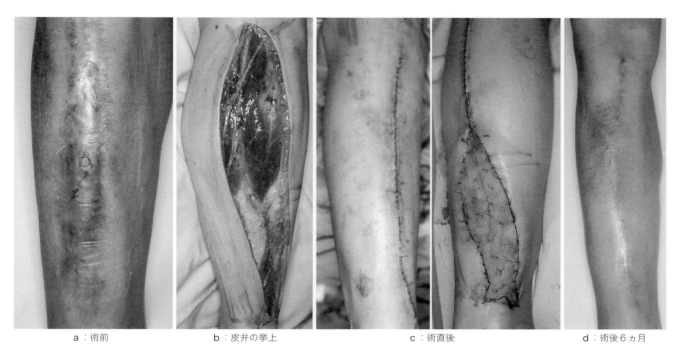

a：術前　　b：皮弁の挙上　　c：術直後　　d：術後6ヵ月

図 32-6-13　脛骨骨髄炎（two pedicle flap 法）

（飯田直成氏提供）

c) 短所
① 幼児では数多い手術に耐えられない．
② 老人は関節拘縮を起こしやすく，全身的疾患など余病を併発しやすい．しかし Hayes（1962）によると50歳以上でもほとんど異常が起こらないという．
③ 慢性病患者では長期臥床ができず，栓塞を起こしやすい．
④ 関節炎患者，関節拘縮や強直のある患者には利用できない．
⑤ 採皮部に量的制限がある．
⑥ 女性では，下腿部皮弁は美容的に望ましくない．

d) 採皮部の選びかた
① 血行：下肢の循環状態は，下腿内側，大腿前面，膝関節部が良好である（**図 32-6-17**）．
② リンパ管：皮弁と移植部のリンパ管の方向を一致させることが大切である（Converse 1964）．
③ 体位：皮弁移植後，茎部切離まで約3週間両下肢を固定するために，最も楽な肢位を選ぶ．そのために患者にあらかじめ採皮部を選ばせるのも一法である．

e) 皮弁の大きさ
① 皮弁の大きさは，移植部に比べて大きく作る．
② 皮弁の長さと幅の割合は，1：2〜1：1を越えないほうがよい．
③ 長さと幅の割合が大きいとき，茎が末梢にあるとき，動脈硬化の傾向があるときは，遷延法を行う（第7章-6-F「無軸皮弁」の項参照）．

f) 手術法
① 手術は，まず上述の原則に従って，皮弁を作成する．
② 両下肢を交叉させ，皮弁に緊張が加わらず，血行も良好な場合にはじめて移植部の処置を行う．そうでないと皮弁の血行が悪く，遷延法の必要があるとき，その処置に困るからである．
③ 移植部の処置は，瘢痕の場合はこれを切除するだけでよく，陳旧創には創郭清術を施し，露出骨は骨皮質を剥削して新鮮化し，壊死骨は摘出する．
④ 採皮部の皮膚欠損部に遊離植皮を行い，露出部をできるだけ避ける．
⑤ 皮弁を移植部に縫合，軽く tie over する．
⑥ 術後固定は，まず両下肢の間に綿花を詰め，縫合部分からギプス固定を行い，順次，膝関節，足関節を固定する．
⑦ 皮弁の血行を確認するために，ギプス窓を開けて調べる．
⑧ 皮弁の切離は約3週間後に行うが，この際，創周囲は垢や分泌物で汚染されているから，ギプス除去後，消毒液で洗浄する．
⑨ 改めて創の消毒を行ったのち，皮弁の切離は血行を確認しながら少しずつ行う．血行不全の徴があるときは，手術を中止し，遷延法を行う．
⑩ 皮弁切離後，茎部下の結合組織を切断し，断端を縫合

86 第32章 四肢部

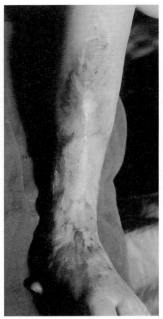
a：術前

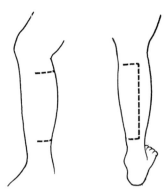
b：手術法

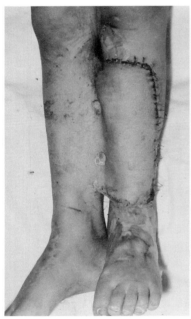
c：外傷による皮膚の瘢痕化とともに下腿骨の偽関節形成がみられるため，交叉皮弁使用

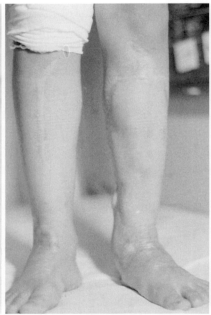
d：術後3年
二次的に偽関節を骨移植にて治療．

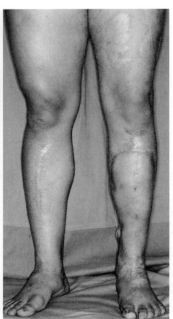
e：術後9年

図 32-6-14　交叉皮弁

（鬼塚卓弥ほか：形成外科 12：192, 1969 より引用）

する．この際皮弁の剝離をし過ぎると辺縁壊死 margianl necrosis を起こす．特殊なものに reversed dermis flap（Pakiam 1978），myocutaneous island cross leg flap（Orticochea 1978）などがある．

3）下腿-大腿皮弁 cross thigh flap

これは，下肢交叉皮弁と原則的には同じであるが，女性の場合は下腿に瘢痕を残さないで済む長所があるが，使用しないほうがよい．固定肢位には相当な無理がある．

4）同側下腿-大腿皮弁 ipsilateral flap, gluteal flap

これは，前記の下腿-大腿皮弁の特殊なものであり，足底，果部，下腿後面の修復に，同側大腿後面の皮弁を利用するものである．

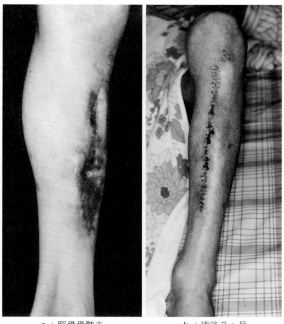

a：脛骨骨髄炎　　　b：術後2ヵ月
図 32-6-15　腓腹筋の筋弁による修復
腐骨郭清後，腓腹筋筋弁を充塡移植.

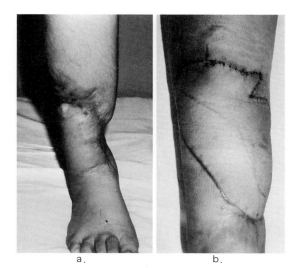

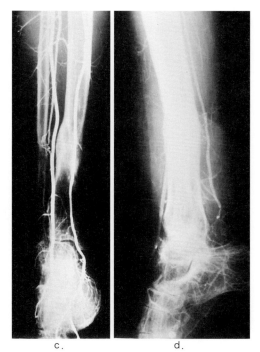

a，c：術　前
b，d：術後6ヵ月（辺縁瘢痕部分修正時）
図 32-6-16　下腿瘢痕
後脛骨動脈と鼠径皮弁 SCIA とを吻合.
（保阪善昭ほか：逓信医学 35：671, 1983より引用）
（保阪善昭氏提供）

この方法は，
① 一側下肢の固定で済むことから
② 排便排尿が比較的楽で
③ 体の移動も容易であり
④ 固定も確実
⑤ 採皮部の術後瘢痕が目立たないなどの長所があるが，一方，膝関節を強度に屈曲するために患者に相当な苦痛を与え，術後の関節拘縮の点でも，今日では用いられない．

5) 腹部皮弁 abdominal flap

jump 法，tube 法など，前腕を介する方法などがある．今日では用いられない．

6) 筋弁＋遊離植皮 muscle flap with free skin graft

7) 筋皮弁 myocutaneous flap

これは筋肉をその支配動静脈，支配神経をつけたまま欠損部に移植する方法で，下腿ではヒラメ筋 soleus muscle, 腓腹筋 gastrocunemius muscle が使用される．下腿中央前面から膝上15cmまでの難治性潰瘍や骨，その他深部組織の再建のための外表修復に用いられる．しかし，筋採取による術後の機能障害に十分留意して適応を決めなければならない（図32-6-15）．

腓腹筋の中内側のほうが，外側に比べて広範囲に利用できる．

McCraw（1978）によると，腓腹筋皮弁 gastrocunemius myocutaneous flap あるいは local muscle flap（たとえば短腓骨筋 peroneus brevis muscle, 長母指屈筋 flexor hallucis longus muscle, ヒラメ筋 soleus muscle など），足背皮弁 dorsalis pedis flap を使い分けると，下肢交叉皮弁 cross leg flap の必要はないという．そうでないときは free muscle flap を適応する．

8) 遊離吻合皮弁 free flap

現在では広く用いられている（図32-6-16）．antero-lateral

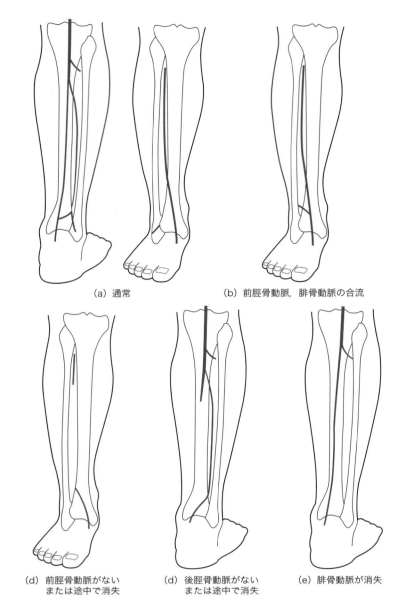

(a) 通常　　　　　　(b) 前脛骨動脈，腓骨動脈の合流

(d) 前脛骨動脈がない　(d) 後脛骨動脈がない　(e) 腓骨動脈が消失
　　または途中で消失　　　または途中で消失

図 32-6-17　下肢主要血管のバリエーション

thigh flap, lateral femoral circumflex artery の reversed descending branch を使用する方法もある（Gao ら 2012）. Free gracilis muscle も有用である（Huemer ら 2012）.

❺足部瘢痕 foot scar

足部に用いられる皮弁としては，図 32-6-18 のように，土井ら（1991）が綺麗にまとめて報告している．

a．足関節の瘢痕拘縮 scar contracture of the ankle joint

足関節の瘢痕拘縮では，底屈拘縮よりも背屈拘縮が，また，内反拘縮よりも外反拘縮のほうが多いが，最も多いのは外反背屈拘縮である．

治療は，拘縮除去のあと，皮膚欠損部に植皮する．

①瘢痕が小範囲の場合は，瘢痕を全部切除して植皮するが，広範囲の場合は拘縮部に横切開を加え，拘縮を除去するだけで，予想外に大きな植皮片を移植しなければならないことが多いので，術前の検討を要する（図 32-6-19〜図 32-6-22）.

②植皮は，厚めの分層植皮で十分である．

③深部組織が露出した場合は，遊離吻合皮弁，島状皮弁，筋皮弁，筋膜皮弁などを用いる（図32-6-22）.

しかし，著明な瘢痕拘縮も，深部組織が露出しない程度に拘縮を除去したあと，植皮をし，さらに徒手矯正を行う

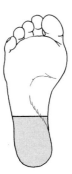

medial plantar FC flap
flexor digitorum brevis MC flap
cross foot flap
free flaps
flexor digitorum brevis M flap
cross leg flap
reverse flow flaps
　peroneal flap
　anterior tibial flap
　posterior tibial flap
abductor hallucis MC or M flap
abductor digiti minimi M flap

a：足底近位，特に踵荷重部に用いられる皮弁

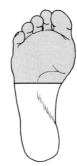

first web space flap
reverse flow flaps
　medial plantar FC flap
　flexor digitorum brevis MC flap
　anterior tibial flap
　posterior tibial flap
　abductor digiti minimi M flap
cross foot flap
free flaps
cross leg flap

b：足底遠位，特に中足骨骨頭荷重部の再建に用いられる皮弁

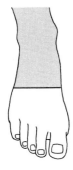

lateral supramalleolar flap
cross leg flap
free flaps
dorsalis pedis flap
first web space flap
reverse flow flaps
　peroneal flap
　anterior tibial flap
　posterior tibial flap

c：足背近位，特に足関節前面に用いられる皮弁

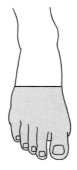

first web space flap
reverse flow flaps
　dorsalis pedis flap
　anterior tibial flap
　posterior tibial flap
cross leg flap
free flaps

d：足背遠位，特に先端部の再建に用いられる皮弁

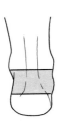

lateral calcaneal flap
lateral supramalleolar flap
medial plantar flap
free flaps
reverse flow flaps
　peroneal flap
　anterior tibial flap
　posterior tibial flap
cross foot flap
cross leg flap

e：踵部後面，特に踵骨アキレス腱付着部に用いられる皮弁

図 32-6-18　足部に用いられる皮弁

（土井秀明ほか：形成外科34：363, 1991 より引用）

方法を数回にわたって繰り返すことで修復可能である．

b．足趾の瘢痕拘縮 scar contracture of the toes

足趾の瘢痕拘縮には，背屈拘縮と底屈拘縮がある．

治療は，拘縮除去のうえ，植皮を行うが，足趾は生理的に趾関節で屈曲，中足趾関節で背屈し，一方，歩行時には，前者は伸展，後者はさらに背屈度が強くなるので，底屈拘縮は治療しやすいが，背屈拘縮は再発の危険が大きい（図32-6-23〜図32-6-25）．

なお，趾骨の脱臼があれば，脱臼整復，腱延長や短縮があれば腱形成術を施す．中足動脈茎逆行性皮弁もよい（Hayashiら 1993）．

c．足底部の瘢痕 plantar area scar

1）足底部の特殊性

手掌と同じように，特殊な皮膚を有している．

①角質層が極めて厚い．

②皮下組織が厚く，皮膚に垂直な多くの線維中隔を有している．

③外傷に対して抵抗性がある．

④移動性に乏しく，周囲皮下を剥離しても縫縮が難しい．

⑤足底部は体重負荷を行うが，主として踵部，外側，第1中足骨-骨頭部で支えられ，この体重負荷部に瘢痕がくると，異常角化を起こしやすく歩行痛の原因になる（図32-6-26）．

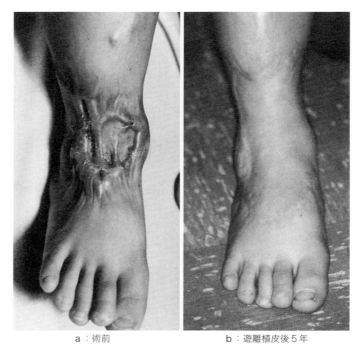

a：術前　　　　　　　　b：遊離植皮後5年
図 32-6-19　点滴もれ後の足関節部瘢痕拘縮
(鬼塚卓弥：小児科 19：1319, 1978 より引用)

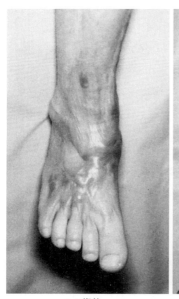 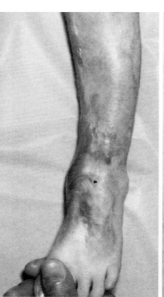 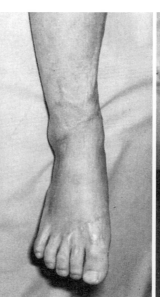 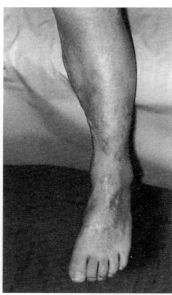

a：術前　　　　　b：術前　　　　　c：足背部に遊離植皮術後2年　　　d：足背部に遊離植皮術後2年
図 32-6-20　両側下腿足背熱傷肥厚性瘢痕

2) 治療法

　足底部の前述のような特殊性から，縫縮法の適応は少ない．局所皮弁も移動しにくいために，その適応には制限がある．したがって一般的には遊離植皮か，遊離吻合皮弁（多久嶋ら 2003, 竹内ら 2003）を利用するが，遊離植皮は，cushion になる皮下組織が残っている場合に用いる．遊離吻合皮弁は母床との癒合性がないと歩行時に皮弁がずれて歩行障害を起こすので，内側足底知覚皮弁 lateral calcaneal flap を用いるか（Grabb ら 1981, 林ら 2000, Lister 1978, Yildirimi ら 2003），腓腹神経，内側足底神経などが利用される（**図 32-6-27〜図 32-6-33**）．Anterolateral thigh flap の報告もある（Hong ら 2007）．

32・6 下肢瘢痕

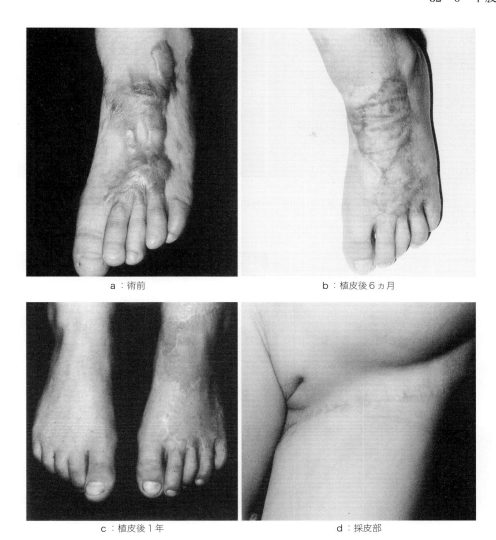

a：術前　　　　　　　　　　b：植皮後6ヵ月

c：植皮後1年　　　　　　　　d：採皮部

図32-6-21　熱傷による肥厚性瘢痕

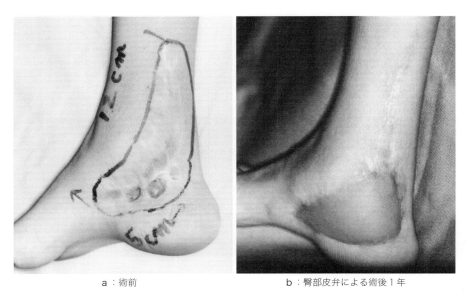

a：術前　　　　　　　　　　b：臀部皮弁による術後1年

図32-6-22　内反側手術後の足果部の瘢痕拘縮（9歳）

第32章 四肢部

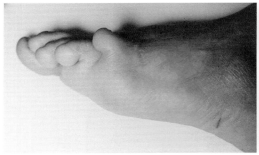
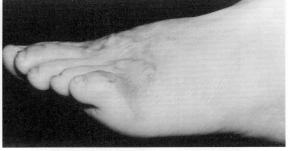

a:術前　　　　　　　　　　　b:全層植皮後1年4ヵ月

図 32-6-23　小趾の瘢痕性背側拘縮

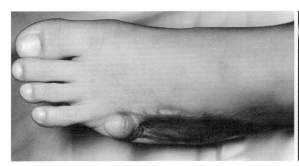
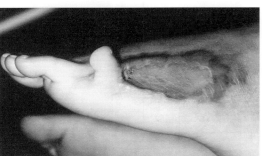

a:術前

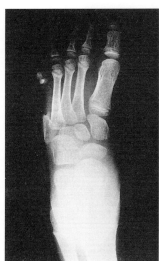
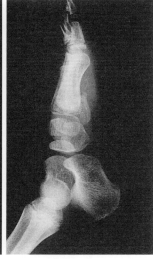
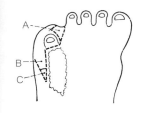
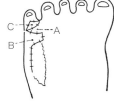

c:手術法
AとBとの皮弁で指を延長するが，それでも足りないため，切除したC部の皮膚を全層植皮した．

b:X線像

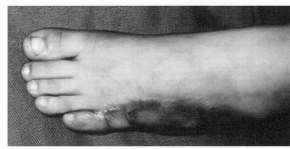
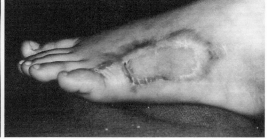

d:術後1年

図 32-6-24　交通事故による左足腓側欠損に植皮されたもの
第5中足骨が欠損している．複雑な手術は必要ない．

32・6 下肢瘢痕

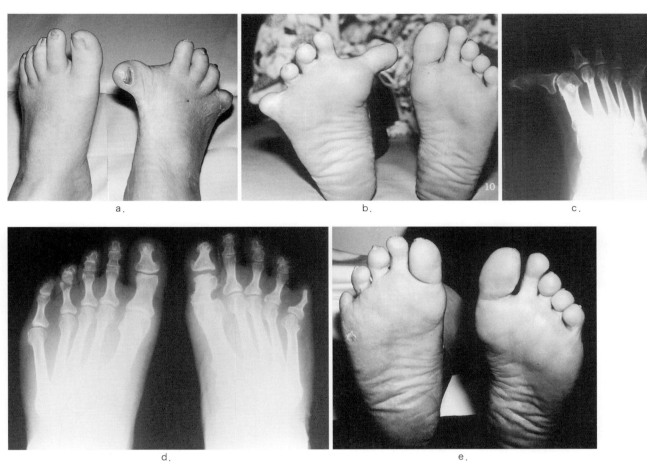

a〜c：術前. d, e：術後2年. 指間の皮膚を横転し拘縮除去部に移植

図 32-6-25 母趾瘢痕拘縮

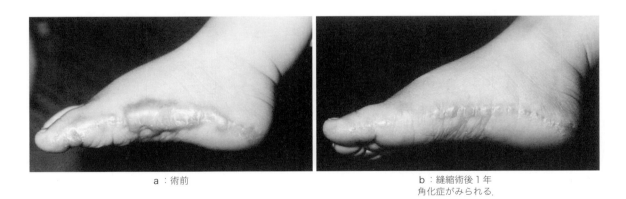

a：術前

b：縫縮術後1年
角化症がみられる.

図 32-6-26 足背足底境界部ケロイド

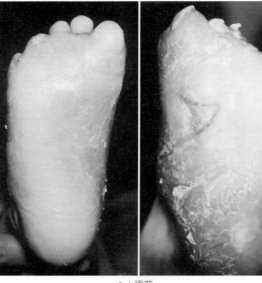
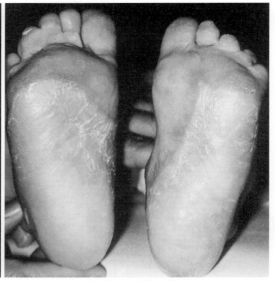

a：術前
左足には潰瘍あり．

b：鼠径部より全層植皮後8ヵ月

図 32-6-27　両側足底部瘢痕

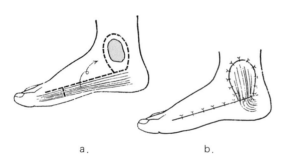

図 32-6-28　母趾外転筋の移植

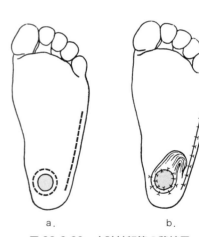

図 32-6-29　小趾外転筋の移植図

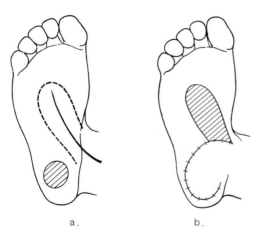

図 32-6-30　内側足底動脈および神経の皮枝を有する皮弁
この皮弁は axial pattern であるが，小さいので delay することもある．
(Shanahan RE et al：Plast Reconstr Surg 64：295, 1979 より引用)

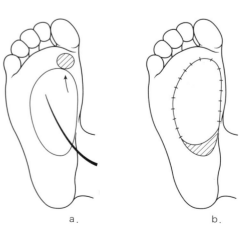

図 32-6-31　内側足底皮弁
移動には制限がある．

32・6 下肢瘢痕　95

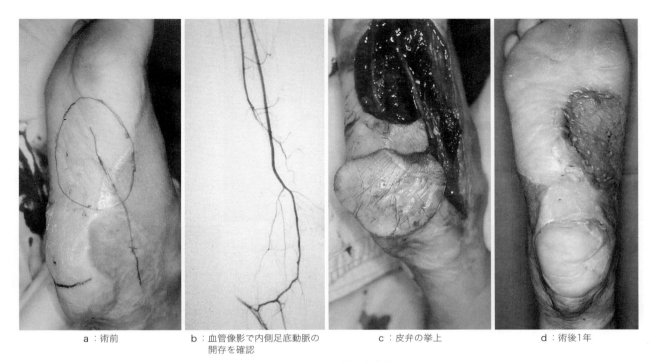

a：術前　　b：血管撮影で内側足底動脈の開存を確認　　c：皮弁の挙上　　d：術後1年

図 32-6-32　内側足底皮弁

（飯田直成氏提供）

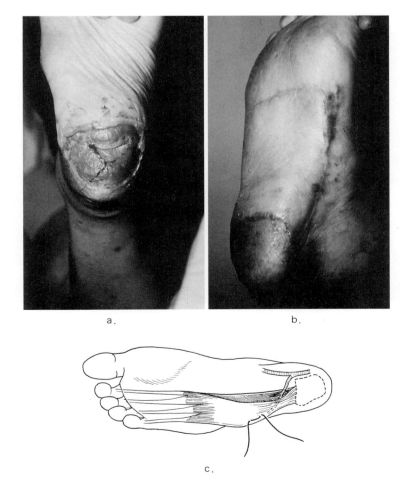

a.　　b.

c.

図 32-6-33　短趾屈筋弁と遊離植皮による踵部の再建

96 第32章 四肢部

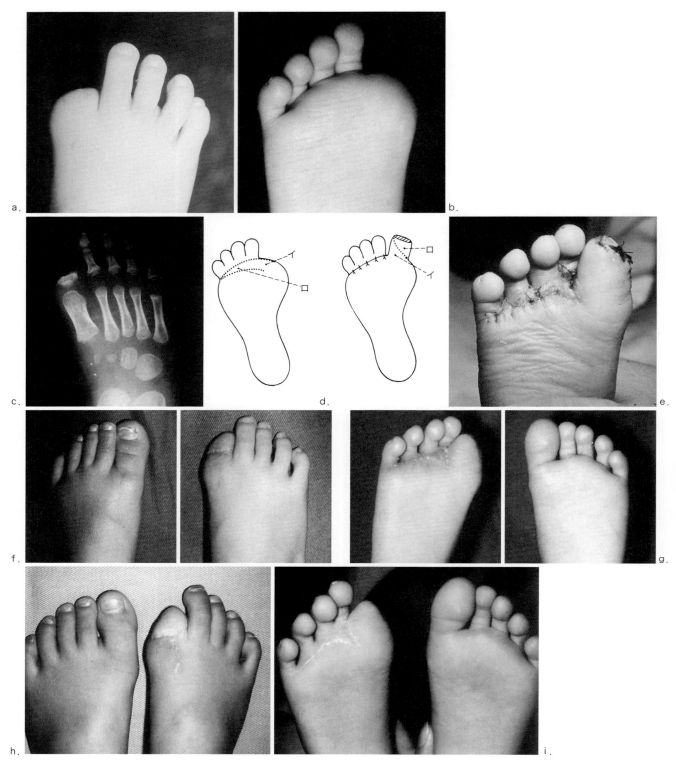

a, b：術前, c：X線像, d：手術法, e：術直後
f：術後1年, g：術後1年, h, i：術後4年, 足趾長の相対的短縮がみられる.

図32-6-34 右母趾欠損

(Onizuka T et al：J Trauma 16：836, 1976 より引用)

32・6 下肢瘢痕

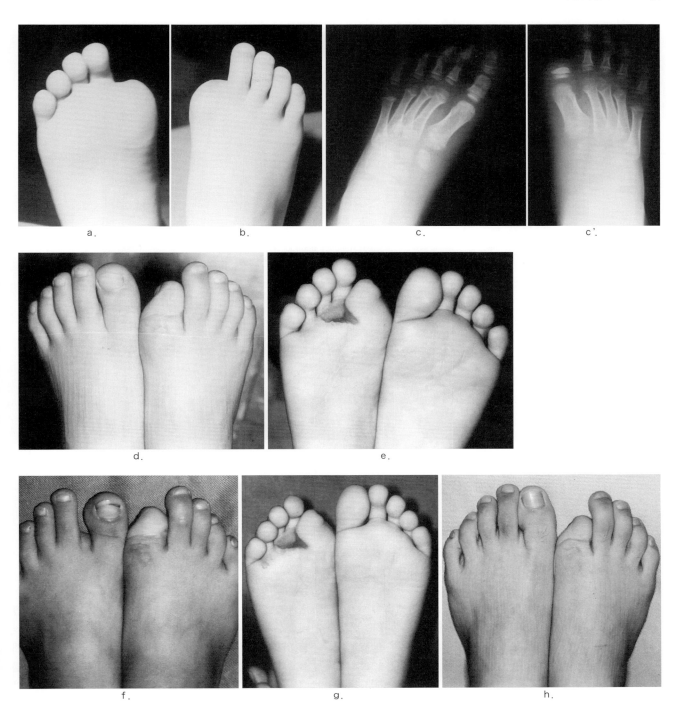

a, b：術前, c：X線像, d, e：術後1年3ヵ月
f, g：術後2年5ヵ月, h：術後10年, 趾長の相対的短縮がみられる.

図 32-6-35 母趾欠損

(Onizuka T et al：J Trauma 16：836, 1976 より引用)

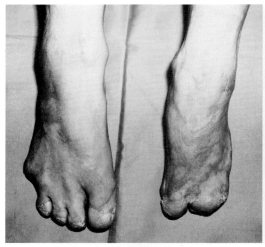
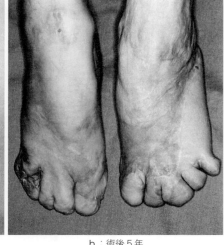

a：術前　　　　　　　　　　　　　b：術後5年

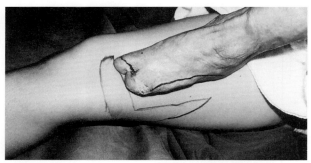

c：手術法

図 32-6-36　熱傷による趾欠損
大腿皮弁移植後，皮弁を分離して趾を再建．

　濱本ら（2003）は，人工真皮を移植，2～3週後に生じた真皮様肉芽組織上に非荷重部の足底皮膚を遊離植皮する方法を報告している．

　注意しなければならないのは，遊離植皮，有茎植皮のいずれかであっても，体重負荷部に縫合線がこないように，切開線の作図を行うことである．異常角化症 hyperkeratosis を起こしやすいからである．そのためには，健常皮膚のある程度の犠牲もやむを得ない．澤泉ら（2003），Roblin ら（2007）は，V-Y 皮弁を報告しているが，血行には注意を要する．岩平ら（1992）は足紋に沿った切開線を選べば，創部痛，角化症が認められないという報告を行っている．

　皮下組織のない骨露出創では，cushion となるように筋弁 muscle flap を移植し，その上に遊離植皮する方法もとられる．短趾屈筋を用いた場合は，歩行疲労感，階段上昇困難などが起こることがある（Furukawa 1993）．また，足底に毛囊を有する皮膚を有茎移植した場合は，毛囊炎を起こしたり，そのあとが hyperkeratosis になったりして，歩行痛や潰瘍再発になることもある．術後の管理が大切である．

❻足趾の欠損 toe defect

　足趾の欠損はこれまでほとんど放置されていたが，美容的観点からその再建は極めて大切である．

　手術法としては，足底部の趾基部と中手骨-骨頭との間にある非体重負荷部の皮膚を有茎移植する．母趾形成の場合は，横方向に幅広く皮弁を採取する．この皮弁の幅で母趾長が決まるからである．母趾再建の場合は一次手術も可能であるが，慣れない人では delay を行ったほうが安全である．場合によっては，母趾先端だけは遊離移植をせざるを得ない．他の足趾の場合もほぼ同様の手術法を用いることができる（**図 32-6-34 ～図 32-6-36**）．

表32-7-1　四肢切断端の瘢痕の部位的良否

A. 瘢痕を禁忌とする部位
 1. 大腿切断：a. 坐骨結節部　b. 鼠径部
 2. 下腿切断：a. 脛骨前面　b. 膝蓋腱部
     c. 脛骨果部　　d. 膝窩部
 3. 上肢切断：a. 中央部以下末梢の上腕骨外側面
     b. 中枢1/3以上の内側面
 4. 前腕切断：a. 中枢の尺骨面
     b. 中央以下の橈骨面
B. 瘢痕を避けたい部位
 1. 大腿切断：a. 切断肢前面（極短断端を除く）
     b. 切断端
     c. 外側面（特に短断端）
 2. 下腿切断：a. 切断端　b. 脛骨内側面
 3. 上腕切断：a. 肩峰部　b. 腋窩部
     c. 上腕後面

 4. 前腕切断：外側面
C. 良好な瘢痕ならば問題の少ない部位
 1. 大腿切断：内面
 2. 下腿切断：外側面
 3. 上腕切断：a. 中枢までは三角筋部
     b. 中央以下末梢では前面（上腕二等筋部）
 4. 前腕切断：内側面
D. 手術瘢痕の望ましい部位
 1. 大腿切断：切断肢末梢後面
 2. 下腿切断：切断肢末梢後面
 3. 上腕切断：切断端
 4. 前腕切断：切断端

32·7 断端形成術
amputation stump plasty

断端形成術というのは，交通事故，労働災害事故などの外傷，循環障害や悪性腫瘍などで四肢を切断せざるを得ない場合，どんな断端を形成するか，また，一度切断されたものをより適切な断端にすることで，本来は整形外科およびリハビリテーション科で問題になるものであるが，形成外科では外表の修復という点で，これら諸科のコンサルタントとしての立場にたつものである．したがって形成外科としても，断端に関する基本的な知識は必要である．

A. 四肢切断の適応

 ①末梢血管性難治潰瘍
 ②重篤な外傷
 ③重篤な感染症
 ④悪性腫瘍
 ⑤神経麻痺
 ⑥重篤な先天性形態異常：美容的切断
 ⑦後天性重度変形拘縮

B. 切断レベル

整形外科成書を参照されたい．

C. 切断肢の備えるべき条件

切断肢は，義肢を装着しない限り，その機能を発揮させ

ることはできない．したがって義肢を装着するには，次のような条件が満たされなければならない．
 ①義肢の制御に必要な十分な長さ，十分な関節可動域，十分な筋力を有する．
 ②健康な皮膚と正常な皮下脂肪により被覆されている．
 ③皮下に有痛性の断端神経腫，有痛性の不良瘢痕，腫瘤，骨の異常突出などがない．
 ④皮膚が骨断端と癒着していない．
 ⑤義肢の操作上，その圧迫の加わるところに瘢痕が存在しない．

これらのうち，断端を被覆する皮膚の状態は極めて大切で，望ましくない部位の瘢痕，皮膚のたるみ，過緊張などは皮膚の異常角化，皮膚炎，湿疹，難治性潰瘍などの皮膚障害 skin problem を誘発し，義肢の装着を不可能にする．

skin problem を起こしている症例は，この障害皮膚とともに骨切除を行うが，切断高位の点から，挺子としての断肢の有効長を失い，義肢装着およびその後の機能にとって不利な場合は，骨を切除するよりも，myocutaneous flap などで，断端を被覆，断肢の有効長を失わないようにしたほうがよい．

柴田（2003）は全面接触ソケット total contact socket の使用と，義肢，義足の fitting 技術の向上により，切断レベルの重要性は高くないが，それでも膝下切断では，90%以上の患者が義足を使いこなすのに，膝上切断では25%以下になり，切断レベルの重要性はあるという．

また，切断によって，末梢血流の低下を来たし，断端部の創傷遅延や壊死拡大を起こす恐れもある（辻 2014）．切断レベルの決定は極めて大切である．

辻（2014）は，切断部位と歩行維持率を調べ，足趾切断では98%の歩行維持率があるが，中足骨レベルで86%，ショ

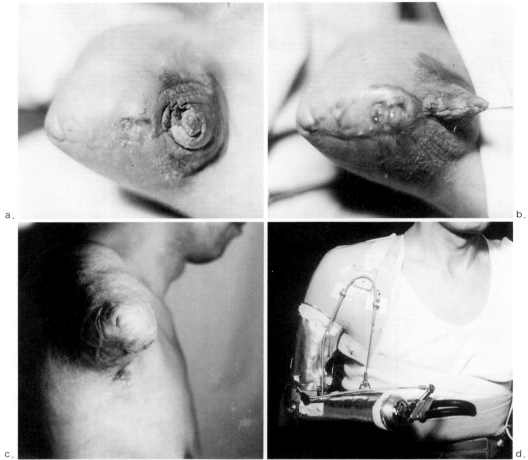

a, b：上腕短断端．bは余剰皮膚を引っ張ったところ．c：余剰皮膚を利用して潰瘍部の修復．d：術後義肢の装着

図 32-7-1　不良断端の例

パールで50％，下腿で33％，大腿で0％に落ちるという．しかも，高齢者になると，さらに低下し，切断後の歩行機能の低下は死亡率を増加させるという．

　これら断端形成の時期は，できるだけ早期にすべきで，いたずらに経過を観察することは，不良断端であれば，義肢装着によって前述のskin problemを惹起し，リハビリテーション・プログラムの無益な延長，ひいては社会復帰を遅らせることにもなる（**表32-7-1，図32-7-1**）．

32・8　爪の変形・欠損
nail deformity, defect

　爪は皮膚の分化したもので，爪母細胞がいったん障害されると永久に再生されない．損傷の程度によって，様々な爪の変形から欠損までがみられる．

A. 手の爪の変形・欠損

❶手の陥入爪 ingrown nail of finger
　陥入爪は，指爪にみられることは少ない．**図32-8-1**はチケットパンチャー（鉄道の駅改札係）で瘭疽（ひょうそ）に罹患し，抜爪術を受けたあと，爪が再生する前に仕事に従事していたためか，爪甲の変形をきたしたもので，爪甲側縁を爪母とともにenblocに切除した．現在，再発はみられない（本章-8-B-①「足趾の陥入爪」の項参照）．

❷手の爪剥離 onycholysis
　甲状腺疾患，爪床の慢性炎症，白癬菌感染などにより，爪母細胞が残って爪床の細胞が障害されると爪甲が床よりはなれて爪が浮き上がった状態である．
　時に剥脱されることがある．原疾患の治療を行う．
　剥脱されたら遊離植皮のうえ，人工爪を貼付し，あるいは植爪術を行う．

32・8 爪の変形・欠損　101

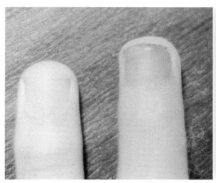
a：術前，中指爪の陥入状態および爪郭炎．

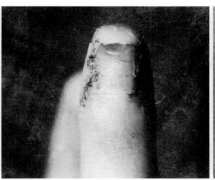
b：術後3週

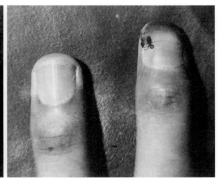
c：術後3ヵ月．両爪甲側縁を爪母とともに切除．

図 32-8-1　中指陥入爪

（鬼塚卓弥：形成外科 10：96, 1967b より引用）

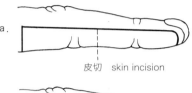
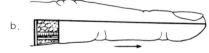
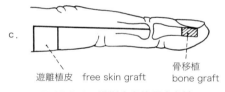

図 32-8-2　掌側皮膚伸展皮弁法
（児島忠雄ほか：形成外科 31：142, 1988 より引用）

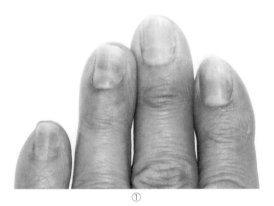
①

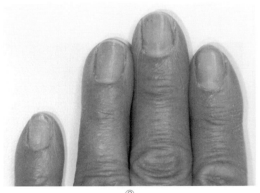
②

図 32-8-3　爪甲剥離症
①②：治療後

（野田弘二郎氏提供）

❸ **手の鉤爪** parrot beak nail, hook nail, claw nail
　指先外傷後，爪甲尖端が掌側に巻き込む変形である．
a．骨短縮の少ない場合
　①指先端に複合移植などで（Bubak 1992），皮膚の補塡を行う．
　②掌側皮膚伸展皮弁法（Machat ら 1980, 児島ら 1988）（**図 32-8-2**）
　③腹部皮弁移植と骨移植（**図 32-8-4**）
　④thenar flap 法（Beasley 1969, Dufourmentel 1963, 井上ら 1980）
　⑤指先皮膚形成術（Kutler 1949, Atasoy 1970）
　⑥逆行性指動脈島状皮弁（Weeks 1973, 児島ら 1986, 梶ら 1991）
b．骨短縮の多い場合
　骨移植と軟部組織補塡を同時に行う．

❹ **手の爪欠損** nail defect, anonychia
　先天性無爪症，先天性示指爪甲形成異常症などの先天性爪疾患，あるいは外傷性爪母障害で起こる．
　治療は爪移植であるが，他の爪を犠牲にするという点でまだ問題が残されている．したがって，自家爪移植を行う前に次の順序で検討を行う．

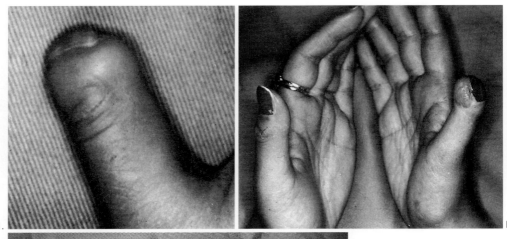

a：術　前
b，c：術後1年
図 32-8-4　腹部皮弁と骨移植術による鉤爪の修復

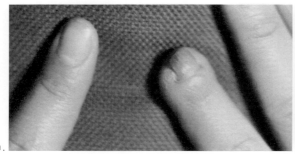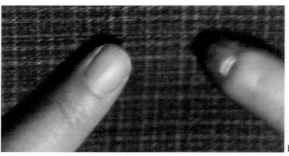

a：術前．b：指腹側方を紡錘形に切除．指先を細くする．
図 32-8-5　指尖形成術

1) 指尖形成術
①指腹側方切除術（図 32-8-5）
②指尖延長術（図 32-8-6，図 32-8-7）

爪の変形，短縮，指骨の短縮があれば，それぞれの治療を行う（後述参照）．最近，Nagasao ら（2014）の報告がある．

2) 人工爪貼付法
①人工爪装着（図 32-8-8）
②人工指尖帽装着（図 32-8-9，図 32-8-10）

3) 有茎植爪術 pedicled nail graft（図 32-8-11，図 32-8-12）

4) 遊離吻合植爪術 free vascularized nail flap

マイクロサージェリーで，血管柄付き爪（爪皮弁 nail skin flap）移植法をする方法である（光嶋ら 2010, 成島ら 2012）．

母趾から，
①趾爪皮弁 onychocutaneous flap，
②趾骨爪皮弁 osteo-onychocutaneous flap，

32・8 爪の変形・欠損

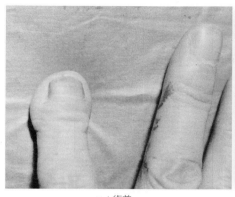

a：術前

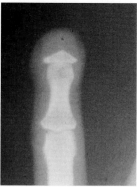

b：術前X線像

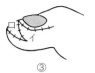

骨基部の変形は削骨して幅を狭くする．
皮弁の幅だけ指の延長ができる．

c：手術法（鬼塚法）

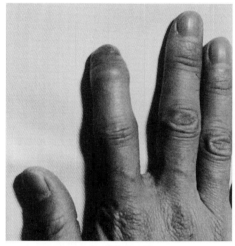

d：術後2ヵ月

図 32-8-6　指尖切断後の変形の修復法
（Onizuka T et al：J Trauma 14：419，1974；鬼塚卓弥ほか：形成外科 23：1103，1972より引用）

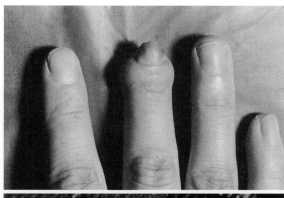

a.

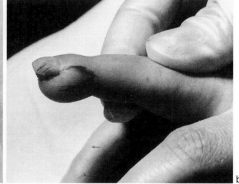

b.

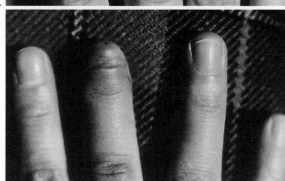

c.

a：術　前
b：手術のデザイン
c：術後2ヵ月
　　指尖部を細く，同時に5mmの延長をはかった．

図 32-8-7　中指指尖部欠損
（Onizuka T et al：J Trauma 14：419，1974より引用）

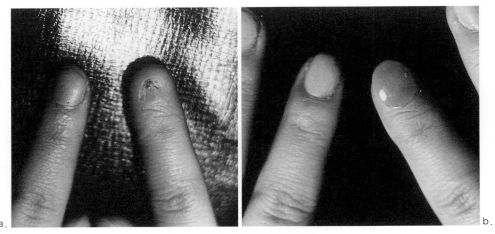

図 32-8-8 右示指人工爪貼付
（鬼塚卓弥ほか：形成外科 7：256, 1964 より引用）

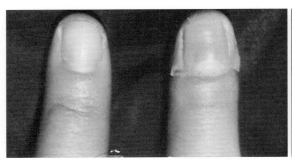

a：帽子型の短いプロテーゼ（人工指尖帽）

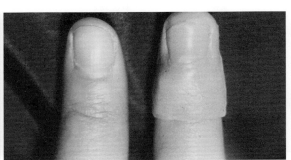

b：帽子型の長いプロテーゼ（人工指尖帽）

図 32-8-9 指尖形成術
（鬼塚卓弥ほか：形成外科 7：256, 1964 より引用）

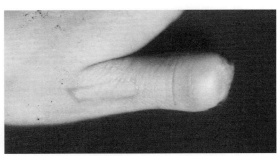

a：術前

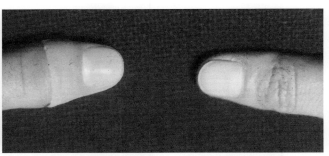

b：指尖を細くする手術を行ったのち，人工指尖帽を装着

図 32-8-10 人工指尖帽

32・8 爪の変形・欠損　105

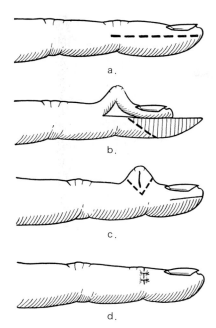

a：皮　切
b：爪をずらしたのち，斜線部を切除
c：指長を短縮
d：茎部のふくらみを切除後

図 32-8-11　巨指症における同指爪移植術
（鬼塚卓弥ほか：形成外科 7：256, 1964 より引用）

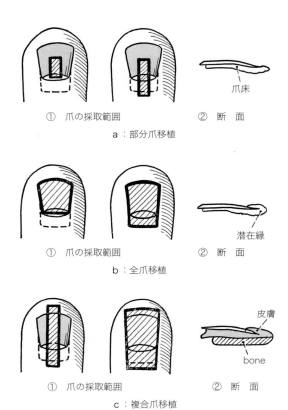

図 32-8-13　遊離爪移植
（鬼塚卓弥ほか：形成外科 7：256, 1964 より引用）

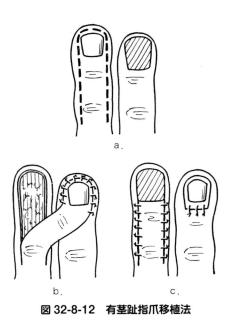

図 32-8-12　有茎趾指爪移植法

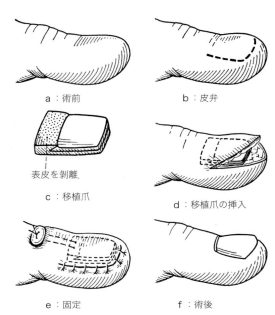

図 32-8-14　著者の植皮術
（鬼塚卓弥ほか：形成外科 7：256, 1964 より引用）

第32章 四肢部

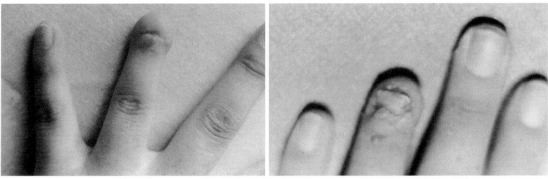

a：術前．爪欠損．　　　　　　　b：第2趾爪移植術後1ヵ月

図 32-8-15　遊離植爪術

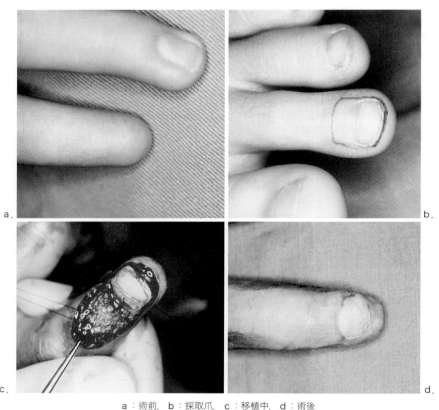

a：術前，b：採取爪，c：移植中，d：術後

図 32-8-16　遊離植爪術

③または，第2趾から trimmed second toe nail flap として移植する方法．

④あるいは wrap around nail flap として移植する．

5) 遊離植爪術 free nail graft (図 32-8-13 ～図 32-8-18)

爪甲に爪母を含む組織を付けて遊離移植する方法で，生着率に問題がある．

❺ 環状爪

これは，指趾末節部の低形成に関連した発生不明の先天性疾患で，Egawa (1077) の発表以来 10 例の報告があるという (林ら 1999)．また，林は小指，第4趾に多く，男性に多いという．民族的には，日本人，黒人，白人の順という．

❻ その他の爪の変形

1) 匙状爪 coilonychi

手指を使用する職人にみられることが多い (松浦ら 2007) (図 32-8-19)．

32・8 爪の変形・欠損　107

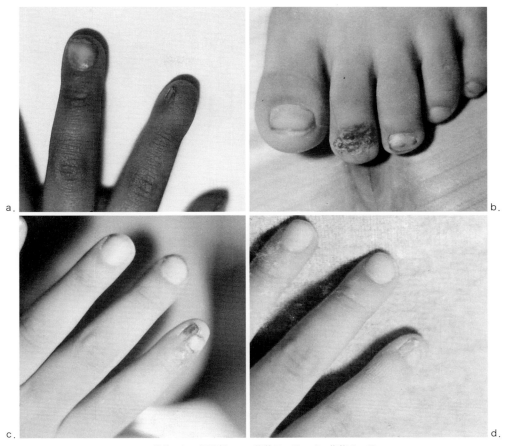

a：術前，b：採取部，c：術後7ヵ月，d：術後9ヵ月
図 32-8-17　遊離植爪術
この例のように爪を継ぎ足すより，遺残爪を除去，全爪植皮のほうがよかったと思われる．

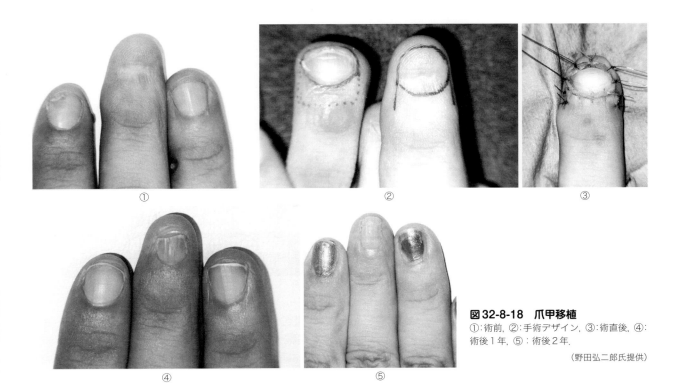

図 32-8-18　爪甲移植
①：術前，②：手術デザイン，③：術直後，④：術後1年，⑤：術後2年．

（野田弘二郎氏提供）

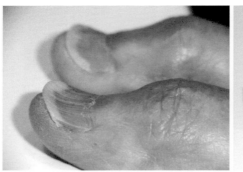
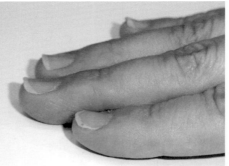

図32-8-19　匙状爪

（野田弘二郎氏提供）

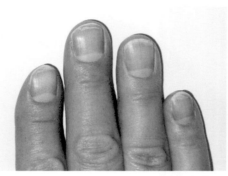
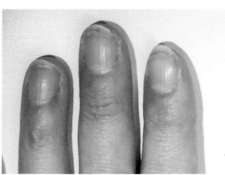

図32-8-20　爪甲層状分裂症

（野田弘二郎氏提供）

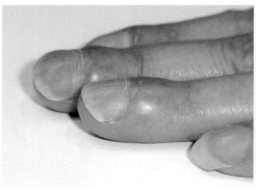
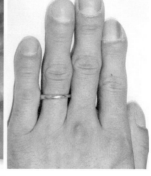

図32-8-21　ばち状爪

（野田弘二郎氏提供）

2）爪甲層状分裂症 onychoschisis
図32-8-20．
3）ばち状指 clubbed finger
家族性あるいは肺癌などにみられる（図32-8-21）．
4）爪甲剥離症 onycholysis
爪床の慢性炎症，白癬菌などにより爪甲が爪床より離れた状態で，原疾患治療である（野田2014）．
5）先天性異所性爪（根本ら2010）

B. 足趾の爪の変形・欠損
nail deformities & defects

❶ 足趾の陥入爪　ingrown nail, onychocryptosis
a.　名称
ingrown nail は爪刺（岡村1939）と邦訳されていたが，爪棘は陥入爪の原因のひとつにはなっても，爪側縁の陥入

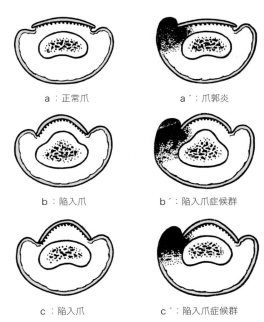

図 32-8-22　陥入爪と正常爪
右列は爪郭肥厚，爪郭炎を起こしたもの．
（鬼塚卓弥：形成外科 10：96, 1967 より引用）

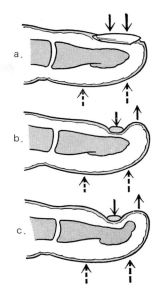

a：爪甲と指腹の受ける圧が均衡している．
b：抜爪後はこの均衡がやぶれ，指腹の受ける力が強く，指尖の軟部組織が持ち上げられる．
c：長期間のなかには指骨の先端に骨棘を生じ，爪の生長が障害され，陥入爪になる．

図 32-8-23　体重負荷と爪甲との関係
（鬼塚卓弥：形成外科 10：96, 1967 より引用）

はない．鬼塚(1967b)は，ingrown nail を爪甲が彎曲して爪溝にめりこんだものを始めて＜陥入爪＞と命名し，そのために爪郭肥厚，爪郭炎，骨変形などを起こしたものを＜陥入爪症候群＞とした (図 32-8-22, 図 32-8-23)．

b．頻度

陥入爪の頻度は，Clarke (1947) によれば，navy では 1,000 人中 29 人，marine では 1,000 人中 113 人であったといい，Lloyd-Davis & Brill (1963) によると，男女比は 71：29 (％) であり，20 歳代 51％，30 歳代 27％ と圧倒的に 20 歳代に多いという．Ogawa ら (2006) は第一趾の突出した Egyptian type は他のタイプに比べて陥入爪になる確立が少ないという．

c．分類

Heifetz (1937) は，陥入爪症候群を急性炎症期（第 1 stage），排膿期（第 2 stage），肉芽形成期（第 3 stage）と症状により時期を分けているが，いずれにしろ炎症を抑え，手術の適応となるわけで，細分類はあまり意味がない．

小坂ら (2011) のように計数化する方法もある (図 32-8-24)．

d．原因

先天性爪甲爪郭異常のほかに，不適当な靴や靴下，不良な爪切り，手術的抜爪などが考えられており，著者はいろいろな原因が関連して起こるものと考えている．また，ひょう疽の治療としての抜爪術後に起こることが大変多い

Bartlett (1937) は，本症と靴の生活との関係を強調して

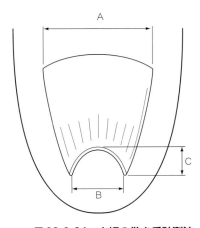

図 32-8-24　小坂の巻き爪計測法

爪幅指数：B/A×100 (％表示) →高値ほど幅広，低値ほど先細り
爪幅指数：C/B×100 (％表示) →低値ほど平坦，高値ほど爪の突出が強い

（福本恵三ほか；形成外科, 54：1249, 2011）

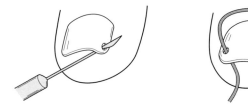

図 32-8-25　陥入爪のワイヤー治療法

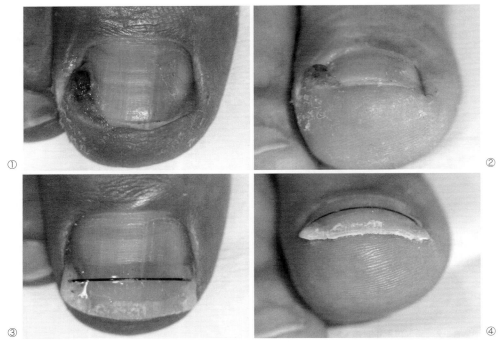

図32-8-26　陥入爪
①②：陥入爪，③④：ワイヤーによる治療中

（野田弘二郎氏提供）

いる．現在では先の尖った靴（ポインテット・トー）をはく人が多いためであろう．

e．治療

1) 保存療法

①足趾の衛生 foot care として，足趾や爪を清潔に保ち，爪郭炎を防ぐ．

②小さ過ぎる靴や先の細い靴ポインテット・トー，パンプスなどは爪郭が圧迫されるので，よくない．

③また爪切りも，深爪し，乱暴な爪切りをすると，爪棘を残しやすく，爪溝を刺激，爪郭肥厚や爪郭炎を起こしやすい．

④爪郭炎を起こした場合は，抗菌薬を投与，安静を命じ，黒川（2015）大慈弥らガイドライン（2015）は，簡便な方法としてフェノールでの腐食法を有効としている．

⑤爪甲縁が爪溝にめり込んでいれば，綿球挿入法，ビニールチューブを半切したもの（Gutter法），レントゲンフイルムを2つ折りしたものなどを挿入する（東 2002）．その他，コットンパッキング，テーピング，ワイヤー法などの報告もある（町田ら1999，大慈弥2004）．

⑥アクリル板固定法，

⑦形状記憶合金爪クリップ法（安木2011），などの方法も報告されている．

⑧町田ら（1999）がはじめて報告，青木（2007）は，超弾性ワイヤー式爪矯正法というユニークな方法を報告している．つまり爪甲の尖端両側にワイヤーを通し，そのバネの力で爪甲の彎曲を矯正しようという方法である．ワイヤー法で90％以上の成功率があり再発率も少ないとの報告もある（大慈弥らガイドライン2015）．

しかし，ワイヤー法は使用期間が長く，交換があり，再発が多い欠点がある（水野ら2011）**（図32-8-25，図32-8-26）**．

⑨マルチワイヤー（多摩メディカル，日本）がある．

⑩3TO-VHO法は，爪に通したワイヤーをさらに別のワイヤーで締めて爪側縁を広げる方法でドイツ製品である．

⑪さらに，簗（2015）は，クリップ型爪矯正器具，形状記憶合金製のネイルエイドを紹介している

2) 外科療法

保存的療法で治癒しない場合は，手術的に爪甲側縁，爪母，爪下床，爪郭を en bloc に切除する DuVries法，あるいはその変法（鬼塚法1967）**（図32-8-27～図32-8-31）**が効果的である．

しかし，欠点は爪幅が狭くなることである．

①その他，病変部に限局して手術する児島法（1994），

②炭酸ガスレーザー法（太宰ら1999，谷口2001，小沢ら2003），

③フェノールで爪母，爪下床，爪郭を腐食させる方法の報告がある（木股ら1992，山田ら2007，藤澤ら2011）．

32・8 爪の変形・欠損　111

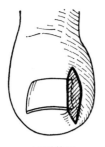
a：切除範囲

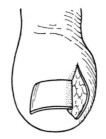
b：爪前方の皮膚切除

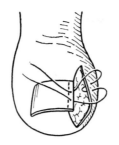
c：マットレス縫合

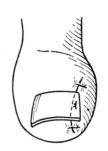
d：術後

図 32-8-27　鬼塚法
爪前方の皮膚切除と基節骨側方の骨膜切除も大切である．
（鬼塚卓弥：形成外科 10：96，1967b より引用）

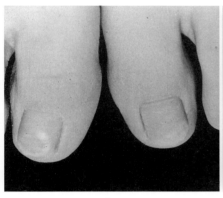
a．

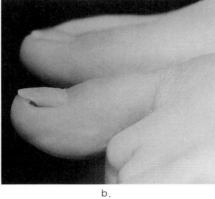
b．

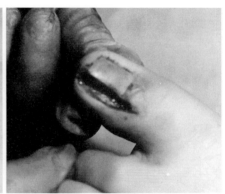
c．

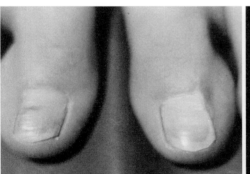
d．

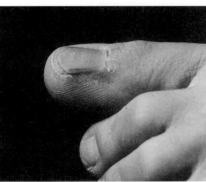
e．

a，b：術　前．爪甲側縁の陥入状態．
c：爪甲，爪郭，爪母を一塊に切除したところ
d，e：術後2年目

図 32-8-28　母趾陥入爪
（鬼塚卓弥：形成外科 10：96，1967b より引用）

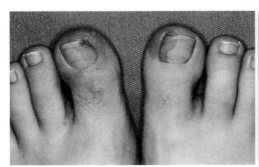
a：術前
イソジン消毒がしてある．

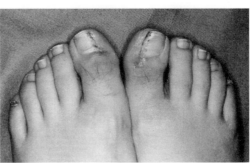
b：鬼塚法後1ヵ月

図 32-8-29　母趾陥入爪治療例

112　第32章　四肢部

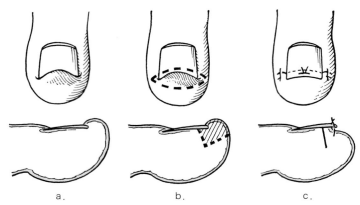

図 32-8-30　爪前縁部切除法
(鬼塚卓弥：形成外科 10：96, 1967 より引用)

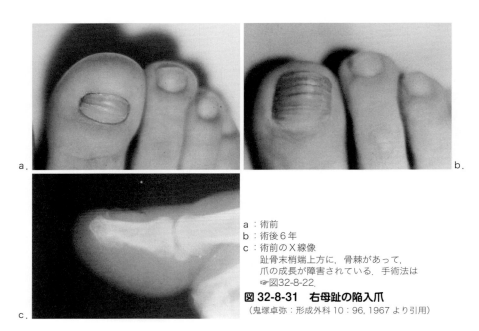

a：術前
b：術後6年
c：術前のX線像
　趾骨末梢端上方に，骨棘があって，
　爪の成長が障害されている．手術法は
　☞図32-8-22.

図 32-8-31　右母趾の陥入爪
(鬼塚卓弥：形成外科 10：96, 1967 より引用)

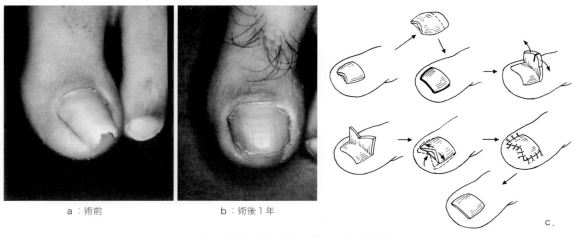

a：術前　　　　　b：術後1年

図 32-8-32　巻き爪の手術法（宇田川法）

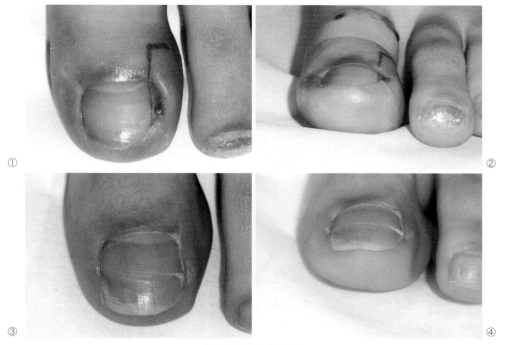

図 32-8-33 陥入爪
①②：陥入爪，③④：児島法による治療後

(野田弘二郎氏提供)

　④爪母を切除したあと，創を開放したまま，自然閉鎖を待つ方法（米田 2007）などが報告されている．

3）再発率

　術後再発については，小泉ら（1998）は楔状切除法が 5％，児島法が 3％，phenol 法が 2.5％と報告，術後疼痛についても，楔状切除法が 77％，phenol 法が 66％（最近では 0～10％，管野ら 2014）という．鬼塚法での再発は 1％である．岸邊ら（2011）は，陥入爪の外科的治療の長期成績から，術後再発率が 0.42～14.2％で，フェノール法の長期成績については，藤澤ら（2011）が報告しているが，再発率が約 1 割である．最近では，菅野ら（2016）は鬼塚法の考察とともに，児島法では 15％の疼痛，24％の形態違和感の経験があると報告している．

❷巻き爪 endonychia constrictiva, incurvated nail, pincer nail

1）巻き爪とは

①これは，陥入爪 ingrown nail より重度に爪甲が内方彎曲を呈し，爪床を挟み込んだ変形で，抜爪のあと，感染（ことに白癬菌 trichophyton）などによって，起こりやすい．
②文献的には陥入爪 ingrown nail の一部に含めている人もいる．彎曲爪という人もいる．
③福本ら（2011）は，足趾に荷重がかからないときに生じやすいと推論している．Fosnaugh（1977）は陥入爪の原因と同じである．

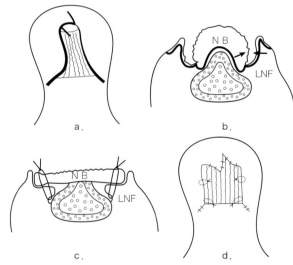

a：抜爪後の切開線．
b：側爪郭（LNF）の denude と爪床（NB）弁の挙上を行う．
c：削骨および爪郭弁の爪床下への引き込み．
d：縫合後．Z 形成術での爪床の延長には限界がある．

図 32-8-34 巻き爪の手術法
(林 雅裕ほか：日形会誌 24：345, 2004 より引用)

④評価は，爪尖端の幅と彎曲に沿った長さの比を，彎曲指数として，症状のステージ分類を行う．他に，Heifetz（1937），小坂ら（1999, 2011）の報告がある．
⑤著者は，陥入爪の中で，爪甲側縁が垂直から内方へ曲

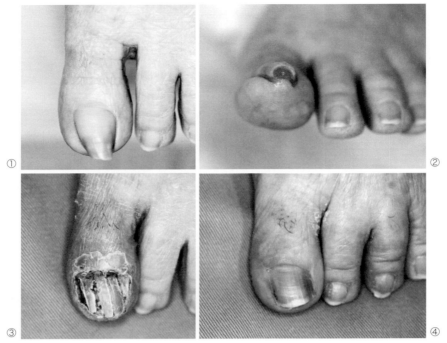

図 32-8-35 巻き爪の林法
①②：76 歳女性，巻き爪．③：爪甲に割を入れ，平坦化し，人工爪で固定．術後 2 週間で人工爪を外したところ．④：術後 2 年

（林　雅裕：PEPARS 86：47-55, 2014 より引用）
（林雅裕氏提供）

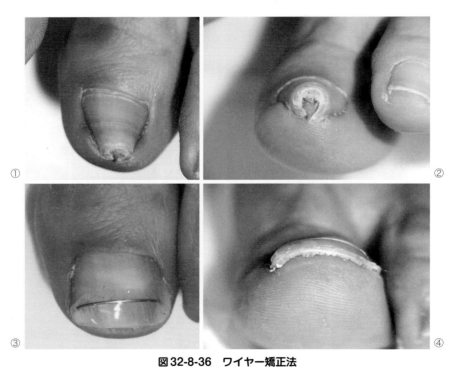

図 32-8-36 ワイヤー矯正法
①②：巻き爪，マチワイヤー法で治療．③④：治療後

（野田弘二郎氏提供）

32・8 爪の変形・欠損　115

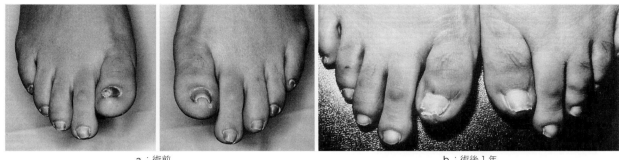

a：術前　　　　　　　　　　　　　　　　　　　　b：術後1年
図32-8-37　巻き爪の手術法（宇田川法）

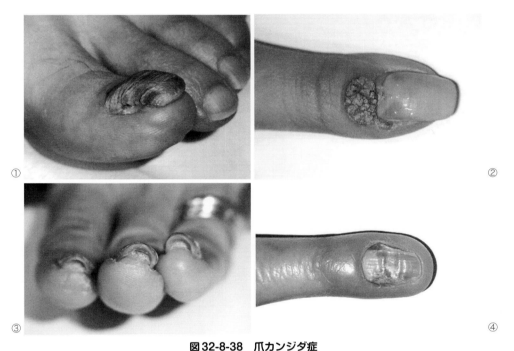

図32-8-38　爪カンジダ症
①爪甲鉤彎症，②尋常性疣贅，③接触性皮膚炎，④爪カンジダ症

（野田弘二郎氏提供）

がったものと定義している．

2) 治療法
治療は，
① 児島ら(1978)によると，指尖部切開fish mouth incisionで入り，爪甲を持ち上げ，裏面より割を入れて爪甲の彎曲を矯正する方法，粘膜移植法(Hatokoら2003)を報告しているが，
② 著者は，宇田川法(1985)を頻用している（図32-8-32～図32-8-37）．大変優れた方法である．
③ 最近，爪床前方にZ形成術によって爪床を広げる方法，
④ 爪床を広げた後の欠損部に人工真皮を充填する吉田ら(2004)の方法が報告されている（図32-8-34）．
⑤ 末節骨の突出があれば平坦にしておく．小坂(2014)の報告例も類似法である．
⑥ 林(2014)は爪甲に割を入れて平坦化し，歯科用コンポジットレンジ接着剤で人工爪を貼付して矯正する方法を報告している．
⑦ wrap around flapは最後の手段である（楠原2014）．
⑧ 佐野ら(2016)は，ワイヤーでも巻き爪は修正できると報告しているが，著者としてはワイヤー法は陥入爪までの治療法かと考えている．

❸鉤爪，オウム嘴爪 parrot beak nail, hook nail, claw nail
これはオウムという鳥の嘴のように両側および末梢側に爪甲が鋭く彎曲した変形で，文献としては，Zadik(1950)，飯田ら(2001)，Iidaら(2003)の報告がある．

116　第32章　四肢部

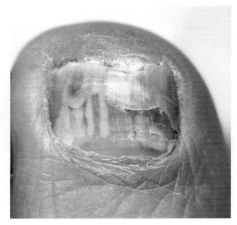

図32-8-39　爪白癬
（野田弘二郎氏提供）

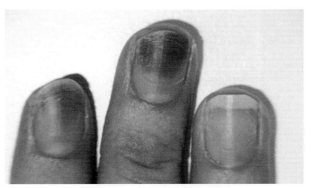

図32-8-40　グリーンネイル
（野田弘二郎氏提供）

治療は指と同様に趾骨延長術を行うが，手術の対象になる例は少ない (図32-8-2, 図32-8-4).

❹爪欠損, 無爪甲症 anonychia

足趾の先天性欠損は，指爪欠損に比べて少なく，報告例も少ない．小薗ら (2015) によれば，常染色体優性，劣性遺伝があり母指爪欠損があれば優性と考察している．また，非遺伝性で単純性無爪症は極めて少なく，妊娠初期の薬物摂取，感染などによるという．

❺その他の爪疾患

内科疾患の一症状として，爪に，いろいろな変形がみられることがある (安木2011).

①ひょう疽 felon, whitlow：爪周囲から菌が入って，小嚢が腫脹し，その中の神経を刺激し，激痛が起こる．治療は抗菌薬投与する．減圧のため側切開する．
②ウイルス感染症：尋常性疣贅．治療は抗ウイルス薬投与である．
③爪カンジダ症
④接触性皮膚炎

表32-9-1　臨床病理学的病型

1. 悪性黒子型黒色腫	: Lentigo maligna melanoma (LMM)
2. 表在拡大型黒色腫	: Superficial spreading melanoma (SSM)
3. 結節型黒色腫	: Nodular melanoma (NM)
4. 末端部黒子型黒色腫	: Acral lentiginous melanoma (ALM), (PPSM)*
5. （皮膚）粘膜境界部黒色腫	: Mucosal melanoma
6. その他：Amelanotic melanoma, 巨大色素性母斑, 青色母斑	

＊: Palmoplantar-subungual melanoma

⑤爪白癬：4人に1人の頻度で足白癬に罹患，その半分は，爪白癬で菌が爪甲下に入り発症する (小川2010) (図32-8-39)．治療は，外用法として，真菌薬外用，内服法．鑑別疾患として，爪カンジダ症
⑥膿痂疹：皮膚表層の黄色ブドウ球菌の感染．治療は抗菌薬投与である．蓄膿があれば，針穿刺で排膿する (図32-8-40).
⑦丹毒

32・9　腫瘍性疾患

四肢にも，悪性，良性のいろいろな腫瘍がみられ，組織学的にも，皮膚，筋肉，骨，その他いろいろなものが生じるが，形成外科で問題になるのは主として皮膚腫瘍である (第20章「形成外科に関連のある皮膚疾患」の項参照).

A. 悪性腫瘍

❶皮膚癌 skin cancer

皮膚癌は，組織学的に，基底細胞癌 (basal cell carcinoma, basocellulare) と有棘細胞癌 (squamous cell carcinoma, spinocellulare), 悪性黒色腫に区別される．前者は顔面に多く，後者は四肢に多い．有棘細胞癌，基底細胞癌，悪性黒色腫，ケラトアカントーマなど，すべて手背に多く，いずれも，手のなかでも半数以上である (Maciburko, 2012).

全国骨腫瘍登録 (2006〜2011年) の資料によれば，部位別に手根骨35例，中手骨247例，指骨992例で，全体の6.5%を占めている．手の原発性骨悪性腫瘍としては，軟骨肉腫57%，骨肉腫22%，脱分化型軟骨肉腫6%，ユーイング肉腫，悪性線維性組織球腫，骨膜性軟骨肉腫，骨平滑筋肉腫，悪性リンパ腫が3%であった (松本ら2014).

治療は，できるだけ早期に切除し，リンパ節郭清術，放射線照射を行う．基底細胞癌は，周囲健常皮膚まで含めて

表32-9-2 悪性黒色腫の病型特徴

	発生部位	平均年齢	境界部	色	表皮内増殖部での組織所見（周囲色素斑部）
悪性黒子型黒色腫（LMM）	露出部位（顔, 項, 頸など）	70	扁平	褐色〜黒褐色. ときに脱色素斑を混じる	基底層のみに大型の多形成のあるメラノサイトがみられる 表皮の萎縮, solar elastosis がみられる
表在拡大型黒色腫（SSM）	全身どこにでも生じる	56	明らかな隆起あり	褐色〜黒褐色. ときに黒色, 青黒色, ピンクなどもみられる	表皮細胞全体にびまん性に比較的大型で細胞質の明るいメラノサイトが増殖してみられ, ところどころにnestを形成する
結節型黒色腫（NM）	全身どこにでも生じる	49	皮膚面より球状, 半球状に隆起	暗褐色〜黒色	メラノサイトの表皮内増殖は真皮内増殖の範囲内で, 表皮-真皮境界部より真皮内へ増殖
末端黒子型黒色腫（ALM）	手掌, 足底, 爪甲下	61	扁平	褐色〜黒褐色までの種々の程度の色を呈する	大型の異型のメラノサイトが基底層にみられ, それらはメラニン顆粒を多く含んだ樹枝状突起を長く出している

（杉原平樹ほか：形成外科 31：500, 1988 より引用）

表32-9-3 悪性黒色腫の前駆症および誘因

1. 巨大色素性母斑
2. 黒色癌前駆症
   a) lentigo maligna
   b) pagetoid premalignant melanoma
3. 色素性乾皮症
4. 外傷, その他

表32-9-4 悪性黒色腫の鑑別診断

1. 色素性母斑
2. 青色母斑
3. 黒子
4. 脂漏性角化腫
5. 老人性疣贅
6. 血管拡張性肉芽腫
7. 爪甲下血腫, 皮下出血
8. 色素性基底細胞癌
9. 皮膚線維腫
10. その他

切除するのみで, 治療目的を達することが多く, 切除後の皮膚欠損部は縫縮あるいは植皮を行う. 有棘細胞癌は転移傾向大で, 病変部を広範に切除, 転移リンパ節の郭清, また場合によっては, 肢切断の適応になることもある.

皮膚癌の特殊なものに, 熱傷や放射線皮膚炎から生じる瘢痕癌があるが, 治療は前述のものと同様である.

❷悪性黒色腫 melanoma

これは, 四肢, 特に手, 趾, 足底に多く, 傷つけることによって急速に増大潰瘍化するもので, 転移が早い（第20章, 腫瘍の項）.

a. 分類

Clark（1969）の臨床的分類が用いられる（表32-9-1）.
①結節型黒色腫 nodular malignant melanoma（NMM）
②悪性黒子型黒色腫 lentigo maligna melanoma（LMM）
③表在拡大型黒色腫 superficial spreading malignant melanoma（SSM）
④末端黒子型黒色腫 acral lentiginous melanoma（ALM）
（20章皮膚疾患, 腫瘍の項参照）

b. 悪性黒色腫の病型特徴

杉原ら（1988）は表32-9-2のようにまとめている.

c. 好発部位

石原（1985）によると, 悪性黒色腫の約1/4は足底で, 足

全体で32%, 足を除く下肢で16%, 上肢は12%, 体幹は13%と足に好発する. また, Morrison（1983）は, 足底の悪性黒色腫は末端黒子型黒色腫 acral lentiginous melanoma が多いという（図32-9-1, 図32-9-2）.

d. 検査

Morton ら（1992）, 酒井ら（2002）は, 腫瘍原発部位に色素を注入（リンフォシンチグラフィ）, 流入リンパ節と同定し, 生検を行い, 転移の有無で郭清術を決める方法を提唱, 色素法で82〜100%（平均92%）の同定率であり, アイソトープ法との併用で有効性がさらに高まるという. 最近では, 免疫組織学的染色法による検出などが検討されている.

e. 悪性黒色腫の前駆症

表32-9-3のようなものがある.

f. 鑑別診断

表32-9-4のようなものがある.

g. 治療

治療は, 根治的切除と鼠径部リンパ節郭清術, 通常5cm以上離して筋膜まで切除（英国では3cm以上離す, Timmons 1993）, 内側足底皮弁にてカバー（並木ら1987, 1988）, 場合によっては四肢高位切断の適応がある（図31-9-3）.

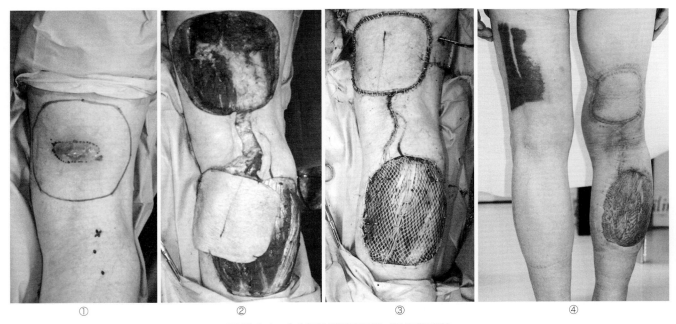

図 32-9-1　右大腿軟部悪性腫瘍，80歳代男性）
腫瘍切除後，腓腹筋膜，皮弁を反転，被覆．採皮部は網状植皮

（宇佐美泰徳氏提供）

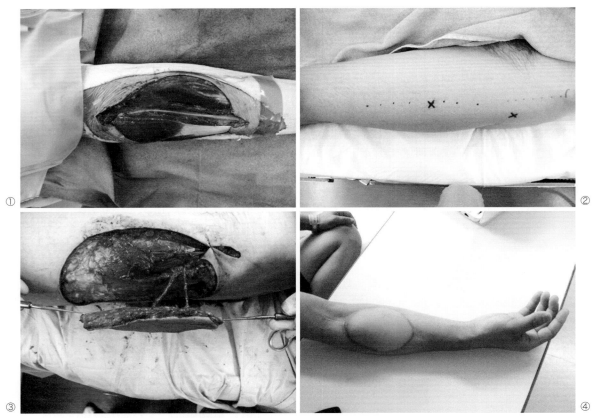

図 32-9-2（1）　前腕悪性線維性組織球腫切除後
①②：左大腿筋膜張筋穿通枝皮弁採取，③：穿通枝皮弁挙上，，④：術後6ヵ月

（齋藤昌美氏提供）

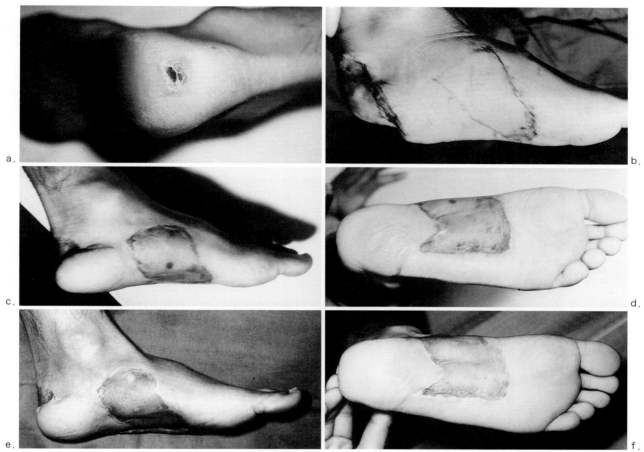

a：術前，b：周囲5cm四方の健常皮膚を含めて切除．いったん遊離植皮を行う
c：踵部のみは，pedal region（土踏まず）よりの局所皮弁で修復
d：術後6ヵ月，e, f：術後5年

図 32-9-3　踵部のメラノーム

❸その他の悪性腫瘍

前記の皮膚癌，悪性黒色腫以外にも，骨にみられる骨形成性肉腫 osteogenic sarcoma，軟骨肉腫 chondrosarcoma，線維肉腫 fibrosarcoma，横紋筋肉腫 rhabdomyosarcoma，平滑筋肉腫 leiomyosarcoma，滑膜肉腫 synovial sarcoma，脂肪肉腫 liposarcoma（桑江ら 2002）などがある．後者には，乳癌手術後にみられる postmastectomy lymphangiosarcoma (Stewart Treves' syndrome) という特殊なものもある．

治療の原則は同じであり，早期発見，早期切除である．良性腫瘍と思われるものでも，組織検査を行ってはじめて悪性とわかるものもあるから，注意すべきである．

B. 良性腫瘍

❶血管腫 angioma，血管奇形 vascular malformation

血管系奇形の分類については，いろいろ提案されているが，形成外科では，Mulliken ら (1982) の分類法 (**表 32-9-5**) が用

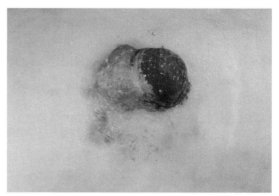

図 32-9-2 (2)　上腕悪性黒色腫
56歳男性．約3週間前に右上腕内側部を強打．その後，同部に急速に縦 3.5cm 横 3cm の出血を伴う隆起性の病変発生．病理検査で malignant melanoma の診断．広範切除後植皮術，腋窩リンパ節郭清術を行った．

（湊　祐廣氏提供）

いられている．その他，Jackson (1993) の分類法 (**表 32-9-6**) も簡単である（光嶋ら 2001）．従来の名称でいえば臨床的名

表32-9-5 血管異常 vascular malformation の分類

1. hemangiomas	苺状血管腫
2. vascular malformations	
1) venous malformation（VM）	海綿状血管腫
2) arterial malformation（AVM）	蔓状血管腫
3) capillary malformation（CM）	単純性血管腫
4) lymphatic malformation（LM）	リンパ管腫
5) fistulae	動静脈瘻

（Mulliken JB et al : Plast Reconstr Surg 69 : 412, 1982 より引用）

表32-9-6 血管流速からの血管異常の分類

1. hemangioma	血管腫
2. vascular malformation	血管奇形
low-flow lesion	静脈奇形
high-flow lesion	動静脈奇形
lymphatic malformation	リンパ管奇形
3. arteriovenous malformation（AVM）	動静脈奇形

（Jackson IT et al : Plast Reconstr Surg 91 : 1216, 1993 より一部改変して引用）

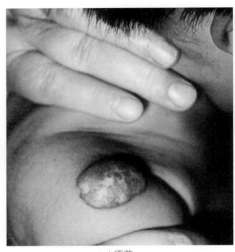
a：術前

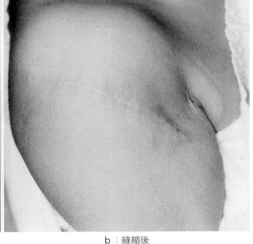
b：縫縮後

図32-9-4　三角筋部の苺状血管腫 strawberry mark

称で多いのは，portwine stain（naevus flammeus），strawberry mark（naevus vasculosus, immature angioma），cavernous angioma（mature angioma）の3型である．

a. 単純性血管腫 portwine stain（新名称：毛細血管奇形）

皮膚表面より隆起せず，比較的境界鮮明な血色の斑で，放射線療法，雪状炭酸法，電気凝固法などが用いられたが，これらの治療効果はほとんどない．最近ではレーザー療法が有効である．

b. 苺状血管腫 strawberry mark（新名称：血管腫）

皮膚表面より隆起し，一般に暗赤色，表面苺状を呈する血管腫であり，通常，生後間もなく生じ，次第に増大するが，5, 6歳頃までには細小血管組織が線維組織に置換されるために消失する．したがって，他の血管腫を合併しない限り，特殊な場合を除き，wait and see が原則であった．しかし，現在では，積極的早期治療が行われるようになった（図32-9-4）．

c. 海綿状血管腫 cavernous angioma（新名称：静脈奇形）

扁平あるいは瘤状に隆起し，柔軟な血管腫である．

治療は切除によるが，出血が著明なことが多く，手術に際しては，輸血はもちろんのこと，低血圧麻酔などのような特殊な考慮も必要である（図32-9-5）．Ming-Ting Chen（1988）は表32-9-7, 表32-9-8 のようにまとめている．

d. その他の血管腫

Klippel-Weber-Trenauney 症候群（portwine stain と骨や軟部組織の肥大），Rendu-Osler-Weber 症候群（hemorrhagic telangiectasis, 遺伝性あり），venous racemous hemangioma, cirsoid hemangioma, keratotic hemangioma, Osler 病（Maffucci 症候群ともいい，血管腫と dyschondroplasia を合併したもの）などがある．

❷リンパ管腫 lymphangioma

リンパ管腫は，単純性リンパ管腫 simple lymphangioma, 海綿状リンパ管腫 cavernous lymphangioma に大別される．Allen（1954），Watson ら（1940）のように細分類している人もいる．

単純性リンパ管腫は，表在性の小腫瘍で，赤色あるいは褐色の小水疱丘疹状をなし，徐々に増大する．治療は，外科的に切除する．

海綿状リンパ管腫は，顔面，口腔のほか，腋窩や四肢に多く，Watson ら（1940）は，52％が頭頸部，44％が四肢，4％が体幹にあるという．治療は，皮膚，皮下組織を全切除し，欠損部には植皮するが再発しやすい（図32-9-6, 図32-9-7）．

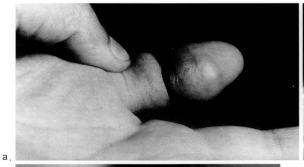
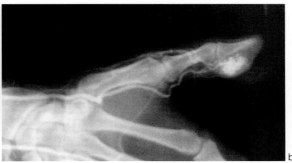
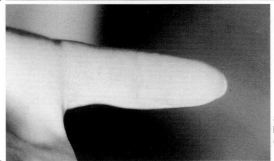

a：術前
b：術前のX線像
c：摘出後

図 32-9-5　母指掌側の血管腫

表 32-9-7　血管異常の分類

A. flow classification	C. anatomical classification
① high flow- (arterial)	① epidermal
② low flow- (venous)	② subcutaneous
B. morphological classification	③ intra-muscular
① cavernous	④ intra-osseous
② tortuous	⑤ intra-organic
③ capillary	⑥ multi-located
④ combination	

(Young AE: Clinical Assessment of Vascular Malformation, Vascular Birth Marks, Saunders, p244, 1988 ; Ming-Ting Chen：形成外科 42：677, 1999 より引用)

表 32-9-8　血管異常の鑑別診断

	high flow	low flow
thrill & bruit	strong & present	no
plain X-ray	increase shadow bone erosion	phlebolith visible
arteriogram	visible vascular pattern	vague or invisible or neg
venogram	no help	can be visualized
skin temp	high	normal or low
thermogram	high temp	low temp or normal

(Ming-Ting Chen：形成外科 42：677, 1999 より引用)

❸**腱鞘巨細胞腫** giant cell tumor of tendon sheath

これは Chassaingnac により 1852 年にはじめて報告されたものである．

腱鞘または滑膜より発生する腫瘍で，組織学的に多核巨細胞，泡沫細胞，ヘモジデリン沈着を伴う類円形核細胞からなる．限局性のものは結節性腱鞘滑膜炎 nodular tendosynovitis ともいわれる．大関節にびまん性にできるものは色素性絨毛結節性滑膜炎 pigmented vilonodular synovitis といわれる．組織学的に Jaffe の分類がわかりやすい (**表 32-9-9**)．

自覚症状はないのが普通．MRI 診断が有用である．T1 強調像で筋組織に比較して低信号，T2 強調像で不均一な高信号を呈す (沢辺 2008)．ガングリオン，粉瘤などと鑑別する．

122　第**32**章　四肢部

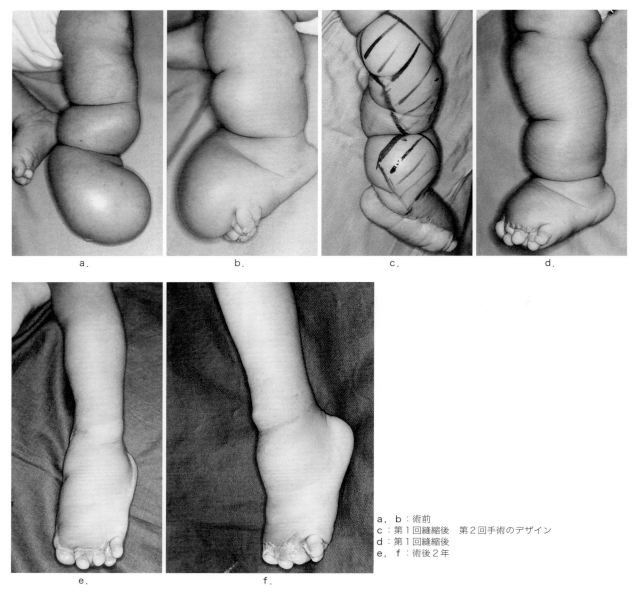

a, b：術前
c：第1回縫縮後　第2回手術のデザイン
d：第1回縫縮後
e, f：術後2年

図 32-9-6　左下肢リンパ管腫（連続縫縮）

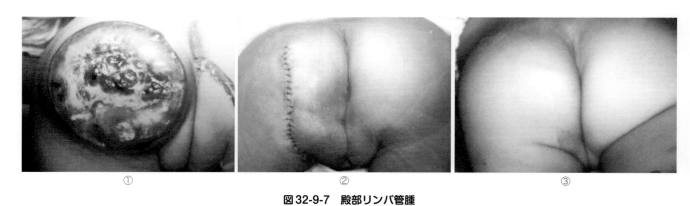

図 32-9-7　殿部リンパ管腫
①：リンパ管腫，皮膚壊死，②：縫縮後，③：術後

（四宮茂氏提供）

表32-9-9 Jaffeの巨細胞腫の分類

Grade 1：巨細胞が大きく，多くの核を含み，間質細胞は均一で，異型核分裂が認められず，良性とも考えられるもの
Grade 2：巨細胞はところにより多数もしくは少数みられ，間質細胞は不均一で，異常核分裂を認め，全体に渦状配列がみられるもの．1と2の境界型
Grade 3：巨細胞は小型で数少なく，核も少数しか含まず，異型性を認める．間質組織は多くの核分裂と異型性を認め，密集して渦状配列となる．肉腫様変化を認め，悪性と考えられるもの

(Jaffe HL et al : Arch Path 30 : 933, 1940 より引用；三川信之ほか：日形会誌 19：341, 1999 より引用)

表32-9-10 疼痛を伴う皮下良性腫瘍の特徴

	グロムス腫瘍	皮膚血管平滑筋腫	神経鞘腫	血管脂肪腫
性差	男＜女	男＜女	男＝女	男＞女
好発年齢	30～40歳	40～60歳	特になし	40～50歳
好発部位	爪甲下	下肢	四肢・頭頸部	四肢・体幹
その他	激痛が特徴 放散痛 疼痛を伴うものは単発性が多い	軽度の刺激により激痛を生じる 単発性が多い	神経の走行に沿って発生 神経症状 単発性が多い	多発性が多い 圧痛（＋）

(金子 稔ほか：形成外科34：391, 1991 より引用)

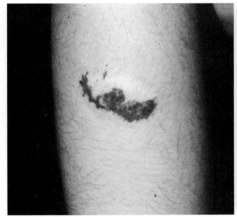 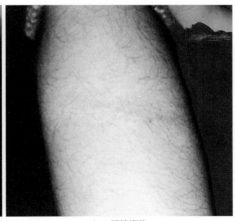

a：術前．某病院でドライアイス療法を受けていた．　　b：縫縮術後

図32-9-8　右前腕色素性母斑

20～50歳に多く，右手に多く，指別では示指に多いとも，差がないともいわれる．手掌，手背で差がない（Ushijima 1986, 巨細胞腫, Jaffe 1940, 三川ら 1999）．

治療は切除である．しかし再発率が10～30％あり，取り残しのないように腱鞘など含めて完全切除を要する（第20章「形成外科に関連のある皮膚疾患」の項参照）．

❹グロムス腫瘍 glomus tumor

グロムス器官は，glomus cutaneum といわれ，1mmくらいの大きさで皮膚網状層に分布し，末梢動脈から毛細血管を経由しないで直接，静脈に移行する終末動静脈の吻合の特殊な短絡血管構造と，それに有髄神経，交感神経が絡まった末梢循環調節器官である．グロムス腫瘍は，その過誤腫 hamartoma と考えられ，Masson（1924）によりはじめて報告され，Popoff（1934）がglomus腫瘍としてまとめた．しかし疼痛のない症例もあるので注意を要する（Vasishtら 2004）．

本症は，四肢軟部腫瘍の1.6％にみられる（Souleら 1995）．precapillary A-V shunt，神経末端のあるところはどこでも生じるが，成人女性に多いという（Van Geertruydenら 1996, 沢辺ら 2008）．思春期以降（20～40歳代）に発生し，爪下部（母指，環指に多い），前腕，下肢に多く，激痛を伴う．時に多発することもある（原ら 2008）

鑑別は，神経鞘腫，血管平滑筋腫であるが，MRIが有用．T2強調像で2層性になることが多く，グロムス腫瘍では，T2で高信号を出し，点状，線条の無信号領域がある（森ら

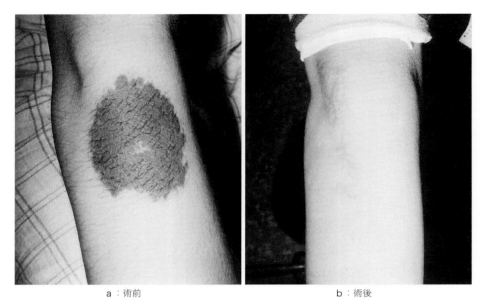

a：術前　　　　　　　　　　　　b：術後
図 32-9-9　色素性母斑
このくらいの大きさでも縫縮可能である．

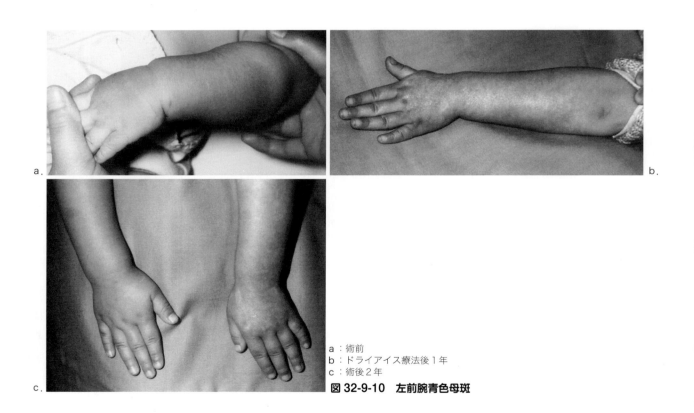

a：術前
b：ドライアイス療法後1年
c：術後2年
図 32-9-10　左前腕青色母斑

2003)．鑑別診断は，表 32-9-10 のごとくである．時に多発する．

治療は切除である．腫瘍は被膜に囲まれているため，剥離，摘出しやすい．

❺ **母斑細胞母斑（色素性母斑）** nevus cell nevus

他の部位のそれと同様である（図 32-9-8〜図 32-9-10）．足の良性腫瘍では，最も頻度が高く，幼少児期以降に生じることが多く，その長軸は，指紋に沿って存在し，大きさは，8mm 以下が多く，境界は比較的鮮明で，一定の色調を呈する．悪性黒色腫とは，色素が皮丘，皮溝のどちらにある

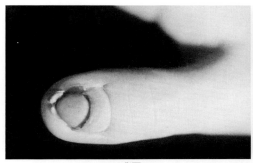
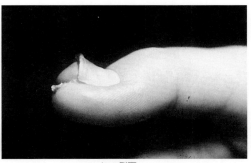

a：背面　　　　　　　　　　　　b：側面

図 32-9-11　爪下線維腫
右母指爪下に生じた線維腫．

かで鑑別する．悪性黒色腫はその逆であり，鑑別できないこともあるので注意を要する．直径1cmを越える後天性色素斑は，悪性とみて切除するほうがよい（第20章「形成外科に関連のある皮膚疾患」の項参照）．

爪部色素性母斑は，爪甲色素線条としてみられることが多く，悪性黒色腫との鑑別が大切である．その他，全身疾患の部分症，薬剤，真菌症，出血などがある（梅田ら 1997）（第20章「形成外科に関連のある皮膚疾患」の項参照）．

❻ガングリオン ganglion

これは，腫瘍説，関節嚢ヘルニヤ説などがあるが，原因不明である．

好発年齢は，10～20歳代の女性に多く，好発部位は手関節部で，背側では長母指伸筋腱橈側，掌側では橈側手根屈筋，長掌筋腱周囲に多い．関節腔より生じる仮性腫瘍である．

鑑別診断は，四肢粘液嚢腫がある．

治療は，保存的療法として，18G注射針で吸引後圧迫であるが，15～64％の再発率がある．ステロイド注射，安静のためのテーピング法があるが，再発する．保存療法が効かなければ，関節嚢を含めて全摘である．しかし，Crawfoldら（1990）は25例中7例再発したという．特に長母趾屈筋腱鞘より発生したものは再発率が高い（内田ら 1993）．須永ら（2003）は，カプセルを切開，内容除去後，0.1％ブレオマイシン局注，または，高濃度フェノールを綿棒で塗布，焼灼，術後エタノール中和，生食液で洗浄，好結果を得たという（丸山ら 2003）．亀井ら（2007）はガングリオンの内容を吸引後，無水エタノールを10秒注入し，流出させる方法が効果的であったと報告している．石河（2015）は関節包や骨棘の処置を行えば再発少ないという．Gingrissら（1995）も，むしろ粘液嚢腫の切除でなくて関節包や骨棘の切除が重要であるという．

まれに，神経内，骨内，筋肉内，母趾先端，肩などにも生じることがある（二宮ら 1994）．

❼脂肪腫 lipoma

浅在性（皮下発生）のものと深在性（筋膜下発生）のものとがある．治療は切除である．

❽線維腫 fibroma

superficial type（皮下発生）と deep type（関節嚢発生）とがある．治療は切除である．

爪下線維腫 sub-ungual fibroma 図 32-9-11 は爪下にみられる線維腫でまれな症例である．

❾類上皮嚢腫 epidermoid cyst

手を使う労働者に無痛性嚢腫としてみられることが多く，表皮の皮下埋没が原因とされる．

治療は切除である．

❿神経鞘腫 schwannoma, neurinoma, neurilemmoma

これは，Schwann細胞より発生するもので，Verocay（1910）は神経腫（neuroma）と神経線維腫（neurofibroma）を神経鞘腫 neurinoma から区別した．これは，四肢発生例は少ないというが，形成外科では佐野ら（1982, 1984），田辺ら（1987）の報告がある（図 32-9-12）．

末梢神経と細い神経枝でつながっている腫瘍で，治療は切除である．

なお，多発性神経鞘腫は神経線維腫症と別のもの，あるいは近縁のものとする説がある（Shishibaら 1984）．渡部ら（1994）のわが国における統計報告がある．

⓫神経線維腫 neurofibroma

限局性のものと神経線維腫 neurofibromatosis の全身症状のひとつとして現れる．後者は，通常，皮膚小腫瘤とcafé au lait spot が治療対象となる．

⓬平滑筋腫 leiomyoma

皮内の立毛筋より発生，四肢伸側に多い．まれに手掌にみられる（塚越ら 1990）．

126　第32章　四肢部

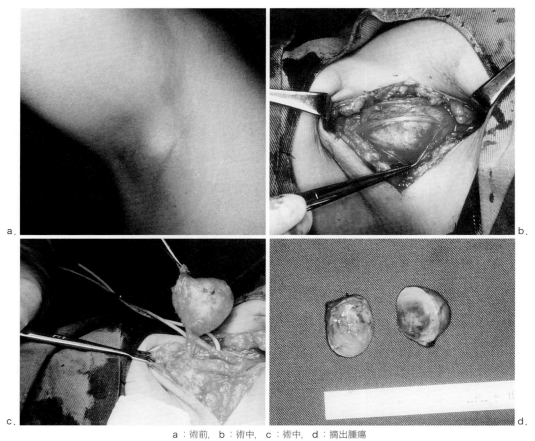

a：術前，b：術中，c：術中，d：摘出腫瘍
図32-9-12　腋窩部神経鞘腫

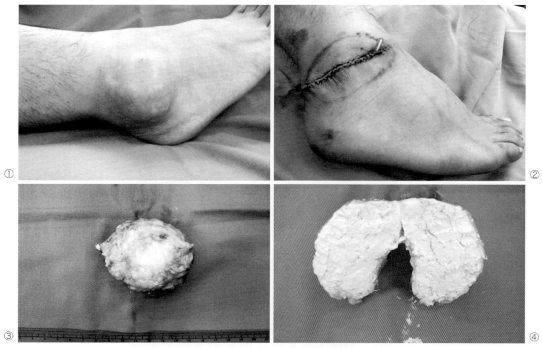

①：術前，②：術直後，③：切除腫瘍，④：腫瘍断面
図32-9-13　痛風結節（30歳代男性）

（古川元祥氏提供）

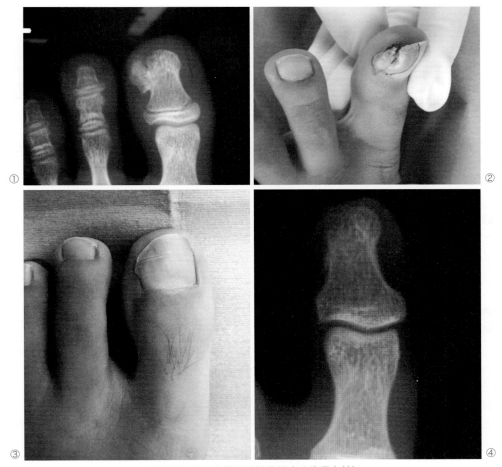

図32-9-14　左第1趾外骨腫（10歳代女性）
①②：術前，切除範囲，切除後いったん人工真皮貼付，土踏まずより植皮，③④：術後2年6ヵ月
（大塚康二朗氏提供）

⓭痛風結節 tophus
　痛風患者の皮膚，皮下組織，深部組織にみられる．激痛がある（図32-9-13）．

⓮黄色腫 xanthoma
　四肢伸側にみられ，また，アキレス腱内にも多い．血中コレステロールが高く，根治は難しい．

⓯Baker' cyst
　膝の屈側にできる囊胞で，疼痛，屈曲障害を起こす．

⓰骨性腫瘍
a．内軟骨腫 enchondroma
　これは，10～20歳の手の中手骨，基節骨，中節骨の骨内に多い骨腫瘍で，硝子軟骨からなる．X線で診断は容易である．無症状で経過することもある．
　治療は，切除ののち骨移植であるが，再発率が4.5％ある．本症で多発性のものを Ollier 病という．

b．爪下外骨腫 subungual exostosis
　外骨腫は，1966年 Evison によると Dupuytren（1817）が発見したのが最初で，わが国では1961年栗原らの報告が最初という．
　わが国では，117例の報告があり，母趾に多いという（66％）．初診年齢は10歳代に多く，次いで20歳代で，合わせて77～84％といわれている．1：2で女性に多い（母ら1989）．
　病理組織は，骨軟骨腫型と外骨腫型に分けられる．線維芽細胞の増殖がみられ，成熟にともなって石灰化する．
　病因は，外傷説が有力であるが，定説ではない．
　症状は，腫瘤形成，爪甲変形，疼痛などである．
　治療は，爪甲変形を防ぎ，腫瘍全摘である．文献上，約10％の再発がある（Landon 1979）．

c．類骨骨腫 osteoid osteoma
　四肢骨および椎骨に発生する海綿様骨の良性腫瘍で若年者に多く，男性に多い．主訴は疼痛がほとんどで，夜に悪化するが，アスピリンで寛解する（Brown ら 1992）．プロ

スタグランジン E_2 の著明な増加を伴う．X線像で症状がでるのは数ヵ月後で診断が遅れる．

d．粘液嚢腫

DIP 関節部にみられるもので，50～70 歳に多い．ヘバーデン結節や DIP 変形性関節症を伴うことが多い．組織学的には，ガングリオン類似の病変を示す．

治療は切除である．

Heberden 結節は，手指遠位指節間関節の変形性関節症で，中高年女性に多く，40 歳代で 35％，60 歳代で 65％という．原因不明，炎症症状で始まり，骨棘，骨嚢包，欠損，などの症状を示す（桑原 2012）．

e．その他の骨性腫瘍

骨嚢腫 bone cyst，外骨腫 exostosis（図 32-9-14），軟骨性外骨腫 osteochondroma など．整形外科で取り扱うことが多い．

C．足趾に多い良性腫瘍および腫瘍様疾患

❶胼胝腫 callus, callosite, tylosis, tyloma

①胼胝腫（べんちしゅ）は，通常，足底の骨突起上，特に踵部，第 5 中足骨基部，母趾球部に生じやすい（図 31-9-15～17）．上肢では母指，中手骨骨頭部などの掌側に多い．発生には個体差があり，素因がある程度関与するという．別名，「たこ」ともいう．職業的には，ペンだこ，鋏たこ，弦楽器奏者の指たこ，バレリーナの足たこ，一般人にも座りたこ，などがある（鬼塚 1967a）．

②原因は，軽度の刺激が持続的に加わることによって生じる限局性角質増殖である．

③臨床的には，鶏眼より広範囲で境界不鮮明の円形あるいは楕円形で，正常皮膚面と等高または扁平にやや隆起し，表面を削ると黄色のやや透明な角質が現れる．加齢的に多くなり，症状もひどくなる．

④組織学的には，角質増殖，顆粒層肥厚があり，棘細胞層も増殖している．真皮乳頭層は扁平化し，ときに，肥厚した表皮下に嚢胞（胼胝嚢）をみることがある．

⑤鑑別診断は，鶏眼，疣贅，外傷性表皮嚢腫，有棘細胞癌などがある．

⑥治療は，薬剤（サリチル酸含有軟膏絆創膏貼付-スピール膏 M®，特殊な装具などで，できる限り保存療法を行うが，効果がなければ，カミソリで肥厚部分を削皮，あるいは骨突出部を含めて広範囲切除，小さいものは局所皮弁，大きいものは，free flap，筋弁，筋皮弁などによる修復を行う（図 32-9-18）．

胼胝腫を治療しても，胼胝腫の成因に関与する外的因子の除去がなければ，再発しやすい．それが保護パットであ

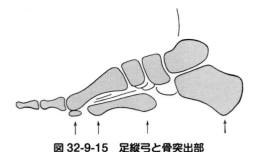

図 32-9-15 足縦弓と骨突出部
（鬼塚卓弥ほか：整形外科 31：708，1980 より引用）

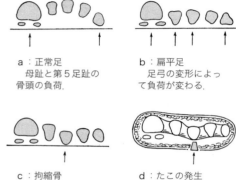

a：正常足
母趾と第 5 足趾の骨頭の負荷．

b：扁平足
足弓の変形によって負荷が変わる．

c：拘縮骨
足弓の変形によって負荷が変わる．

d：たこの発生

図 32-9-16 足横弓と骨突出部
（鬼塚卓弥ほか：整形外科 31：708，1980 より引用）

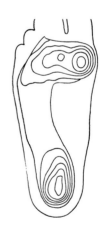

図 32-9-17 体重の足底に加わる圧力分布
（津山直一監訳：Lanz 下肢臨床解剖学，医学書院，p390，1979 を参考に著者作成）

り，フットケア製品である．靴の形態，足底板の形態，歩行形態，など適切に使用する必要がある（竹中 2015）．

❷鶏眼 corn (helomadurm or molle)

境界鮮明な，限局性のやや隆起した豌豆大の角質増殖で，底面の表皮表面に，頂点を真皮深層に向けた円錐形を呈し，

32・9 腫瘍性疾患　129

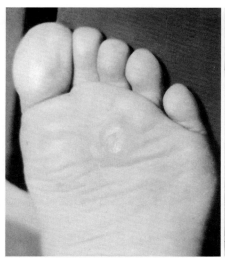
a．

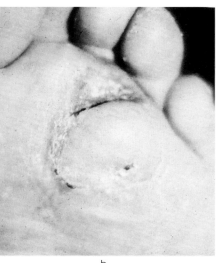
b．

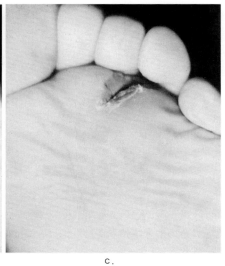
c．

a：術前
b：局所皮弁，採皮部に遊離植皮
c：術後

図 32-9-18　足底胼胝腫

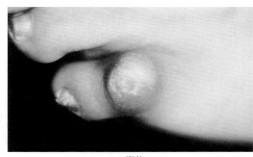
a：術前

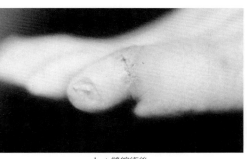
b：縫縮術後

図 32-9-19　第5趾背側部の鶏眼

表32-9-11　たこ，うおのめの鑑別診断

	境界	核	血管	疼痛	出現部位
callus（たこ）	不鮮明	−	−	大 + 小 −	骨突出部
corn（うおのめ）	鮮明	＋	−	＋ 直接圧迫	骨突出部
wart（いぼ）	鮮明	＋	＋	＋ 側方圧迫	どこでも生じる
hyperkeratosis（角化症）	鮮明	−	＋	＋，−	瘢痕部
epidermal cyst（表皮囊腫）	不鮮明	＋	−	±	どこでも

（鬼塚卓弥ほか：整形外科31：708, 1980より引用）

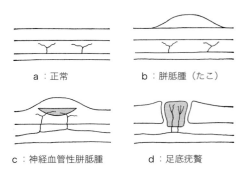

図 32-9-20　たこ・うおのめとの鑑別
(Cailliet R：足と足関節の痛み，荻島秀男訳，医歯薬出版，1972より引用)

足底，その他の圧迫，擦過の加わる部位に発生する．別名，『うおのめ』といわれ，『たこ』の小さいものと考えている人もいる．

a. 硬鶏眼 hard corn

最も多くみられ，通常，第5趾外側，第3趾背部，足底外側に生じる．

b. 軟鶏眼 soft corn

これは趾間に発生し，汗の蒸発が不十分なため浸軟してやわらかく，白色を呈する．

c. 核鶏眼 seed corn

これは足底に発生する小さい核のみからなり，周辺の角質増殖のほとんどないものをいう．疣贅には，角質を削っても，鶏眼のような角栓による目がない．その代わり，毛細血管拡張や点状出血のあとなどがみえることがある．

Corn の治療は，callus の治療に準じ，骨突出部も含めて全摘を行い，有茎植皮で修復する．極端な場合には，趾骨間関節固定や趾切断を行うこともある (図32-9-19)．

❸**疣贅** wart (verruca vulgaris)

これの原因はウイルスによるもので腫瘍とは異なるが，便宜上ここに収録した (表32-9-11)．

wart は足底のどこにでも生じ，外力の加わる中足骨骨頭部，趾屈側，踵部に好発する．上肢では手指背側に多く，子供に多い．大きさは，豌豆大またはそれ以上で，通常，角化した表面で覆われている．足底では他の部位と異なり，体重で圧迫されるため，扁平になる．表面を削り落とすと中心は白色の乳頭状増殖を呈し，比較的やわらかく浸軟している．

組織学的に角質増殖，有棘層肥厚の他に顆粒層や有棘層内に大型の空胞状細胞がみられ，その核内に封入体が存する (図32-9-20)．

治療は，通常，化学的外科療法 chemosurgery，冷凍外科療法 cryosurgery が行われるが，再発が多く，疼痛のために歩行障害を起こすときには，手術の適応となる．過去に行われた放射線療法は，その障害のゆえに行ってはならない．

❹**外傷性表皮嚢腫** traumatic epidermal cyst

足底部にときにみられる腫瘍である．外傷によって表皮の一部が埋入して生じるとされる．

❺**爪囲被角線維腫** periungual (digital) fibrokeratoma

Steel (1965) の報告になるもので，原因不明の爪根から尖端に伸びる結節で，実際には皮角，線維腫として診断されている．まれな疾患で，治療は切除である (江藤ら 2003)．

❻**爪甲色素線条症** longitudinal pigmented nail band

これは，爪甲に黒い線状の縦縞のあるもので，日本人では10〜20％（川村ら 1957）にみられ，美容的手術を求めてくる人が多い．

治療は，自然消褪を期待するか (井上ら 1990)，手術的方法を行う (尾郷ら 1991)．後爪郭を反転し，黒い部分の爪母上皮を切除する．切除後縫縮あるいは放置し後爪郭で被覆する．爪甲に残った黒い色素は爪甲がのびるにつれて消失する．

組織学的には，lentigo simplex, あるいは nevus pigmentosus である．ときに悪性化を起こす．

悪性化の指標として，斉田ら (1988) は①成人以後の出現，②幅6mm 以上の色素幅，③濃淡差または一様な黒色，④Hutchinson 徴候などをあげているが，99％良性とはいえ，慎重な観察が必要である (尾郷ら 1991)．

32·10　末梢血管系疾患（血管腫，リンパ管腫を除く）

これにはうっ滞性の静脈系疾患と虚血性の動脈系疾患に分けられる．治療が悪ければ下腿潰瘍に進行する．

下肢の静脈は，
①深部静脈（腓骨静脈，前脛骨静脈，後脛骨静脈から膝静脈，大腿静脈）
②表在静脈（大伏在静脈，小伏在静脈）
③交通枝，穿通枝に分類される．

これらのうち，弁の異常を起こすと静脈機能不全といわれる状態を起こす．

A. 末梢血行障害の診断法

❶**臨床的診断法**
①指趾の疼痛，運動による増強の有無
②皮膚色調の変化
③皮膚萎縮，壊死，潰瘍，爪変形

④皮膚温
⑤四肢の浮腫，萎縮
⑥異常拍動の有無
⑦その他

❷理学的診断法

a. Allen's test, pallor test
手関節や足関節以下の動脈性閉塞の有無に用いられる．
手関節で動脈を圧迫，手指を強く握ると蒼白になるが，10秒後，指を開くと，正常では赤色調が戻るが，閉塞があれば，戻りが悪い．

b. Trendelenburg test
患者を横臥位にして下肢を挙上，血液を中枢側に流し，下肢静脈を空にする．次に大腿の根本に駆血帯を巻き，患者を立位にして，駆血帯を外して静脈瘤ができれば大伏在静脈の弁不全を意味する．解除前に静脈瘤ができれば交通枝の弁不全である（上村ら2014）．

c. Perthes' test
患者を立位にして，大腿基部に駆血帯を巻き，下腿の屈伸運動をさせる．静脈うっ血が消失すれば正常，消失しなければ深在静脈の閉塞である．浅深静脈叢の灌流障害をみるテストである．

d. Pratt's test
浅深静脈の灌流障害をみるもので，下肢に駆血帯を巻いたあと立位にする．次に駆血帯を解いて，静脈うっ血の出現の有無をみるものである．

e. Buerger's test
患肢を挙上すると蒼白に，下垂すると暗赤色になる．

f. Landis' test
四肢皮膚が冷たいとき，加温によって皮膚温上昇があれば血管攣縮，なければ動脈閉鎖である．

g. Moszkowicz's test
数分間患肢を高挙後緊縛したあと，元に戻すと阻血部の上界に一致して，紅潮がみられる．

h. 静脈充満時期テスト venous filling time test
挙上と運動で四肢を虚血したあと，下垂位にすると皮静脈が充満するが，その時間が正常の7〜10秒を越えるときは動脈血行障害である．

i. 跛行検査 claudication test
歩行させて筋肉痛の起こる時間，距離などをみる方法で，間欠性跛行のテストになる．

❸器具検査法
①動脈撮影法 angiography，静脈撮影法 phlebography
②指（趾）尖脈法 plethysmography
③ヒスタミン法 histamin wheal test：1,000倍ヒスタミン溶液を皮内注射し，紅斑，水疱の出現をみる．静脈性閉塞テストである．
④交感神経節遮断法 sympathetic ganglion block
⑤ジュプレックス・スキャン法 duplex scan mthod：臨床的診断以外では今日の第一選択法であろう．特に下肢静脈瘤では逆流部位，範囲，時間，最大流速などが測定できる（後述）．カラードプラ法もある．
⑥血管内皮機能検査：血流依存性血管拡張反応（flow mediated dilatation；FMD）を上腕動脈血管径の駆血，開放時の変化率% FMDを診る検査法で，加齢でも低下する（山科2013）．血管内皮機能解析装置が市販されている．
⑦動脈硬化度検査
 (1)脈波速度検査（pulse wave velocity；PWV）（動脈硬化，内腔狭窄，血管壁肥厚により脈波速度が速くなる．
 (2)増大係数（AI）：駆出圧波と反射圧波の重なり，加齢，低身長でも高値となる．
 (3)中心血圧，
 (4)ABI（ABIが低値になると心疾患が発症しやすくなる）（山科2013）．
⑧CT：ヨード造影剤を利用したCT画像はCTアンギオグラフィー（CTA）といい，有用である．そのデータから様々な情報を得ることができる．
⑨MRI：病変部の診断の他，側副血行路など造影剤を使用せずMRA（MRアンギオグラフィー）で把握できる（吉川ら2013）（図32-10-3）．

B. 静脈性疾患

静脈性疾患のなかには，外傷性のほか，静脈瘤 varicose vein，静脈拡張症 varicosity，血栓性静脈炎 thrombophlebitis，静脈血栓症 phlebothrombosis などがある．

❶下肢静脈瘤

a. 分類

1) 発生部位分類
静脈瘤は，1840年 Monteggio がはじめて報告した（折井1993）．
下腿の静脈瘤は表在性静脈（大小の伏在静脈とその分枝），または深部静脈と表在性静脈を接続する穿通枝の弁の機能不全により血液の逆流が起きて発生するとされている．
①一次性静脈瘤：表在静脈や穿通枝の弁不全による静脈血の逆流が起こり，静脈血がうっ滞，静脈圧亢進，静脈拡張，静脈瘤と進展する．
②二次性静脈瘤：腹部手術の結果などによる深部静脈血栓症や深部弁不全による（石井ら1997）（図32-10-1）．

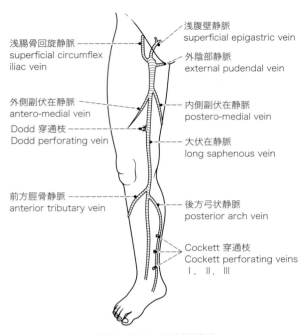

図 32-10-1　下肢静脈系
（八巻　隆ほか：形成外科 41：307，1998 より引用）

表 32-10-1　静脈性疾患進行過程分類（CEAP 分類）

Class 0：no visible or palpable signs of venous disease
Class 1：telangiectases or reticular veins
Class 2：varicose veins
Class 3：edema
Class 4：skin changes ascribed to venous disease（e. g. pigmentation, venous eczema, lipodermatosclerosis）
Class 5：skin changes as defined above with healed ulceration
Class 6：skin changes as defined above with active ulceration

1994 年 American Venous Forum で採択された CEAP 分類（C;Clinical manifestation, E;Etiology, A;Anatomical distribution, P;Pathophysiology）

そのほか，長江ら（2013）は，先天性静脈瘤，非典型的静脈瘤をあげている（長江ら 2013）．

2）進行性分類，CEAP 分類（表 32-10-1）

通常，慢性化し，慢性静脈不全症（chronic venous insufficiency；CVI）といわれる．

CVI は，次のように分類されている．CEAP（C：clinical manifestation, E：etiology, A：anatomic distribution, P：pathophysiology）．2004 年には CVI の CEAP 分類が改訂された（表 32-10-1）．

八巻ら（2014）によると，臨床的には，CEAP C5（healed venous ulcer）および，C6（active venous ulcer）が静脈性潰瘍と分類されるという．

また，成因として，①弁不全による逆流（Pr：reflux）が

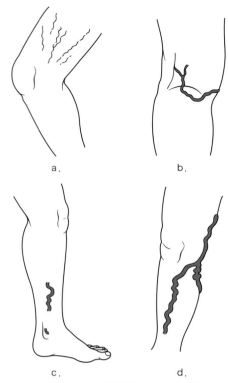

図 32-10-2　下肢静脈瘤の type 分類
a：web type
b：reticular type
c：segmental type
d：saphenous type

（八巻　隆ほか：形成外科 41：307，1998 より引用）

その本体である一次性静脈不全症（Ep：primary valvular insufficiency；PVI）と，②慢性静脈閉塞，あるいは再疎通に伴う弁破壊による逆流（Pr.o：reflux and obstruction）が主体の深部静脈血栓後遺症（Es：secondary venous insufficiency）または，postthrombotic syndrome：PTS）に大別されるが，CEAP では下腿筋のポンプ作用が考慮されていないという（八巻ら 2014）．

3）拡張静脈分類（図 32-10-2）
①蜘蛛の巣状静脈瘤 web type
②網目状静脈瘤 reticular type
③側枝静脈瘤 segmental type
④伏在静脈瘤 saphenous type

b．頻度

一次性下肢静脈瘤の発生頻度は，平井ら（1988）は，43.4％で，20 歳代 14％，60 歳代 66％と加齢的増加がみられる．また出産，立ち仕事，遺伝的素因が誘因とされ，女性に多い．宮田（2013）は，有病率 10〜35％で，30 歳以上の女性では 4 人に 1 人，大伏在静脈瘤が 85％，小伏在静脈瘤 11％，両者 4％という．

表32-10-2　下腿潰瘍の原因別分類

1. 静脈性（うっ血症，うっ滞性）：交通弁機能不全（＋深在性静脈血栓症）
2. 動脈性（乏血性）：慢性放射線皮膚炎，動脈硬化症，細動脈硬化症（高血圧性潰瘍Martorell），糖尿病，Buerger病，膠原病（SLE，皮膚筋炎，関節リウマチ，強皮症，結節性多発性動脈炎），動脈血栓症，動脈塞栓など
3. 動静脈短絡：先天性，後天性
4. 感染性：細菌（ブドウ球菌，結核菌，非定型好酸菌，らい菌など），真菌（*Actinomyces*, *Nocardia*, *Sporotrix*, *Aspergillus*など），スピロヘータ，リーシュマニア，熱帯潰瘍など
5. 新生物：癌腫，肉腫，悪性黒色腫，Kaposi肉腫など
6. 血液疾患：悪性貧血，鎌状赤血球症，サラセミア，血小板減少性紫斑病，白血病，クリオグロブリン血症，異ガンマグロブリン血症など
7. 外傷性：各種創傷，熱傷，自傷，動物咬傷，動物寄生，栄養神経障害など
8. 皮膚血管炎：皮膚アレルギー性血管炎（Ruiter）など，結節性血管炎（Montgomery）など
9. 薬物性：ワーファリン，ヨードなど
10. その他：壊疽性仮性膿皮症，類脂肪性壊死症，変形性骨炎（Paget），Werner症候群，進行性脂肪萎縮症

(川津智是：現代皮膚科学大系, 17巻, 中山書店, p110, 1983より引用)

表32-10-3　下肢静脈瘤の鑑別

	臨床的特徴	静脈圧	検査所見
先天性静脈拡張症	先天性，静脈拡張は正常な解剖学的分布に一致しない	あまり上昇していない	患肢挙上で消失．静脈血酸素飽和度正常
深部静脈の圧迫・閉塞	既往に深部静脈閉塞	上昇．運動後不変	患肢を挙上しても消失しない患肢の腫脹を伴う．X線像で軟部組織の腫脹
動静脈瘻	患肢延長・肥大．皮膚温上昇，拍動，血流音聴取	上昇．運動後不変	患肢を挙上しても消失しない静脈血酸素飽和度上昇
弁不全による静脈瘤	長時間立ったままの職業の人に多い．色素沈着・下腿潰瘍を伴う	著しく上昇．運動により下降	患肢挙上で消失．X線像で静脈結石をみることがある．静脈血酸素飽和度低下

(三島好雄：現代皮膚科学大系, 17巻, 中山書店, p108, 1983より引用)

c.　原因

表32-10-2のような原因が列記されている．遺伝素質に関係ありとする意見もあるが，四肢からの静脈血の流れを支持するのは筋のポンプ作用で，血流の80〜90%が深在性静脈を流れ，残りが表在性静脈を流れ，これが静脈弁の不全により障害される．

d.　発生機序

発生機序は，

①石井ら（1997）によると，慢性的静脈高血圧→毛細血管の透過性の亢進→間質に浮腫→皮下組織のanoxia→皮膚，皮下組織の硬結，線維化→潰瘍形成へと進行するという．

②最も多いのは，下肢の表在静脈である大小伏在静脈とその関連静脈系で，表在静脈の拡張，蛇行，毛細管の過透過性，hemosiderin沈着，静脈周囲炎，皮膚炎を起こして，皮膚は次第に萎縮，異常光沢，鱗屑状を呈し，脆弱になって潰瘍に発展する．

③一方，静脈血栓症は，手術，分娩，外傷，長時間起立，癌などの腫瘍によって起こりやすく，

④血栓性静脈炎は，薬物，細菌，その他の原因で起こる．これらの疾患によっても，静脈血行不全から潰瘍を生じる．

これらの潰瘍の好発部位は脛骨や腓骨果部で，足部ではまれであり，膝関節部では起りにくい．

e.　症状

American venous forumで採択されたCEAP分類（上記）が使用される（市岡2004）．

f.　鑑別診断

静脈瘤の鑑別は表32-10-3のようにまとめられている．静脈性疾患と動脈性疾患との鑑別は容易である．静脈撮影，ドプラ聴診器法，MRIアンギオ法があるが，デュプレックス超音波断層法が有用である．

静脈性は辺縁不規則，色素沈着を合併しているのに動脈性は辺縁明瞭で深く，円形が多い（市岡2004）．超音波や3DCTも有用である．

表在静脈や穿通枝では逆流時間が0.5秒以上で逆流ありと診断，深部静脈では1.0秒以上で逆流ありと診断する（八巻ら2014）．

g. 治療

下肢静脈瘤 varicose vein の治療方針は，CEAP によって行われる (表32-10-1).
① 表在静脈不全-：ストリッピング法，瘤切除法，硬化療法
② 深部静脈不全-：ストリッピング法は再発あり，硬化療法
③ 穿通枝不全：内視鏡的筋膜下穿通枝結紮術，硬化療法
以上より，硬化療法が第一選択であろう.

上村ら (2015) によれば，病態からみた治療法として，以下を行うという.
① 逆流のない側枝静脈瘤は，クモの巣静脈瘤，網目状静脈瘤は圧迫療法，硬化療法
② 逆流のある伏在動脈瘤は，ストリッピング，血管内レーザー治療，高位結紮術など

1) 保存的治療
a) 圧迫療法

原因である静脈血行不全を治療するとともに，初期治療として罹患肢の安静，挙上，湿布や弾性ストッキングによる圧迫を行う.

しかし，足関節血圧が 65 mmHg あるいは 80 mmHg 未満，ABI が 0.7 未満の場合は，圧迫療法はしないほうがよいという (上村 2014).

Barwell ら (2004) は，弾性ストッキングだけでは1年後には，28％ 再発するが，ストリッピングを併用すると，再発率は 12％ に減少したという．諸家の報告をみても一次性静脈不全症は深部血栓後遺症に比べて成績がよく，それでも 20% 前後の再発率はある．後者では 40% にも達する (八巻ら 2014).

b) 薬物療法 (上村ら 2014)

血栓性や静脈炎では血流促進，血液凝固能，血液粘度を抑えるために
① 抗凝固療法として，ヘパリンやワルファリンカリウム，Xa 阻害薬など，
② 血栓溶解療法として，ウロキナーゼ
③ その他，ステロイドホルモン，抗菌薬を適切に投与．

c) 局所療法

ヘモジデリン沈着を伴った静脈うっ滞性皮膚炎，潰瘍が，下腿内側 gaiter area に生じるのが特徴で，圧迫と患肢挙上，安静が基本で，足浴後，bFGF 製剤散布，アクトシン軟膏塗布によるスキンケア，治療抵抗性であれば，外科的治療である.

2) 外科療法

外科療法として，伏在静脈の静脈瘤はレーザー血管内焼灼術，それより細い静脈には静脈瘤切除術か硬化療法が普通で，従来のストリッピング術に比べて，患者負担が少ない (榊原 2016). 現在，レーザー法が一般化してきているが，

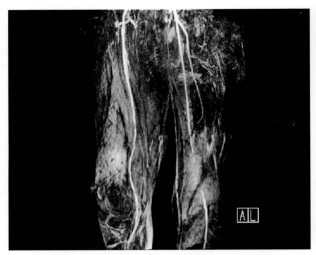

図 32-10-3 MRAngiography
左浅大腿動脈に約8cmの閉塞病変, 血流改善のためのステント治療
(上村哲司氏提供)

症例によっては，さらに様々な方法を併用して，手術成績を上げることができる (白方 2016).

a) 硬化療法

最大逆流速度が 30 m/秒以上であれば，動脈塞栓術後，血管硬化療法を行う.

最大逆流速度が 30 m/秒以下であれば，硬化療法 (1% ポリドカノール溶液，3mL を限度に行う).

網目状，蜘蛛の巣状の静脈瘤や外科的治療後の残存静脈瘤に適応がある.

硬化法は，患者を立位にして，静脈瘤の部位をマーキング，ドプラで逆流音を調べて弁不全の位置をチェック，局麻，あるいは腰麻で，高位静脈の結紮を行う．さらに，末梢より翼状針で数箇所静脈瘤に生食液を注入，血液を洗浄，除去後，1%ポリドカノール溶液 (エトキシスクレロール®) を 0.5～1.0 mL を注入，血管内皮細胞を破壊，血栓形成後，血管を退縮させる (平井 1988). 大きさによっては，高位結紮と血管抜去術を併用する (図 32-10-4 ～ 図 32-10-6).

加地ら (2001) は，high flow type は栄養動脈，病変内血管腔を永久塞栓 (N-butyl cyanoacrylate ; NBCA) で塞栓し，穿刺可能な病変内血管腔があれば 5% EO (オレイン酸モノエタノールアミン ; オルダミン®) で硬化療法を行い，Intermediate flow type では栄養動脈を一過性塞栓子 (spongel) で塞栓し，5% EO で硬化療法を行い，Low flow type では硬化療法が適用になるという.

硬化療法の欠点は，患者負担は少ないが，血栓形成，再発がある．堀ら (1993) は，再発率 31.1% という．外科的治療との併用が勧められる (上村ら 2014).

もちろん，術後の圧迫は必要である.

32・10 末梢血管系疾患

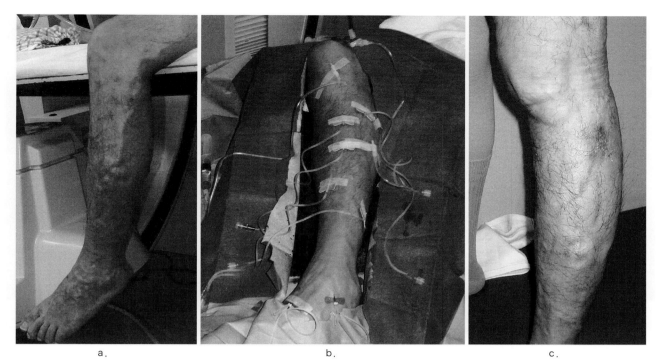

a：27歳男性，両下肢静脈異常
b：硬化療法中，absolute ethanol 合計35mL注入
c：術後1年，色素沈着残存，しかし腫脹，疼痛は消失

図 32-10-4　下肢静脈異常

（渡邉彰二氏提供）

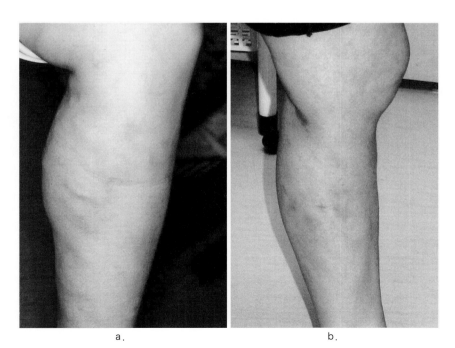

a：43歳女性，術前，出産後より出現
b：硬化療法，大伏在静脈の高位結紮，術後4ヵ月

図 32-10-5　左下肢静脈瘤

（渡邉彰二氏提供）

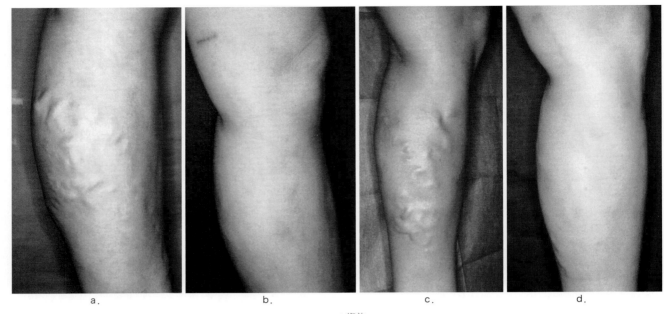

a, c：術前
b, d：術後

図 32-10-6　左下肢静脈瘤

（堀　茂氏提供）

b) Nd:YAG レーザー照射

これは，レーザーロープを静脈内に入れてレーザー凝固する方法で，保険適用になった．

適応は，①伏在静脈に弁不全を有する一次性静脈瘤，②深部静脈が存している，③伏在静脈径が4mm以上，10mm以下の場合（上村ら 2014）．

レーザーによる静脈瘤の治療法については，形成外科59巻2号（2016）に特集号があるので参考になろう．

山本（2016）によると，2014年に保険適用となった波長1,470nmの半導体レーザー（Leonardo®, biolitec）とELVeS Radial 2 Ring™ fiber, biolitec（Venefit™, Covidien, 米国）の血管内焼灼術が出て，術後副作用も少なく，成功率も高くなった．

c) ストリッピング手術

これは，静脈瘤高位の数箇所に小皮切を入れ，静脈瘤を引っ張り出し，切除する方法で，術後は圧迫包帯で止血する．

方法として，①全長ストリッピング法，②Babcockストリッピング法，③選択的ストリッピング法，④内翻ストリッピング法がある．

最近は，内翻式ストリッパーの利用で組織損傷を押さえ，日帰り手術も実施されている．症例検討は必要である．

合併症として伏在神経損傷，腓腹神経損傷，肺塞栓症などが報告されている．

d) 潰瘍の治療

小潰瘍は，その周囲の色素沈着や硬結を呈している箇所を含めて，深部筋膜までen blockに切除，通常，遊離植皮

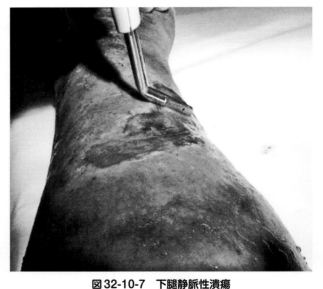

図 32-10-7　下腿静脈性潰瘍
高速で生食液を流してデブリドマンする方法，機器はVERSAJET®

（上村哲司氏提供）（中馬ほか；創傷, 4：207, 2013）

またはflapを用いて修復する．

大きな潰瘍は，頻回の包交によって創の清浄化を図り，分層植皮を行う（図32-10-7）．一般に，静脈性潰瘍は筋膜より深層をおかすことはまれで，皮弁の適応になることは少ない．しかし，潰瘍切除により骨や腱が露出した場合には，flapを用いる（本章-6「下肢瘢痕」の項参照）．

植皮は，通常の植皮術に従うが，術後の治療が大切で，長期の罹患肢高挙や弾性包帯による圧迫固定を行う．そう

表32-10-4　閉塞性血栓血管炎と閉塞性動脈硬化症の鑑別

	閉塞性血栓血管炎 Buerger病	閉塞性動脈硬化症（ASO）
発 病 年 齢	40～55歳	50歳以上
罹 患 部 位	膝動脈以下	腸骨動脈，大腿動脈が主
罹 患 血 管	前腕，手，指のものは本症に多い	腋窩，鎖骨下のものは本症に多い
動 脈 造 影	平滑	虫喰い像
移動性血栓性静脈炎	＋	－
Raynaud 症 状	＋	まれ
動 脈 硬 化	－	＋
高 血 圧	－	＋
糖 尿 病	－	＋
高 脂 血 症	－	＋
安 静 時 疼 痛	強い	比較的軽度
予 後 全 身	良好	悪い
予 後 局 所	悪い	良好

（三島好雄：現代皮膚科学大系，17巻，中山書店，p91，1983；梶　彰吾ほか：形成外科42：323，1999を参考に著者作成）

でないと，せっかく生着した植皮片が潰瘍性変化をきたすことが多い．

❷深部静脈血栓症 deep vein thrombosis

これは，エコノミー症候群，旅行者血栓症とも呼ばれ，肺血栓塞栓症までになる深部血流障害で，Virchow の三徴候（血液凝固能亢進，血流停滞，血管内皮障害）が関与する疾患である（駒井ら 2013）．

通常，内科，循環器科，血管外科などで取り扱われ，形成外科に回ることはまずない．末梢血管を取り扱う必要上，危険因子を表示するだけにしたい（**表32-10-4**）．

C. 動脈性疾患

四肢における動脈性疾患としては，外傷，腫瘍のほか，動脈瘤 aneurysma，血栓症 thrombosis，栓塞症 embolism などがある．

❶動脈閉鎖症

a. 急性動脈閉塞症 acute arterial occlusion

症状は，衰弱 prostration，疼痛 pain，知覚麻痺 paresthesia，運動麻痺 paresis，蒼白 paleness，動脈拍動消失 pulselessness の 6P 症状といわれるものである．

1) 動脈塞栓症 arterial embolism

動脈分岐部で，大腿，腋窩，総腸骨動脈の順に多く，ときに上腕動脈の橈尺動脈分岐部にみられる．本症は急性に起こり，広範な阻血症状を呈する．

治療は，早急に塞栓摘出術 embolectomy を行う．

2) 動脈血栓症 arterial thrombosis

大腿，膝窩動脈におくに，ときに上腕動脈にみられる，Allen's test が陽性に出る．

治療は，塞栓，血栓の除去，原疾患の治療などである．

b. 慢性動脈閉塞症 chronic arterial occlusion

間欠性跛行 intermittent claudication，安静時疼痛 rest pain，自発性脱疽 spontaneous gangrene を三主徴とした者で，次のようなものがある．

1) 閉塞性血栓血管炎 thronboangiitis obliterans（TAO）（Buerger 病）

Buerger（1908）の報告によるもので，日本では特発性脱疽といわれていた．本症は，30～50 歳代の男性に多く，四肢の中小動脈，特に下肢を障害する．ASO に比べて上肢罹患立が高いという（斉藤ら 2014）．

好煙家に多く，静脈をもおかす．血管壁全層のびまん性，炎症性，増殖性，非化膿性変化と血栓性閉塞を特徴とする．

病因については血管の炎症性変化と血栓，感染，喫煙などのほか自己免疫機序の関与も考えられている．

症状としては，冷感，しびれ感，皮膚の変色，萎縮，硬化があり，潰瘍がみられると疼痛が激しい．また，皮下静脈に逍遥性静脈炎 migrating superficial thrombophlebitis といわれる血栓性亜急性炎症が，本症の約 70％にみられる．

重症度は，Fontaine の分類（市岡 2004）が参考になろう．血管造影で動脈閉塞を診る．

治療は禁煙，血管拡張薬で抗凝固薬の薬物治療を基に，閉塞，狭窄部位の血管形成，カテーテル治療，外科的バイパス手術による血行再建術，また潰瘍や，壊死に対して切断術も考慮する．

2) 閉塞性動脈硬化症 arteriosclerosis obliterans（ASO）

大・中の主幹動脈のアテローム動脈硬化による虚血性疾患が多く（斉藤ら 2014）．四肢，特に下肢に多く，macroangiopathy と考えられている．Buerger は末梢側閉塞が多いのに本症では中枢性が多い．また，中年以上に多く，高血圧者や糖尿病者に多い．間欠性跛行を呈する．

Buerger 病とともに，本症は，末梢血管障害の 95％を占める．最近は生活様式，食餌変化により年々増加傾向にあり，男女比は 6：1，発生年齢は，50 歳以上約 80％である（三島ら 1983）．ドプラ聴診器で診断，閉塞部位の判定に用いられる．

ASO と同義語として用いられるものに PAD（peripheral arterial disease）があるが，これは脳血管疾患や冠動脈疾患に対応する意味での四肢血管疾患である（宮田 2013）（下腿潰瘍の項，参照）．

❷血管攣縮症 angiospasm

器質的変化がなく，血管の神経原性，化学因子性などの

刺激による血管の攣縮である.

a. Raynaud病

本症は, Raynaud (1862) の報告したもので, 発症機序は四肢末梢の小動脈の攣縮による. 18～35歳代の神経質な女子のそれも両手に多い.

原因はEgloffら (1982) はカテコールアミン受容体の過敏反応説, McCallら (1999) の動脈周囲組織線維化説などがある.

症状は, 蒼白, チアノーゼ, 疼痛などで, 次第に皮膚の栄養障害を起こす.

これをRaynaud現象, 原因疾患が不明なものをRaynaud病, 原因疾患が明らかなものをRaynaud症候群という (斉藤ら2014). しかし, 二次Raynaud病と鑑別するには一般に3年の経過観察が必要といわれる (三島1983).

治療は, 上記原因説に従って動脈外膜切除が行われる (大石ら2005).

その他, 禁煙, 血管拡張薬, 抗血小板薬, プロスタグランジンなどの投与 (斉藤ら2014).

b. 白ろう病 shoulder hand syndrome

振動工具によるもので, 二次Raynaud病といわれ, また, Raynaud症候群として区別されている. 現在では, 手腕振動障害 (hand-arm vibration hazard : HAVS) ともいわれている

白ろう病は, chain saw チェンソー使用者, 削岩機使用者の25～30%にみられ (岩橋ら1979), white finger, dead finger, acroasphyxia あるいは, 振動病 vibration disease (Loriga病) ともいう. おそらく振動が人体にストレッサーとして働き, 中枢神経を介して副腎皮質からカテコールアミンの分泌増大, 交感神経緊張亢進, 動脈平滑筋収縮, 循環不全と発展, 白ろう病となるという (大橋ら1979).

白ろう病になりやすい人と, なりにくい人があり, 振動刺激で皮膚温低下のくる人はなりやすい人で, 振動工具使用者の適性テストになり得るという (那須1979).

Raynaud病, 白ろう病, 両者とも, 治療は禁煙, 自律神経遮断剤, 精神安定剤, 血管拡張薬の投与, 温浴練習を行うが, 潰瘍に対しては交感神経切除や指切除など一応考慮される (Flatt1980, 大石ら2005).

❸動脈瘤 arterial aneurysma

四肢にみられるのは, 後天性のもので, 血管損傷, 感染, 鈍的外傷, 動脈硬化などによる. 鼠径部, 外転筋管部, 膝窩部などに発生する.

症状としては疼痛, 圧迫, 末梢の血行障害や浮腫を生じ, 腫瘍部に収縮期に一致して雑音を聞くことができる.

治療法は, 動脈瘤切除と, 血管再建などの血管外科的方法がとられる.

表32-10-5 Klippel-Weber-Trenaunay症候群の臨床所見

1. 血管系異常
   火炎状母斑, 先天性動静脈瘻, 毛細血管性血管腫, 海綿状血管腫, 先天性静脈瘤, リンパ管腫, 前記の組み合わせ
2. 軟部組織および骨の形態異常
   軟部組織, 骨の肥大, 萎縮
3. 将来起こす可能性のある合併症
   浮腫, 静脈炎, 血栓症, 下肢の延長や短縮による代償性側彎症や股関節障害, 機能障害, うっ滞性皮膚炎, 皮膚潰瘍, 静脈結石症, 骨の脱灰, 多汗, 肺高血圧, 異常知覚

(Howitz P et al : Acta Pediatr Scand 68 : 119, 1979 ; 宮本　洋ほか : 形成外科41 : 381, 1998を参考に著者作成)

❹動静脈瘻 arterio-venous fistula, Klippel-Weber-Trenauney症候群

動脈と静脈の異常交通状態で, 拍動性血管腫, 蔓状動脈瘤, 動静脈瘤などとも呼ばれている.

先天性のものは多発性であって, 動静脈原基の異常によるといわれ, 前腕手部に多い.

症状としては, 静脈瘤, 皮膚温上昇, 静脈酸素分圧上昇, 心肥大雑音などがある (表32-10-5).

診断は, 吻合部の圧迫で, 脈拍が変化するBranham's sign や血管造影などの検査で, 比較的容易である. なお, 単純性血管腫, 怒張した静脈拡張, 肢の延長肥大の三主徴を伴うものを, Klippel-Weber-Trenauney と呼んでいる. しばしば, リンパ管異常を伴う.

Klippel-Weber症候群は, Klippel-Trenauney症候群とPerkes-Weber症候群の併用名である. 前者は, 動静脈瘻は存在せず, 後者は存在する. 両者は, 臨床上の鑑別が難しいことからKlippel-Weber-Trenauney syndrome と呼ばれている.

後天性のものは, 血管刺創後などに生じる.

病態生理は, ①罹患動脈の大きさ, ②交通路の大きさと数, ③心臓からの距離, ④発症後年数, などによって変わる. 著明な場合は, 血圧下降, 脈圧増大, 心拡大, 心不全 (high output cardiac failure) などもみられる. Klippel-Trenauney では, 凝固系の異常を起こし, 静脈血栓や血栓塞栓症を起こしやすい.

治療としては, 圧迫, 安静, 患肢挙上による保存的治療を行い, 無効のときは, 外科治療となるが. 完治は難しい. 骨格の異常があれば, 骨端癒合術 (骨固定術 stapling), 大腿骨や脛骨の短縮術を行う. 皮膚病変は, 切除やレーザーを考慮する (吉本ら1999). 外科的に切除しても交通路が多く, 困難なことが多い. 後天性の場合は, 側副血行の問題もあるが, 先天性に比べれば容易である.

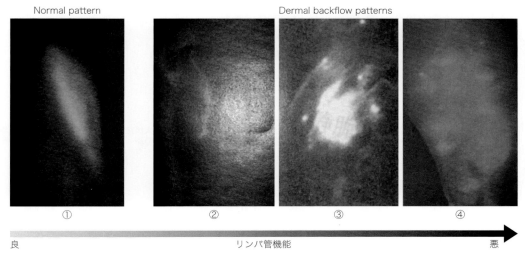

図32-10-8　ICG蛍光リンパ管造影所見の分類
①：linear pattern，正常所見．リンパ管機能の低下に伴い，②：splash pattern，③：standard pattern，④：diffuse pattern の3種類の dermal back flow pattern に移行する．

（秋田新介氏提供）

❺動静脈末梢循環障害の合併したもの

動脈，静脈両方の疾患が合併している場合は，両方に対する治療を併用する．

❻糖尿病性血管障害

糖尿病性血管障害には閉塞性の虚血性大血管症 macroangiopathy と最小血管症 microangiopathy がある．

治療は血糖コントロール，血行改善である．血行改善としてはプロスタグランジン E_1 製剤（プロスタンディン®），PGI-2 製剤（ドルナー®，プロサイリン®），血小板凝集抑制薬（プレタール®，エパデール®，アンプラーグ®）などが選択される（清川ら 2004）．

局所療法については他の部位からの血管柄付き皮弁移植など考慮する．また清川ら（2004）は再生医療の有用性を示唆している．

場合によっては肢切断もありうるが，可能な限り下肢長温存が大切である．

❼医原性血行障害

医原性潰瘍 iatrogenic ulcer としては，生食液（特に乳児），ノルエピネフリンやプロカイン注射によって阻血性壊死，あるいはマイトマイシンのような抗癌剤などの直接の組織傷害による壊死などがあるが，これらには血管拡張薬投与，神経節遮断などを行い，潰瘍があれば切除，欠損部には分層植皮または皮弁による修復を行う（本章 -5-A-④「点滴漏れ障害」の項参照）．

D. リンパ管系疾患

四肢のリンパ系疾患としては，リンパ管炎 lymphangitis，リンパ節炎 lymphadenitis，リンパ浮腫 lymphededma（象皮病 elephantiasis）などがあるが，形成外科的に問題になるのはリンパ浮腫であり，主として慢性リンパ浮腫である．

リンパ浮腫の記載は，Winiwarter（1892）によってなされ，Reichert（1930）により，リンパ系不全説が唱えられた（大熊 1983）．

リンパ浮腫の患者は不安やうつなど情緒不安定であり，家庭的，社会的にも問題を抱えており，治療が急がれる．

❶リンパ系の解剖，生理

リンパ管系は，胎生初期に静脈内皮層より形成され，胎生 8 週末には完成する．

表皮直下の口径 15〜70 μm（大谷ら 1997）の毛細リンパ管 capillary lymph vessels より起こり真皮内の弁構造を有する口径 70〜150 μm の前集合リンパ管 precollecting lymphatic vessels へ入り，net work を作り，さらに，口径 150〜350 μm の皮下脂肪組織に移行，外周に平滑筋を有する集合リンパ管 collecting lymphatic vessels へ移行，平滑筋の自動運動をし，筋ポンプによる運動でリンパ液を中枢へ送る．浅深リンパ管は深筋膜で隔てられ，リンパ節まで交流がない構造になっている（須網ら 2008）．

リンパ管系は，上肢では橈側，正中，尺側の 3 系統に分かれ，前者は，三角筋胸筋リンパ節，鎖骨上リンパ節を経過し，正中リンパ管系は腋窩リンパ節を経る．

リンパ管壁は内・中・外膜よりなる．

下肢は，浅リンパ管系と深リンパ管系に分かれ，両者は

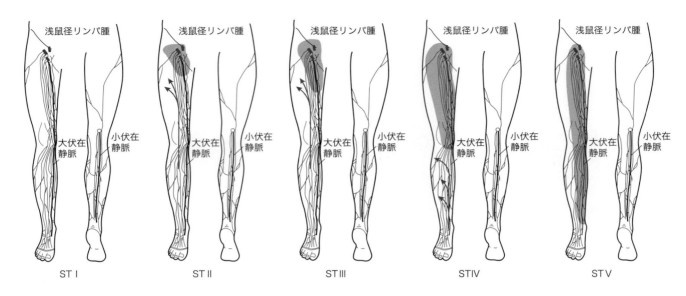

図32-10-9　リンパシンチグラフィーによるリンパ浮腫の評価
ST Ⅰ～Ⅴにかけて骨盤内から鼠径の障害部位より遠位部のリンパ節やリンパ管が障害される（グレー）．この部位を越えてリンパは流れず，皮下にDBFとして貯留する（ST Ⅱ～Ⅳ）．障害部位が下肢全体に及ぶと，トレーサーは足の注入部位に留まる（ST Ⅴ）．

（前川二郎ほか：PEPARS 22：29, 2008）

わずかに足の後外側で連絡する以外，深筋膜で分離され，両者に交通はない．浅リンパ管系は大伏在リンパ管と小伏在リンパ管に分かれる．真皮内のリンパ管には弁がなく，真皮下リンパ管になって弁がつき，筋運動でリンパ流が行われる．リンパ管壁は壁面に全体で0.2％の孔があり，電解質や水分を透過し，過剰な水や溶液を除去し，蛋白質を血管系に戻す働きを行う．

リンパ節は，細菌や腫瘍細胞の濾過器や抗体産生の役割を持つ．

❷リンパ管造影法 lymphangiography

a.　インドシアニングリーン（ICG）法

これは，0.2～0.3 mLを趾間に皮下注射し，1時間後に近赤外線蛍光観察装置によって，中枢側へ進むのを皮面から観察する．

リンパ管機能が正常な場合は，リンパ管の走行が線状に描出される（normal pattern）．しかし，リンパ浮腫患者では，その重症度に応じて，皮膚逆流所見がみられる（dermal backflow pattern）（図32-10-8）．

本検査法は，リンパ浮腫の早期診断法，重症度判定に有用であり，また手術の場合に，皮切の位置決定にも有用である．しかし，皮面より15 mm以上の深部リンパ管や三次元評価は難しい．

b.　リンパシンチグラフィー

これは，深部リンパ管の描出が可能で，現在，広く利用されているが，被曝の問題がある．皮下に，^{99m}Tc標識ヒトアルブミン，または，^{99m}Tc標識スズコロイドを，0.8 mL（160 mBq）皮下注射する．そして，15分，60分，120分後にシンチカメラで撮影する（図32-10-9，図32-10-10）．従来は，二次的な画像評価のみであったが，近年はSPECT-CTを用いた三次元評価も可能になっている（秋田 2014）．

c.　GdDTPA（マグネビスト®）によるMRIリンパ管造影法

1 mL皮下注射後30分で撮影する．静脈の走行も同時に撮影可能であり，三次元的描出，浮腫や組織の線維化なども診断できる．リンパ管は数珠状に蛇行した線とみえるので診断は容易である（緒方ら 2008）．

❸リンパ系疾患

a.　リンパ管損傷

種々の四肢軟部組織の外傷によって損傷を受け，リンパやリンパ球が漏出し，血液とともに創分泌液を作るが，吸収されてしまう．

b.　リンパ管炎 lymphangitis

通常，連鎖球菌，ブドウ球菌の感染が多い．

充血，腫脹，硬結を呈し，次第にリンパ管に沿ってびまん性充血や浮腫を生じるようになる．

治療は，四肢の安静，高挙，湿布，抗菌薬療法を行う．

c.　リンパ節炎 lymphadenitis

感染によって病原菌や毒素がリンパ流に乗ってリンパ節に運ばれるが，リンパ節の食作用の限界を越すとリンパ節炎を起こす．

治療は，原疾患の治療と抗菌薬療法である．

d.　リンパ浮腫 lymphedema

1）発生機序

リンパ浮腫の発生機序は，毛細管濾過量 capillary filtrationがリンパ管への流入量 lymphyatic return flow

32・10 末梢血管系疾患 141

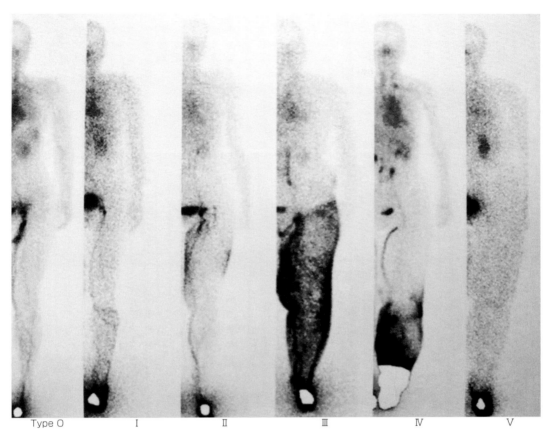

図32-10-10 リンパシンチグラフィーによるリンパ管機能の分類
dermal backflow の拡がりに応じて Type 0〜Ⅴに重症度の分類．重症度の前川分類（前川ら 2008）．

(秋田新介氏提供)

表32-10-6 リンパ浮腫の原因

A. congenital lymphedema
1. congenital aplasia or hypoplasia of peripheral lymphatics;
2. congenital abnormalities of the abdominal or thoracic lymphatic trunks;
3. congenital valvular incompetence (associated with megalymphatics).

B. acquired lymphedema
1. Intraluminal or intramural lymphangio-obstructive edema;
   Ⅰ) obliteration of the distal limb lymphatics
   Ⅱ) obliteration of lymphatics in proximal part of the limb with dilatation of distal lymphatics
   Ⅲ) combined
2. obstruction of the lymph nodes.

(Szuba A et al : Vasc Med 2 : 321, 1997 より引用)

を越え，同時に静脈系毛細管床 venous capillary bed の再吸収力を越えると毛細管内圧が上昇，透過性が先進し，その結果，組織間隙に浮腫を生じる（Rockson 2001）．

浮腫が持続すると皮膚および皮下組織に線維化が起こり，静脈系の変化を起こす．リンパ流が障害されると細菌感染を起こしやすく，リンパ管炎やその他リンパ管閉塞によるいろいろな障害を起こす．

2）原因
Szuba ら（1997）は，表32-10-6のようにその原因を列挙しているが，Kinmoth（1972）は誘因なく発生するものがはるかに多いという．

3）分類
a）発症経過による分類
①急性リンパ浮腫：これは外傷，感染，静脈炎などで起こるが，原疾患の治療でおさまる．発赤腫脹が主症状である．
②慢性リンパ浮腫：静脈系異常，静脈の遮断や灌流不全によるもので，静脈X線造影で診断はつくが，持続性浮腫になると，皮膚皮下組織の線維化を起こす．動静脈の先天異常でも起こる．
合併症として母趾の陥入爪，巻き爪，足趾の白癬菌症，扁平苔癬，陰部浮腫，リンパ管肉腫がある．

b）原因別分類
①先天性リンパ浮腫：18〜37％に家族歴があり，リンパ浮腫の83％を占め，6：4で女性に多い（Kinmoth 1982, 大熊1983）．年齢的に，若年性 lymphedema praecox と遅発性 lymphedema tarda に分けられ，足部に始ま

142　第32章　四肢部

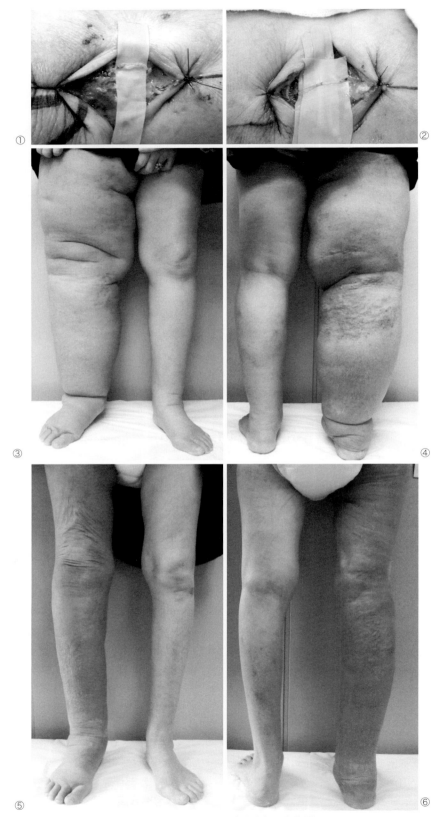

図32-10-11　リンパ浮腫（58歳女性）
①②：リンパ管静脈吻合術施行，③④：術前，⑤⑥：術後2週間．

（上村哲司氏提供）

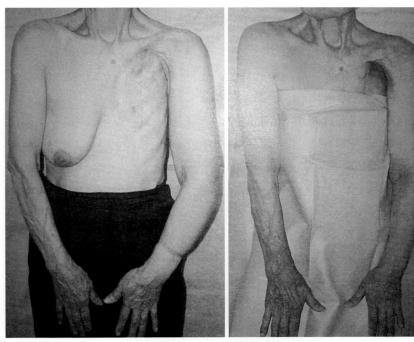

図32-10-12　リンパ管静脈吻合術例

（秋田新介氏提供）

り，漸次近位に向かって，徐々に腫脹が進行していく．潰瘍形成はないが，皮膚の硬結などの症状を呈する．

(1) リンパ管無形成 aplasia：先天性リンパ本幹欠損で生下時より腫脹があり，リンパ管染色でも足関節以上は染色されない．

(2) リンパ管形成不全 hypoplasia：リンパ管の大きさと数の不足があり，1～2本のリンパ管のみが造影される．皮膚の損傷を受けたり，成長につれて浮腫を増大する．またリンパ管炎，結合組織炎など起こしやすい．

② 後天性リンパ浮腫：リンパ管系疾患のうち，上肢にみられるものは，filariasis，外傷性瘢痕などであるが，最も多いのは乳癌の根治手術後にみられるもので，原因としては，術後の瘢痕，腋窩静脈やリンパ管の閉塞，感染，線維化，放射線障害などが考えられる．

下肢では感染，filariasis，外傷，術後瘢痕によるものである．また，中年以降では悪性腫瘍，たとえば女性では子宮や子宮頸部の癌，男性では前立腺癌などによって起こりやすい．術後の放射線療法が大きく影響し，下肢リンパ浮腫のうち両側性が多く（43％），片側性でも両側性になる可能性がある（光嶋ら 1998）．

c) 宮田，上村（2015）の発生時期による分類

① 遺伝的リンパ浮腫（一次性リンパ浮腫）

(1) 先天性（生下時あり）：2歳頃出現，リンパ系の形成不全または低形成による．ミルロイ Milroy 病は，常染色体優性，VEGFR3（血管内皮細胞成長因子受容体3）の変異のよる．

(2) 早発性（生下時なく，35歳までに発症）：2～35歳に出現，初潮期，妊娠中の女性に多い．メージュ Meige 病は，常染色体優性．転写因子遺伝子による．

(3) 遅発性（35歳以後発症）：遺伝的根拠不明．

(4) その他：Turner 症候群などにみられることあり．

② 続発性リンパ浮腫（二次性リンパ浮腫）：続発性（外傷，悪性腫瘍，感染，フィラリアなどの寄生虫など）に分類している．

d) 病期による国際分類

国際リンパ学会によるリンパ浮腫の病期分類は（松原ら 2013）

① 0期（潜在期）：リンパ機能は低下しているが，明らかな浮腫を認めない．

② Ⅰ期（浮腫期）：浮腫を認めるが，患肢挙上で改善，圧痕形成あり．

③ Ⅱ期（早期～浮腫期）：患肢挙上で改善しない浮腫を認める圧痕あり（晩期）線維性硬化が著明，圧痕形成あり，または，なし．

④ Ⅲ期（皮膚病変期）：リンパうっ滞性象皮病などがある．圧痕なし

e) リンパ浮腫の治療法分類

Campisi（1999）は，リンパ浮腫の進行度による治療法の分類を行っている（筒井ら 2003）．

① Ⅰ期：（一過性リンパ浮腫）（薬物療法，手指あるいは機械的リンパドレーン，ストッキネット）

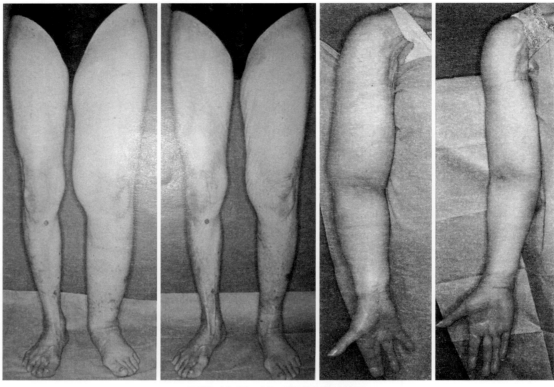

図32-10-13　リンパ管静脈吻合術例

（秋田新介氏提供）

② Ⅱ期：(永続性リンパ浮腫)(上記か, microsurgery)
③ Ⅲ期：(進行性リンパ浮腫)(上記と同じ)
④ Ⅳ期：(線維化リンパ浮腫)(上記に同じ)
⑤ Ⅴ期：(象皮病)(differed reduction surgery)

4) 症状
上村ら(2015)によると，次のように段階化している．
① 発症前：重さやだるさ，夕方増強
② 発症初期：浮腫の発症徐々に進行，可逆性(安静で改善)，pitting edema (皮膚の指陥凹)
③ 中等度進行：不可逆性, non-pitting edema, 無痛性, 片側性多し．
④ 重度進行：象皮病，合併症として蜂窩織炎，皮膚難治潰瘍．

5) 診断 (松原ら2013, 上村ら2014)
① 視診，触診
② 超音波検査：水分分布，線維化，脂肪組織の輝度変化，敷石状変化が描出
③ リンパ管シンチグラフィー lymphocintigraphy：^{99m}Tc標識ヒトアルブミンを趾間に注射，リンパ節やリンパ管の描出不良，側副路描出で診断
④ indocyanine green (ICG) 蛍光リンパ管造影法：ICGを趾間に注射，近赤外線蛍光カメラで経皮的に撮影する方法．
⑤ Single photon emission computed tomography-lympho-scintigraphy (SPECT-LS)：ガンマカメラとマルチスライスCTを組み合わせた検査法, ^{99m}Tc標識ヒトアルブミンを使用．
⑥ MR lymphangiography (MRL)：リンパ管の三次元的走行やリンパ液逆流現象 dermal back flow (DBF) の評価が可能．ガドリニウム造影剤少量皮下注射後，撮影，リンパ管の浅深描出，皮下組織，筋，筋膜などの情報が得られる．

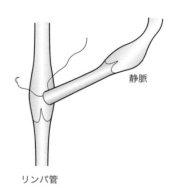

図32-10-14　鼠径部より採取する血管柄付きリンパ節移植の模式図

（秋田新介氏提供）

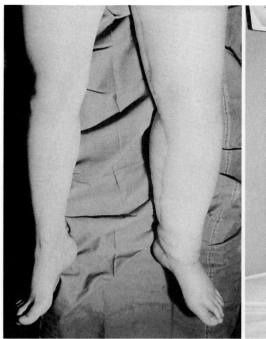
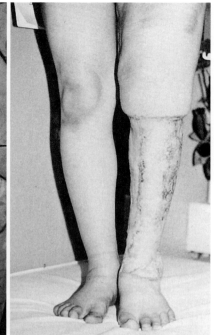

a：Thompson手術後
手術効果がないので，皮膚および皮下
組織を切除，筋膜上に分層植皮．

b：術後4ヵ月
この方法では乗馬ズボン用変形が
目立つ．

図 32-10-15　左下肢リンパ浮腫

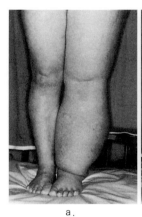
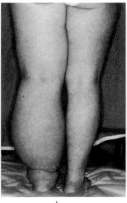
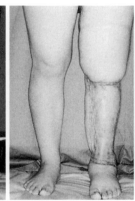
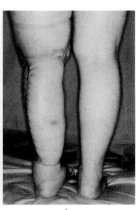

a. 　　　　　　b. 　　　　　　c. 　　　　　　d.

a，b：術　前
c，d：Thompson法を行ったが効果がないため，下肢のみ切除，その皮膚を全層植皮した．
なお，全周に植皮すると乗馬ズボン用変形を起こすため伸側のみに植皮した．術後1年2ヵ
月である．

図 32-10-16　左下肢リンパ浮腫

6) 鑑別疾患

a) 慢性静脈性浮腫（深部静脈血栓性疾患）chronic venous insufficiency and postphlebitic syndrome

疼痛，瘙痒，ヘモジデリン沈着，皮膚変色，静脈瘤，潰瘍などを生じることで鑑別できる（Rockson 2001）．

b) 粘液性浮腫 myxedema

甲状腺機能亢進で粘液（ヒアルロン酸に富む蛋白質）の皮内貯留．手掌，足底，肘，膝の皮膚異常，毛髪異常，乏汗症などで鑑別（Rockson 2001）

c) 脂肪性浮腫 lipedema

皮下組織における脂肪および水分の過剰蓄積で，これは，①両側性，②足部にこない，③リンパ浮腫の皮膚障害がない，④外果前方に fat pad，⑤ Stemmer's sign の欠除があるなどで区別できる（Rudkin 1994, Rockson 2001）．

d) その他

廃用性浮腫（高齢者では筋力低下で筋駆出ポンプ機能不

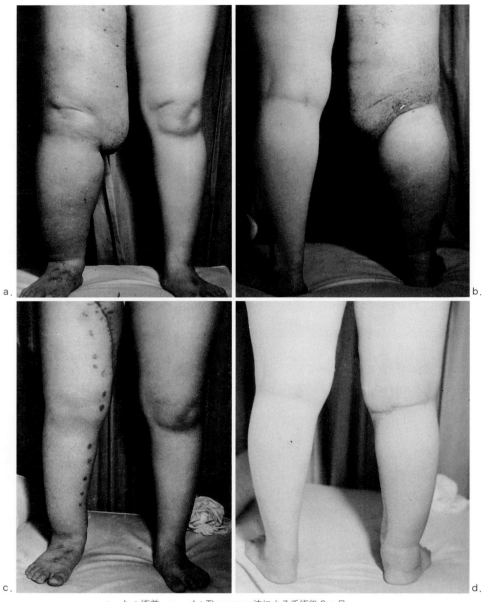

a, b：術前, c, d：Thompson法による手術後2ヵ月
図32-10-17（1） 右下肢リンパ浮腫

全や弁機能低下）

❹リンパ浮腫の治療

リンパ浮腫の本態が，蛋白粒子の結合組織内貯留であるから，治療の目的は①血管透過性の減少，②リンパ管流の増大，③マクロファージによる消化分解，④リンパ管の再生吻合（難波ら2002）である．

a. 保存的治療（上村ら2014）

①スキンケア：清潔，保湿，皮膚への刺激軽減（虫さされ，傷，日焼けなど）

②用手的リンパドレナージ（manual lymph drainage；MLD）：貯留リンパ液をリンパ管に戻すためのマッサージ．

③圧迫療法：リンパ浮腫の軽度のものは，弾性包帯による圧迫（25～40mmHgくらい），四肢の高挙，マッサージ療法などで軽快する．また感染性原疾患では感染予防も行う．浮腫に対して，利尿薬や塩分制限も考慮する．

④圧迫下運動療法

⑤生活指導

b. 薬物療法

第3章「創傷治療」の項参照．

①抗菌薬投与：細菌感染予防（蜂窩織炎，壊死性筋膜炎，ガス壊疽など）

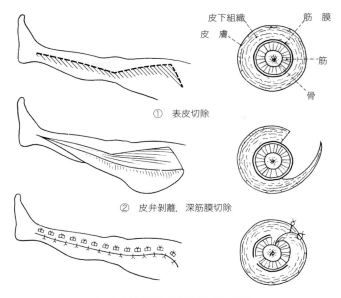

e：Thompson法による手術法（Thompson N：Br Med J 2：1967，1962より改変して引用）

図32-10-17（2）　右下肢リンパ浮腫

②リンパ循環促進剤：メリロートエキス（benzopyron）など．

c. 外科的治療

保存的治療に抵抗するほど，病勢が進行し，下肢の大きさの増大，皮膚の肥厚，硬結，角化異常，皮膚炎などを起こした場合には手術的に処置する．

1) lymphangioplasty

Handley（1908）の絹糸法以来，ポリエチレン糸，ナイロン糸を皮下に通してリンパ液を誘導しようとする方法であるが，瘢痕形成のため，いずれも失敗．

Gillies & Fraser（1935）の腹部皮弁による下肢リンパの誘導法が報告されて以来，数多い方法があるが，失敗が多い．これに属するものに筋皮弁移行術，島状鼠径皮弁法などがある（光嶋2004）．

2) 大網移植法

Goldsmithら（1966，1967）が用いたが，亀井ら（2009）は，右胃大網動脈を血管茎として選択しているが，長い血管茎が採取でき，動脈血管径が平均2.8 mm，静脈が3.2 mmで弁もなく，移植しやすいという．腹部合併症が多い．

これに類似する方法に腸管弁移植術（Kinmonth法）がある．

3) リンパ管静脈吻合術　lymphatico-venous shunt

保存療法後の第一選択である（図32-10-11～図32-10-14）．

O'Brienら1977，Koshimaら1996，2000，2003，2004），難波ら（2002），Terashiら（2003），Campisiら（2004）の報告があり，リンパ管-静脈吻合術で87％に，平均67％に容積の減少が得られたといい，浮腫早期では効果が大で，圧迫療法との併用で，さらに効果があがる．現在，主流になりつつあるが，しかし症状の軽減はあるが，完治は難しい（長尾ら2004）．吻合術無効例も10％に認められるという（光嶋ら2008）．特に吻合に適したリンパ管が見つからない場合，さらに皮膚の変性を起こした場合には効果は少ない．

大西ら（2008）によると，Campisiら（2006）のリンパ浮腫の臨床分類のstage 4までを適応とするという．

指間や趾間にパテントブルーや，インドシアニングリーン（ICG）を0.2～0.3 mL注射すると，リンパ管に吸い込まれ，青い線や蛍光として中枢側へ進むのが皮面からみえる．GdDTPA（マグネビスト®）1 mL皮下注射，30分後MRI撮影，静脈も同時に撮影できる．リンパ管は数珠状に蛇行した線とみえるので診断は容易である（緒方ら2008）．

関節部に小切開を加え，上肢では撓側か尺側の皮静脈，下肢では大小伏在静脈の辺りを探すとリンパ管がみえる．静脈とリンパ管とを識別し，両者の口径により，端々吻合，端側吻合をする．untied stay sutureといい，第1針を結ばないで，IVaS法（intra-vascular stenting method）のように色付きナイロン糸をリンパ管に挿入し，反対の端を静脈に通し，支柱にし，2針目からstay sutureを結ぶようにすると縫合しやすい（成島ら2008，長谷川ら2008）．

静脈リンパ管吻合 Microsurgical lymphatico-venous implantation後も圧迫療法を続ければ好結果につながるという（古川ら2008）．

評価は，発生時期，保存療法期間，術後時間，評価法，など様々で難しい．リンパシンチグラフィーなどの報告はあ

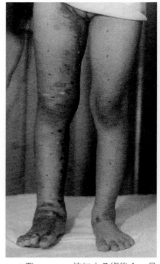 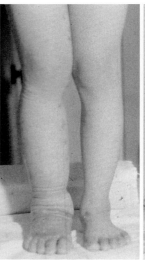 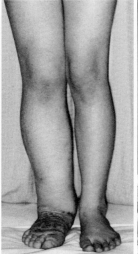 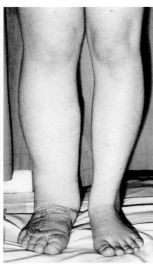

a：Thompson法による術後1ヵ月　　b：術後4ヵ月　　c：術後7年　　d：術後10年

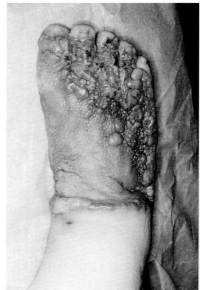 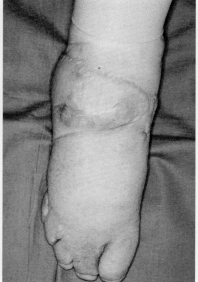 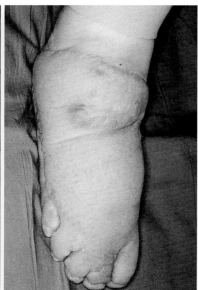

e：術後15年
植皮部分が凹凸になっている.
リンパ浮腫に遊離植皮は禁忌である.
　　　　f：下肢交叉皮弁にて修復後3年　　　　g：下肢交叉皮弁にて修復後3年

図 32-10-18　右下肢リンパ腫瘍
写真からみられるように，成長に伴って大きくはなっているが，リンパ浮腫そのものの進行はないと考えられる.

る（前川ら 2008）.

5）リンパ浮腫部の組織切除 excisional procedure
① Charles（1912）の皮膚皮下組織筋膜切除法 dermato-lipo-fasciectomy，
② 分層植皮．
③ Kondoleon（1912）の前記組織切除後縫縮する方法．
④ Sistrunk（1918）の Kondoleon 変法で，下肢を内外側2回に分けて，前記組織を切除する方法があり，
⑤ Homans（1936）も類似法を報告している．

下腿のリンパ浮腫は，下腿のみ切除，植皮すればよく，通常，膝下から足果部まで植皮するが，足趾基部まで行う人もいる．この手術法の欠点は術後下腿の形態が乗馬ズボン様になることであり，術後は，四肢の高挙，弾性包帯や靴下による固定などを継続する（図 32-10-15, 図 32-10-16）.

6）浅深リンパ管連絡法 Thompson method
Lanz（1911）の報告に始まるが，Thompson（1962, 1970）は，皮膚皮下組織筋膜を切除し，内側皮弁の表皮をダーマトームで剥離したのち，これを筋層内に巻き込む buried dermal flap 法を報告しているが，効果のあるもの（図 32-10-17）と，ないもの（図 32-10-18, 図 32-10-19）がある．あ

32・10 末梢血管系疾患   149

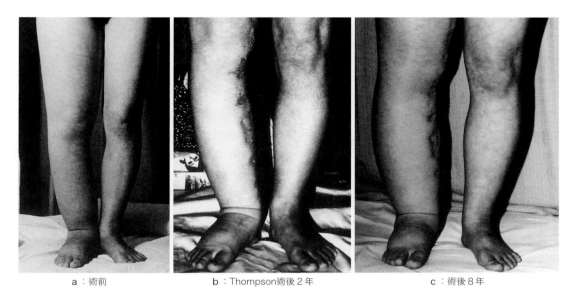

a：術前　　　　　　　　b：Thompson術後2年　　　　　　c：術後8年

図 32-10-19　右下肢リンパ浮腫

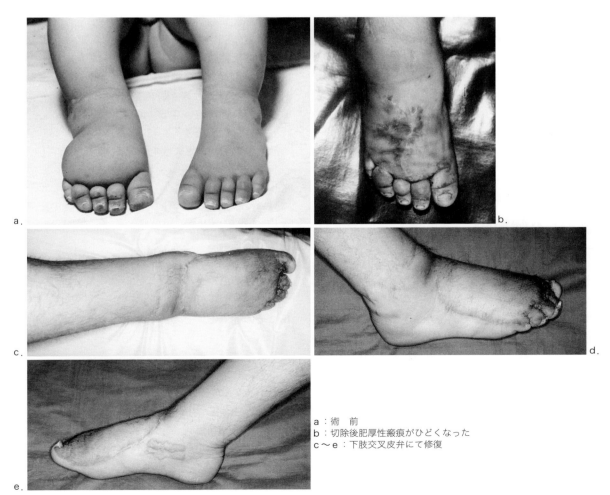

a：術　前
b：切除後肥厚性瘢痕がひどくなった
c〜e：下肢交叉皮弁にて修復

図 32-10-20　右下肢リンパ浮腫

まり，巨大なものは最初から切除したほうがよい（**図 32-10-16**）．

7）瘢痕性浮腫

一方，上肢では，特に乳房摘出術後の瘢痕や放射線障害によるリンパ浮腫は，障害部の切除と皮弁による被覆を行うが，皮弁としては胸部皮弁，吻合皮弁が用いられる．

8）リンパ浮腫と植皮

リンパ浮腫の手術後は往々にして肥厚性瘢痕を生じやすい．また，遊離植皮術を行うと植皮片が異常腫瘤を生じやすいので皮弁による修復を行わなければならない（**図 32-10-18, 図 32-10-20**）．

❺治療法のまとめ

以上いろいろなリンパ浮腫治療方法があるが，結論としては，次の順序で行う．

①原疾患があれば，その治療を行うとともに，
②保存的治療を行い，効かなければ，
③超微少外科手技で，リンパ管と静脈とを吻合する（約半数で有効-難波ら 2002）．
④治療効果の乏しい症例では，血管柄付きリンパ組織移植，脂肪吸引法などの治療法が提案されているが，長期的治療効果を断定するには，症例の蓄積が不十分である（秋田，2014）．
⑤Thmpson 法などの皮弁の巻き込み，さらに，
⑥皮下脂肪の切除，遊離植皮は，最後の手段であろう．

❻症例

図 32-10-20.

32・11　下腿潰瘍

下肢の脈管系疾患が進行すると下腿潰瘍に発展する（下腿脈管腫の項参照）．しかも，個々の専門家が個別に治療する時代ではなく，各専門家がチームを組み，治療に当たらねばならないほど，深く，かつ広範な知識と技術を必要とするようになっている．ここでは形成外科的必要性について述べるにとどめる．

詳細については（上村ら編集；下肢救済マニュアル，2014）を参照されたい．

❶成因

下腿潰瘍は，種々の原因で生じ，特に糖尿病，膠原病，脈管関係疾患で，慢性化し，治癒が遷延しやすいためである．（辻 2010，野本ら 2012）

上村ら（2008）によると，欧米では下腿潰瘍の原因では，下腿静脈圧上昇が最も多く，75〜90％を占めるという．男女差は 1 対 2 で，70 歳代がピークという．米国では，足病医 podiatrist という専門医が中心になって対応している．

❷下腿潰瘍の分類

a.　動脈性潰瘍

PAD，Buerger 病（若年喫煙者に多く，歯周病菌感染も多い）。

Blue toe syndrome，動静脈奇形，動脈瘤などがある（膝窩に多く，中年男子に多い）。

動脈性潰瘍には，閉塞性動脈硬化症（arteriosclerosis obliteranns；ASO）と閉塞性血栓血管炎 Buerger 病（thromboangitis obliterans；TAO）があるが，最近では TAO が激減，ASO が増加しているため，欧米では ASO と PAD（peripheral arterial disease）が同義語的に使用されている．

横井（2010）は，動脈硬化が原因で，死亡率 10％，下肢切断 25〜45％に上るという．

b.　静脈性潰瘍

静脈うっ滞性潰瘍，Kleinfelter 症候群，Marfan 症候群

c.　神経原性潰瘍

糖尿病性潰瘍，脳神経領域麻痺疾患，ハンセン病「末梢神経に慢性特異性肉芽腫性炎症の I 型（ハンセン腫型）と末梢神経障害が強い T 型（類結核型）とがある」

d.　感染症性潰瘍

壊死性筋膜炎，ガス壊疽，結核，深在性真菌症，梅毒，骨髄炎

e.　膠原病性潰瘍

リウマチ，エリテマトーデス，全身性強皮症，壊疽性膿皮症，シェーングレン症候群

f.　外傷性潰瘍

熱傷，開放性骨折，陥入爪

g.　癌性潰瘍

瘢痕癌，有棘細胞癌

h.　その他

褥瘡，リンパ浮腫，Werner 症候群，先天性表皮水泡症，医原性潰瘍

❸下腿潰瘍の症状

a.　動脈性潰瘍

末梢性動脈疾患（peripheral arterial disease；PAD）で，虚血による異常を起こし，間歇性跛行から重症下肢虚血症（critical limb ischemia；CLI）に進行する．血管の石灰化もある．40〜60％に冠状動脈，脳動脈疾患を合併し，予後不良である．

臨床症状はFontaine分類，Rutherford分類で整理されている．最近では，後者の分類が広く利用されている．

CLIはRutherford分類の4，5，6にあたる（上村2014）．

間歇的跛行は，腰部脊椎管狭窄との鑑別を要する（後者は，末梢血管拍動を触れるし，疼痛は臀部，大腿部に多い）（上村2014，橋本ら2014）．

b．静脈性潰瘍

静脈血うっ滞→静脈圧亢進→血液漏出→フィブリン沈着→皮膚酸欠→潰瘍となる．

好発部位はgaiter areaと呼ばれる下腿の最も太い部位および腓腹筋膨隆部から足関節下縁である（上村ら2008）．

足関節上腕血圧比で，正常値の0.9からみて，0.8以上ではPADを否定できるが，0.8未満ではPADの合併とみて，下肢末梢動脈の検査を行う（上村ら2008）．

c．糖尿病性潰瘍

糖尿病患者は，厚労省の2007年の調査では，約700万人といわれ，予備軍を入れて，約2,200万人で，年々増加している．現在，治療中の人間で，足の壊疽は，0.7％で（峰岸ら2010），下肢切断の85％にあたり，その原因の45〜60％が神経障害，45％が神経障害と血流障害を合併している事から，糖尿病のコントロールは極めて大切である（上村ら2014）．

米国の統計では，糖尿病患者の約15％が下肢潰瘍を合併し，その7〜20％が切断を受けているという（峯岸ら2010）．糖尿病潰瘍は次のように分類されている．

1）神経性潰瘍

peripheral neuropathy（PN）である．糖尿病性神経障害は最も早く現れるので注意深く診断する（上村2014）．罹患後5年未満で約20％にみられるという（森脇ら2014）．

無痛で，気づきにくいので悪化しやすい．自律神経障害もあるので，汗腺分泌低下で，発汗減少，皮膚の乾燥，亀裂を起こし，足部の関節破壊でCharcotシャルコー足変形を起こし，土踏まずが突出変形する．

運動神経麻痺で骨間筋，虫様筋異常による骨変形から趾変形（hammar toe，claw toe変形），ベンチ腫形成，外反母趾，足趾間軟鶏眼があるという（峯岸ら2010）．

母指内側bunion，小趾外側bunionettoを起こす．足関節，アキレス腱の障害も生じやすい（森脇ら2010）．

知覚障害もあり，気づかない間に外傷を受けやすい．糖尿病性潰瘍は**表32-11-1**のように分類されている．

2）動脈性潰瘍

糖尿病に由来する動脈性疾患

3）感染性潰瘍

無痛で怪我に気が付かないで，感染もわからない，免疫機能も低下する．骨髄炎，壊死性筋膜炎，ガス壊疽なども合併する（森脇ら2014）．

表32-11-1　神経障害と循環障害の症候の違い（上村2014）

	神経障害によるもの	循環障害によるもの
症状	無痛	有痛
視　診	胼胝など皮膚肥厚	光沢あり，毛がない
触　診	温かい，かさかさ乾燥	冷い
骨変形	変形あり	変形なし
血　流	血流増加	血流減少
壊　死	湿性壊死	乾性壊死（ミイラ化）

a）米国感染症学会（Infections Diseases Society of America：IDSA）感染分類

①mild：皮下組織までの浅い，局所感染

②moderate：皮下組織以上に広範な発赤を伴う局所感染，膿瘍，骨髄炎など，

③severe：SIRSの診断基準の2つ以上あるもの

b）米国足病医学会（American College of Foot and Ankle Surgeons：ACFAS）分類

①non-limb threatening infection：前記mildに相当

②limb threatening infection：前記moderate，severeに相当

③混合性：上記の症状が混在して悪化していく．

c）糖尿病足に対する国際ワーキンググループ分類（菊地ら2015）

①definite確定的：骨培養と病理で確定診断，手術時に骨より排膿，潰瘍内に骨片，MRIで骨内膿瘍，

②probable推定的：創内に海綿骨露出，MRIで特徴的所見（T1強調像で低信号，脂肪抑制T2強調増で高信号），骨培養か病理所見でどちらかが陽性，

③possible可能性：X線上で骨皮質の破たん，MRIで骨浮腫，probeテスト陽性，骨皮質露出，ESR＞70MM/hr，6週間以上治癒せぬ潰瘍

d）糖尿病足分類（田中ら2012）

①神経障害型

Type I：浅潰瘍型

Type IIa：深潰瘍，感染型

Type IIb：重症感染型，虚血性型

Type IIIa：神経虚血型

Type IIIb：重症虚血型

これらのテストは，現在使用されず，画像検査にかわった（八巻ら2008，寺師2013）．

②膠原病性潰瘍

血管炎性，有痛性

（図32-11-1〜図32-11-8）

❹下腿潰瘍の検査

a. 一般検査

1) 視診

皮膚色，ヘモジデリン沈着，萎縮，脱毛，

下肢の慢性潰瘍は，虚血性かうっ滞性である．虚血性は趾尖に，糖尿病性は圧迫のあるところ起こりやすい．

2) 触診

冷感，拍動，足変形，関節可動域，跛行，歩行距離，動脈触知，アキレス腱反射

3) 聴診

PAD の合併を調べる

4) 血液検査

炎症マーカー検査（白血球数，赤血球沈降速度，蛋白，血清 C 反応性蛋白値 CRP，など．特に CRP は褥瘡発生や潰瘍切断と相関 - 佐野 2014）

b. 静脈テスト

1) Brodie-Trendelenburg test

大伏在静脈と穿通枝の不全の検査で，下肢を挙上，血液を虚脱させたあと，駆血帯を締め，立位にする．立位後，静脈が拡張すれば不全静脈が存在する．

2) Perthes test

不全穿通枝，深部静脈不全の有無を検査する．立位で大腿上部に駆血帯を巻き足踏み動作をさせ，静脈瘤が消失すれば不全なし，不変であれば，不全穿通枝が考えられる．

c. 画像テスト

1) ジュプレックス超音波法

duplex scan（血流をみる），非侵襲性で，スクーリーニング検査に適している．上村（2015）の著書が参考になる．

2) 単純 X 線 (骨変化，石灰化)

骨変形の特殊なものとして，シャルコー足がある．糖尿病患者の神経病性関節症で，骨破壊を伴う非可逆性で，足の熱感，2 度以上の温度差があれば，本症を疑い早期に安静固定で予防する．

3) 経動脈的血管造影 digital subtraction angiography，血管造影 conventional angiography

現在はほとんど使用されない），

4) Plain CT (石灰化をみる)，MDCTA multi-detector computed tomography angiography（320 列が現在最多）

血管内外の情報が得られる．CTA の他に，MPR-multiplanar reconstruction 画像，CPR 画像 curved multiplanar reconstruction，VR 画像 volume rendering，MIP 画像 -maximum intensity projection などがある．

5) MRI, MRA magnetic resonance angiography

MRI の primary sign と secondary sign で，骨髄炎の診断ができるという．

藤井ら（2014）によると，Primary sign では，正常骨髄は T1 強調像で高信号，脂肪抑制 T2 強調像または STIR 法では抵信号であるが，骨髄炎では T1 強調像で抵信号，脂肪抑制 T2 強調像で高信号という．Second sign では，軟部組織感染所見が出るという．組み合わせ検査をするとよい（表 32-11-3）．

6) PAD の診断頻度

造影 MRA で 95％，特異度 97％という（上村 2015）．

US, CT, MRI に絶対的第一選択基準はなく，種々の問題を考慮し選択するほうがよいという．

d. 神経検査

圧触覚検査は，Semmes-Weinstein monofilament（SWM）検査に代わった．

e. 血圧比

①足関節

上腕血圧比 ankle brachial pressure index（ABI）

正常値は，0.9 < ABI < 1.3 である．これが 0.9 以下では，95％の病変発見度であるが，1.3 以上は，石灰化の影響を受けて高くなる．虚血型では不明のこともある．0.4 以下は重症である．

②足趾

上腕血圧比 toe brachial pressure index（TBI）

正常値は，0.70 以上．ABI がはかれないときは TBI が参考になる．

f. 経皮酸素分圧 transcutaneous oxygen：pressure（TcPO$_2$）

ABI で評価できない高度石灰化病変に使用できる．創傷治癒予測，切断部位決定，切断部位治癒予測，手術の効果判定に有用である（上村 2014）．健常者下肢 30〜70 mmHg，40 mmHg 以上あれば正常で処置可能，30 mmHg 以下は重症虚血肢 CLI で，下垂位で 40〜70 mmHg 未満．しかし，tcPO$_2$ でマッピンして，切断部位を決める慎重さが必要である．

g. 皮膚灌流圧 skin perfusion pressure（SPP）

40 mmHg 以上あれば治癒率 100％であり，石灰化の影響なしという．峯岸ら（2010）も 40 mmHg 以上あれば早期のデブリも施行できるが，それ以下では壊疽を拡大するという．バイパス手術や EVT の血行再建術を考慮する．上村ら（2013）は，創周囲の充血層と辺縁の red ring sign があれば，虚血の根拠となるという．SRPP-skin reperfusion pressure は SPP より測定時間が短く足背，足底の同時測定が可能で有用性が高い．

h. 感染症検査

発赤，腫脹，握雪感（嫌気性菌を疑う），PAD はないこと多い，ベンチ腫，バニオン，白癬からの二次感染

i. 静脈うっ血検査

空気容積脈波法 air plethysmography（広く使用），静脈圧迫法，筋ポンプ脈波法

j. その他

サーモグラフィー，血糖値，など．細菌培養，血液培養

以上，いろいろな検査法を総合して診断する（八巻ら2008，安田ら2010，白石ら2013，寺師ら2013）．

❺下腿潰瘍の診断，治療時期まとめ

a. 評価

PADの評価法としては，橋本ら（2014）によると，①視診，②触診，③聴診，④足関節上腕血圧比ABI，⑤足趾上腕血圧比TBI，⑥脈圧伝播速度PWV，⑦皮膚灌流圧SPP，⑧経皮的酸素分圧，二酸化炭素分圧 $TcPO_2$，$TcPCO_2$，⑨エコー検査，⑩CT angiography，⑪潰瘍の精査，などで評価する（検査の項参照）．

末梢動脈疾患 peripheral arterial disease--PAD の重症化したものを重症下肢虚血（critical limb ischemia；CLI）という（表32-11-4，表32-11-5）．

b. 治療時期（辻2013）

1）動脈性潰瘍

①足関節上腕血圧比 $0.9 < ABI < 1.3$，②皮膚灌流圧（skin perfusion pressure；SPP）が，35mmHg以下を目安として治療する．

（末梢血行再建術，感染が重篤になるとデブリドマン，最後に断端形成術を考慮する．切断は可及的下肢長を残すようにする，縫合時の皮膚緊張に注意（断端形成術の項を参照）．

2）静脈性潰瘍超音波検査

①表在静脈の弁逆流，②深部静脈の閉塞と弁逆流，③陳旧性血栓を目安に治療（生活指導，圧迫法，stripping，瘤切除，内視鏡下穿通枝結紮術）．

3）膠原病

自己抗体検査，糖尿病のない難治性皮膚潰瘍（全身性エリテマトーデス，リウマチ，全身性強皮症）

4）糖尿病コントロール目標

空腹時血糖値100〜140mg/dLか，食後血糖値160〜200mg/dL，尿糖1＋以下，または，尿糖排泄量が1日の糖摂取量の10％以下，尿ケトン体陰性．

❻治療方針

潰瘍の治療方針は，創の状況診断からはじめ，wound bed preparation（WBP）に従って治療する．

a. 第1 TIME分類による治療方針（Schultz，2003，苅部ら2010）

T：Tissue non-viable or deficient 壊死，組織の異常（治療は，洗浄，デブリドマン）

I：Infection or inflammation 感染，炎症（治療は，洗浄，デブリドマン，抗菌薬）

M：Moisture imbalance 湿潤環境の異常（治療は，適切な創被覆材や持続陰圧閉鎖療法

E：Edge of wound non-advancing or undermind

epidermal margin 上皮形成異常（治療は，デブリドマンや陰圧閉鎖療法，人工真皮，bFGF，高圧酸素療法）

b. 第2 TIME分類による治療方針（Leaperら2012，佐藤ら2014）

①Treatment：治療（第1TIMEに基づく治療計画立案）

②Implementation：計画実施

③Monitaring：観察（計画の実施状況の良否を観察）

④Evaluation：評価（計画どおりの成果であるか評価し，不良であれば再計画）

c. 神戸分類による治療方針（Terashiら2011）

1）Type Ⅰ：病因がPN

TIMEによる足の管理，フットウエア，軟膏療法（ハイドロコロイド剤，アクトシン剤，アルギン酸剤，プロスタグランジン軟膏剤，局所陰圧閉鎖療法，bFGF剤

2）Type Ⅱ：病因がPAD

angiomeを考えた末梢血行再建術，創傷被覆材，軟膏療法，

3）Type Ⅲ：病因が感染症

可及的早期外科郭清術，高圧酸素療法，創傷被覆材，軟膏療法（銀含有軟膏剤，ヨード含有軟膏剤）

4）Type Ⅳ：病因が上記の混合

可及的早期の外科的郭清術，血行再建術（小範囲では血管内治療，広範囲ではバイパス術），創傷被覆材，軟膏療法（銀含有軟膏剤，ヨード含有軟膏剤）

註：angiomeの概念は，Taylor（1987）の提唱であって，1本のsouce arteryに支配されるariaを指し，足部では6個ある．angiome同士を結ぶものが，choke vesselである（有茎植皮，有軸皮弁の章参照）．

d. TASC Ⅱ分類による治療方針（2007）（上村2014）

これは，末梢動脈疾患PADと治療を2000年，国際標準化し，4段階に分類したものである．すなわち，

①A型病変：血管内治療が第一選択治療法

②B型病変：血管内治療が望ましい治療法

③C型病変：リスクが高くない場合，手術療法が望ましい治療法

④D型病変：手術療法が第一選択治療法

TASC（Trans-Atlantic Inter-Society Consensus）は，日本も加わり，2007年TASC Ⅱとして下記のように改訂された．

Section A：末梢動脈疾患の疫学，

Section B：心血管系の risk factor の管理と合併疾患

Section C：間歇性跛行

Section D：慢性重症下肢虚血

Section E：急性下肢虚血

Section F：血行再建術

Section G：非侵襲的血管検査と画像診断

（表32-11-2）

154　第**32**章　四肢部

表32-11-2　TASCⅡによる画像検査の比較

方法	利用度	相対危険度・合併症	長所	短所	禁忌
血管造影	一般的	高度 刺入部合併症 造影剤による腎症 被曝	確立した手法	二次元画像 血管描出に時間と多大な 被曝を要する	腎機能不全 造影剤アレルギー
MDCTA	中等度	中等度 造影剤による腎症 被曝	迅速な画像 三次元的画像 微細な空間分解能	石灰化があると描出不良 ステント部分の描出不良	腎機能不全 造影剤アレルギー
MRA	中等度	なし	真の三次元的手法 石灰化の影響少ない	ステント部分の描出不良 （非磁性体では少ない）	金属クリップ等の存在
duplex scan	一般的	なし	血流の動的な情報が得られる	術者の技量の差がある 石灰化部分の評価が困難	なし

MDCTA：multidetector computed tomography angiography, MRA：magnetic resonance angiography

(Karmody AM, et al：Blue toe syndrome；An indication for limb salvage surgery. Arch Surg 111：1263-1268, 1976を参考に著者作成)

表32-11-3　画像診断の比較

	US	CT	MRI	血管造影
侵襲度	なし	低い	なし～低い	高い
リアルタイム性	高い	低い	低い	やや高い
検査場所	制限なし	制限あり	制限あり	制限あり
検査時間	長い	短い	長い	やや長い
検査技量	影響大	影響小	影響中等度	影響やや大
空間分解能	やや高い	やや高い	やや低い	高い
造影剤の有無	不要	必須	不要～必須	必須
放射線被曝	なし	あり	なし	あり
石灰化	影響中等度	影響大	影響なし	影響なし
アーチファクト	やや多い	やや多い	多い	少ない

（上村哲司ら（編）下肢救済マニュアル）

❼治療の実際

PAD の診断がついた時はすでに心疾患，脳疾患をありと考え，動脈硬化の末期状態と認識し，処置すべきである（上村 2014）．

a.　薬物治療（上村2015）

血管拡張薬，抗血小板薬，抗凝固薬‐‐シロスタゾール，アスピリン，ワルファリンなど，心臓機能，腎機能のコントロール（**表32-11-4**）．

b.　生物学的郭清（マゴット療法）

ハエの幼虫やウジを利用する方法で，壊死組織のみ液化，吸収，創浄化（手術リスクの高い患者）．

本法には創郭清以外に肉芽増生作用，抗菌作用，などもあるが，合併症として疼痛，発熱，出血，高アンモニア血症が報告されている（本田 2015）．最近，植木ら（2014）の報告がある．また，マゴット療法の特集もある（清川ら 2015）．

ハイドロデブリドマン
高速水流を使用する方法

c.　高圧酸素療法 hyperbaric oxygen therapy

気胸の人，COPD，心肺機能障害者は禁忌．

d.　局所陰圧閉鎖療法（NPWT）

浮腫軽減，肉芽増生，各種サイトカインの分泌促進．感染があれば中止．創洗浄，bFGF，銀含有アルギン酸などを使用，感染を抑える．

e.　創治癒促進

bFGF 投与（フィブラストスプレー），PRP と人工真皮（中馬ら 2014）．

f.　虚血の治療

①動脈硬化に対するもの：禁煙，生活習慣病対処（糖尿病HbA1c 7.0%以下，脂質異常LDL＜100 mg/dL，できれば＜70mg/dL，高血圧140/90 mmHg未満），抗血小板薬プラビックス®，その他EPA（エイコサペンタエン酸）．

②間歇性跛行に対するもの．

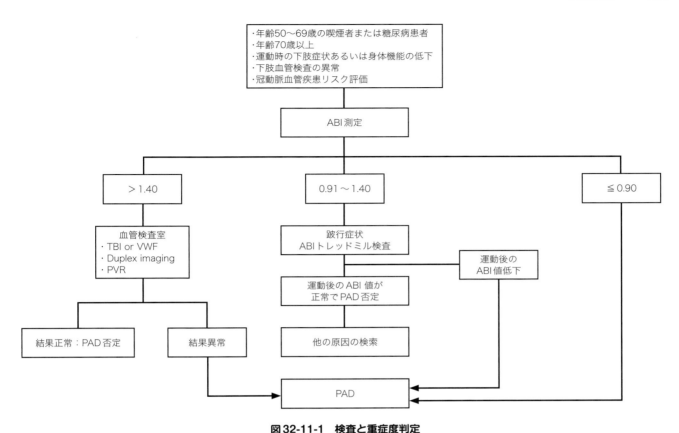

図32-11-1 検査と重症度判定

や動脈硬化症危険因子を有し，運動時の下肢痛や病歴，身体所見からPADが疑わしい場合，ABI検査する．ABIが1.4以上の患者ではTBIやVWF，PVRによる検査を考慮し，PADの有無を診断する．ABIが0.91～1.40で跛行を訴える患者では，ABIトレッドミル検査を行う必要がある．運動後のABI値が正常でPADが否定されれば，ほかの原因の検索を行う．ABIが0.90以下のときはPADと診断し病態に対応する．

(上村ら2015)

g. ハイドロデブリドマン

硬化療法，高位結紮 high ligation，瘤切除 phlebectomy，ドプラで血流があれば，バイパス術など，あるいは，静脈移植で前脛骨動脈や後脛骨動脈を救えば，切断を免れることができる．

h. バイパス手術

バイパス手術は，①大動脈-大腿（腸骨）動脈バイパス，②大腿-膝窩動脈バイパス，③大腿-下腿動脈バイパス，④大腿-大腿動脈交叉バイパス，⑤腋窩-大腿動脈バイパスなどがある．

バイパスの代用血管は膝上までは人工血管，下腿病変には自家静脈の移植になる．EVTが禁忌であれば血栓内膜摘出術になるという（小櫃2013）．

また，バイパス手術は，通常のルートに移植する解剖学的バイパス手術と本来ルートを外す非解剖学的バイパス手術があるが，後者は長期の開存率が劣る（上村ら2014）．

i. 下肢切断

critical limb ischemia は切断の至適域は不明である．

j. 重症下肢虚血

プロスタグランジン製剤を含む，疼痛管理，潰瘍管理，下肢切断回避．しかし，通常は全身疾患や糖尿病，慢性腎臓病を合併しており，予後不良で，死亡率10%/年，下肢切断率25～45%/年といわれ，薬物療法や運動療法は無効との意見もある（横井2016）．血行再建の方法としては，外科的バイパス手術と血管内治療であるが，患者の年齢，全身および局所症状によって選択される．最近の文献では，横井，古谷ら，田中ら（2016）に詳しい．

1) 血管内治療 endvascular therapy (EVT)（上村2014）

TASC IIでは，血管内治療が第一選択とされている．ニチノール製ステントなど血管内治療用デバイスも進歩しており，主として腸骨動脈領域，浅大腿動脈領域，膝下領域が対称とされる．バルーン拡張のみでなく，関節可動域以外ではステント留置まで行われており，さらに，狭窄に対して薬剤溶出性バルーンも有用とされている（上村ら2014）．しかし，膝下の血管内治療は，成績不良になることもあり，要注意である．

南都ら（2013）は，EVTだけにとらわれることなく，他の治療法との併用も考慮すべきという．最近ではEVTの技術も向上し，外科的治療よりEVTが半数近くに登るという（小櫃2013）．

TASC IIではA, B型病変にはEVTを，C, D型病変には外科的治療を推奨しているが，高齢者，糖尿病，維持透

表32-11-4　PAD治療用の薬剤

一般名	商品名	一日量		作用	適応
抗血小板薬					
ticlopidine	Panaldine	300〜600 mg	経口	ADP受容体拮抗薬	動脈閉塞に伴う潰瘍, 安静時痛
cilostazol	Pletaal	200 mg	経口	PDE III 阻害	動脈閉塞に伴う潰瘍, 安静時痛
ethyl icosapentate	Epadel	1,800 mg	経口	EPA製剤	動脈閉塞に伴う潰瘍, 安静時痛
peraprost	Dorner, Procylin	120 nicrogram	経口	PGI2誘導体	動脈閉塞に伴う潰瘍, 安静時痛
sarpogrelate	Anplag	300 mg	経口	5-HT2遮断薬	動脈閉塞に伴う潰瘍, 安静時痛
Prostanoids					
alprostadil alfadex	Prostandin	10〜15 micro	注射	PGE誘導体	動脈閉塞に伴う潰瘍, 安静時痛
alporstadil	Palux, Liple	5〜10 micro	注射	lipo PGE誘導体	動脈閉塞に伴う潰瘍, 安静時痛
limaprost alfadex	Opalmon, Prorenal	30 micro	経口	PGE誘導体	TAOによる潰瘍, 安静時痛
抗凝固薬					
neparin sodium	Heparin		注射	AT III と複合体形成し凝固因子阻害	血栓塞栓症の治療
neparin calcium	Caprocin		注射	AT III と複合体形成し凝固因子阻害	血栓塞栓症の治療
argatroban	Novastan, Slonnon	20 mg	注射	抗トロンビン薬	動脈閉塞に伴う潰瘍, 安静時痛
warfarin potassium	Warfarin		経口	Vitamin K依存凝固因子の活性型精製阻害	血栓塞栓症の治療
その他					
batroxobin	Defibrase	10 BU	経口	fibrinogen濃度の低下	動脈閉塞
hepronicate	Megrin	600 mg まで	経口		末梢循環障害
tocopherol nicotinate	Juvela N	600 mg まで	経口		末梢循環障害
nicomol	Cholexamin	1,200 mg まで	経口		末梢循環障害
niceritrol	Perycit	750 mg	経口		末梢循環障害
isoxsuprine	Duvadilan	80 mg まで	経口		末梢循環障害

(岡部；PEPARS, 82：34, 2013)

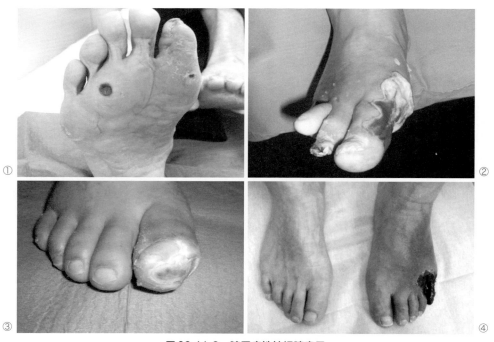

図32-11-2　糖尿病性神経障害足
①：糖尿病性神経障害の足病変, 前足部の胼胝の中央に皮膚潰瘍が存在する. ②：糖尿病性壊疽に感染を伴っている. ③：糖尿病性神経障害の足病変, 母趾の先端の湯たんぽによる低温熱傷. ④：左足部の重症虚血肢に伴う虚血性壊疽

(上村哲司氏提供)

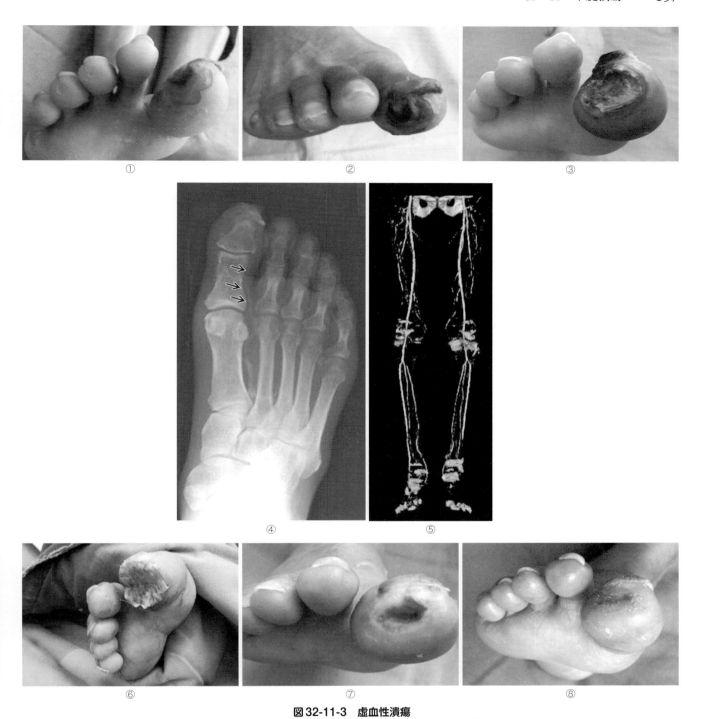

図32-11-3 虚血性潰瘍

①②③：虚血性潰瘍，67歳男性，虚血の根拠となる red ring sign がある．初診時，4週目，4ヵ月目，症状は進行．ABIは正常，SPPは右足背36mmHg，足底23mmHg．④：足部末梢動脈の石灰化-矢印，CT angiographyで足部は不明．⑤：遠位バイパス手術施行，創はデブリ，人工真皮貼付．⑦：術後4週，⑧：7週目自然上皮化

(上村哲司氏提供)

析患者については，個々の症例に応じて慎重に検討すべきである（小櫃 2013）．

一応，機能的切断を考慮すべきであろう．整形外科の成書を参考にされたい．リスフラン離断術で歩行可能は80％，ショパール関節で50％，下腿切断で30％，大腿切断で0％という（辻 2010）．

2) 静脈うっ血の治療 - 圧迫，外科的治療

上村ら（2008），大浦ら（2011），苅部ら（2011）の治療アルゴリズムは参考になろう．

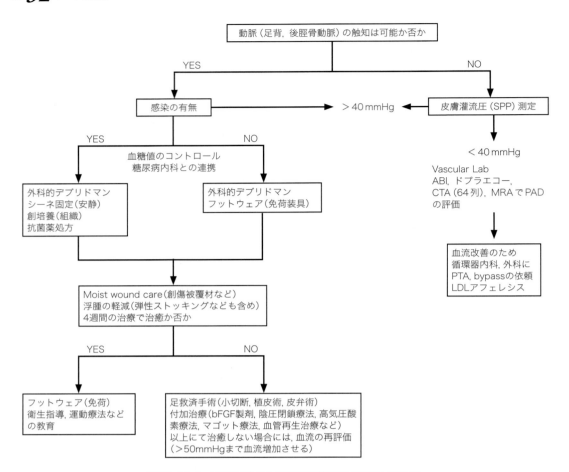

図32-11-4　重症下肢虚血性壊疽の潰瘍治療アルゴリズム

（上村哲司氏提供）

表32-11-5　下肢慢性創傷の評価法

	長所	短所	合併症
ABI	簡便 非侵襲的	感度が低い	なし
SPP	創傷の治癒能力判定可 非侵襲的	疼痛がある	なし
TcPO$_2$	創傷の治癒能力判定可 非侵襲的	保険不可 複雑	なし
血管造影検査	血流を動的に把握可 同時に治療可 DSA画像で末梢病変画像向上	放射線被曝	血管損傷 blue toe syndrome 造影剤アレルギー
CTA	三次元画像	放射線被曝 石灰化影響	造影剤アレルギー
MRA	石灰化の影響受けず 安全性が高い	描写が劣る	

（寺師浩人ほか：形成；56：933, 2013）（上村哲司氏提供）

32・11 下腿潰瘍

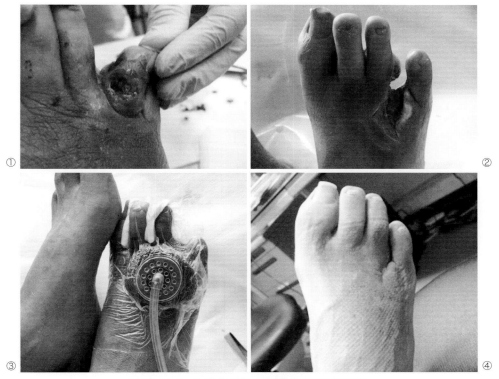

図32-11-5 右第4趾糖尿病性潰瘍（60歳代男性）
①②：デブリドマン後，③：陰圧閉鎖療法，④：縫縮後2.5ヵ月

（福嶋佳純氏提供）

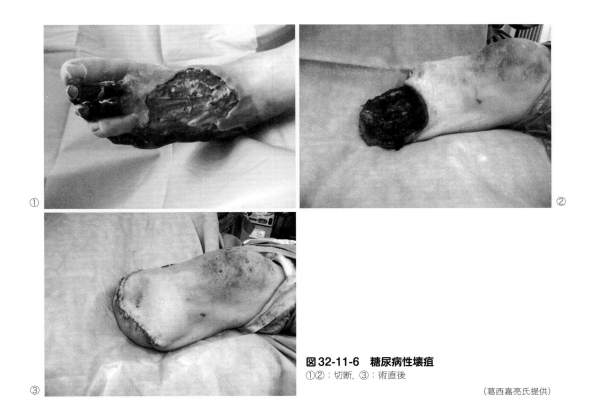

図32-11-6 糖尿病性壊疽
①②：切断，③：術直後

（葛西嘉亮氏提供）

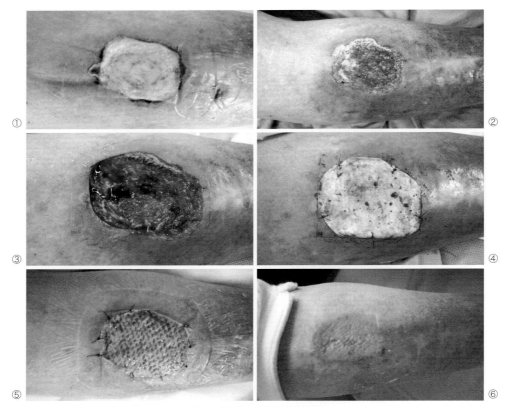

図32-11-7　糖尿病性潰瘍
①：76歳男性，糖尿病，高血圧，気管支喘息．②：掻破痕などから右下腿に潰瘍を形成．外来での軟膏やマゴット療法，局所陰圧閉鎖療法などをしたが創拡大．③：受傷後4ヵ月の時点でも壊死組織が残存，浮腫状状態である．④：創部肉芽増生を図る目的で多血小板血漿（Platelet Rich Plasma）を用いた．デブリドマンと同時に創部にPRP浸透の人工真皮を貼付．⑤：PRP施行後2週間で良好な肉芽形成を認めたため，分層植皮を施行．⑥：治療後半年，再発なし

（上村哲司氏提供）

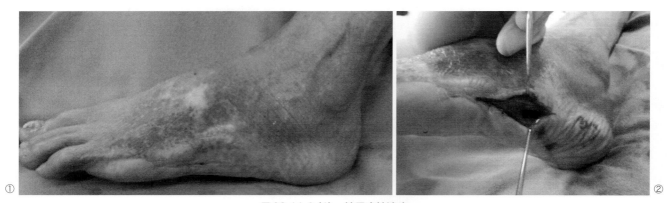

図32-11-8（1）　糖尿病性潰瘍
足部創部，スリット状潰瘍．76歳男性，既往には，糖尿病，腎不全-維持透析中，脊柱管狭窄症，下肢閉塞性動脈硬化があり，左第5趾壊疽の切断術施行，高気圧酸素療法，LDLアフェレーシス，マゴット療法，局所陰圧閉鎖，さらに左膝窩動脈，前後脛骨動脈，tibioperoneal trunkに経皮的血管形成術PTAも施行．その後も骨露出，創閉鎖せず，紹介となる．①：来院時，大腿動脈～足背動脈までは触知可能，ABIは右0.85/左1.36，CTAは左膝窩動脈までの描出良好．しかし，下腿3分枝に狭窄が散見．動脈触診やABIなどの所見から血行再建は不要．創不閉鎖の理由は骨髄炎残存と診断し，腐骨除去を計画．②③：腐骨除去後の死腔にゲル化したPRPを充填．④創部は縫合閉鎖，治療後3ヵ月，再発なし．⑤⑥：治療前レントゲン：骨皮質の不明瞭化．

（上村哲司氏提供）

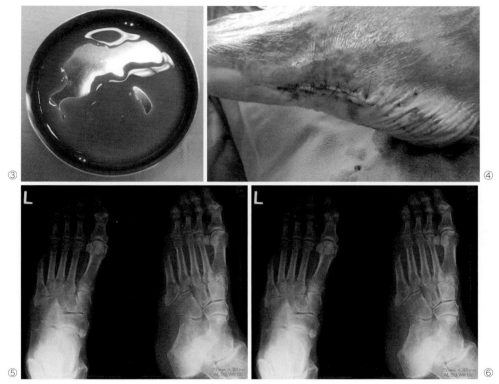

図 32-11-8 (2)　糖尿病性潰瘍

❽予後

間歇性歩行，足趾の潰瘍などによる QOL の低下，生命予後が不良．脂肪ハザード比は ABI が低下するほど増加．PAD に分類されない ABI が 0.91〜0.99 でも死亡ハザード比は高いという（宮田 2013）．

32・12　四肢の先天異常
congenital anomalies of the extremities

斉藤英彦ほか編；手外科診療ハンドブック，改訂 2 版，南江堂，2014，参照．

A. 一般的事項

❶発生

四肢の発生は，まず上肢が胎生 4 週目頃から 6 週目頃までに，下肢は約 1 週間遅れて，ほぼ主な構造ができ上がる．しかし，これらの正常な発育が，染色体，胚，環境などの異常により，いろいろな先天異常を起こす（第 19 章 -7「形態発生」の項参照）．

表 32-12-1　四肢の先天異常の分類

acro：summit, peak	arachno：spider
brachy：short	cheira：hand
compto：bent	clino：bent
（flexed position）	（lateral deviation）
dactyl：digit	ectro：miscarriage
hemi：half	hyper：above
megalo：giant	melia：limb
micro：small	onychia：nail
pero：deformed	phoke：seal
poly：many	syn（m）：together

英文名称は，ギリシャ語を基本にしたもので，次のように対比される．
（津下健哉：手の外科の実際，第 5 版，南江堂，東京，1974 より引用）

❷名称

四肢先天性形態異常の名称として**表 32-12-1** のようなギリシャ語を基本にした名称が使用されている．

❸分類

四肢の先天異常としては，ごく軽度の形態異常や機能異常のあるものから，アザラシ様変形にいたる重度のものまで数多くの種類があるが，その分類法は極めて難しく，Swanson（1968，1976），津下ら（1974，1980）をはじめ，いろいろな試みがなされているが，いまだに満足なものがない．ここでは，日本手の外科学会先天異常委員会（2000）の分類法を表示した（**表 32-12-2**）．これは，また International

表32-11-2　手の先天異常分類マニュアル（日本手の外科学会先天異常委員会，2012年改訂版）

Modified IFSSH Classification：〔IFSSH (International Federation of Societies for Surgery of the Hand) 修飾分類法〕

Ⅰ．Failure of formation of parts：形成障害（発育停止）

A. Transverse deficiencies (symbrachydactyly)：横軸形成障害（合短指症）
  1. Peripheral hypoplasia type　末梢低形成型
  2. Short webbed finger type　合短指型
  3. Tetradactyly type　四指型
  4. Tridactyly type　三指型
  5. Didactyly type　二指型
  6. Monodactyly type　単指型
  7. Adactyly type　無指型
  8. Metacarpal type　中手型
  9. Carpal type　手根型
  10. Wrist type　手関節型
  11. Forearm type　前腕型
  12. Elbow type　肘型
  13. Upper arm type　上腕型
  14. Shoulder type　肩型

B. Longitudinal deficiencies：長軸形成障害（縦軸形成障害）
  1. Radial (ray) deficiencies：橈側列形成障害
    ❶橈骨の異常　a. Hypoplasia of the radius　橈骨低形成
    　　　　　　b. Partial absence of the radius　橈骨部分欠損
    　　　　　　c. Total absence of the radius　橈骨全欠損
    ❷手の異常　a. Five fingered hand　五指手（症）
    　　　　　　b. Hypoplastic thumb　母指形成不全
    　　　　　　c. Absence of more than two digital rays　2指例以上の欠損
    ❸肘の異常　a. Contracture of the elbow joint　肘関節拘縮
    　　　　　　b. Proximal radio-ulnar synostosis　近位橈尺関節癒合（症）
    　　　　　　c. Radial head dislocation　橈骨頭脱臼
  2. Ulnar (ray) deficiencies：尺側列形成障害
    ❶尺骨の異常　a. Hypoplasia of the ulna　尺骨低形成
    　　　　　　b. Partial absence of the ulna　尺骨部分欠損
    　　　　　　c. Total absence of the ulna　尺骨全欠損
    ❶手の異常　a. Hypoplasia of the little finger　小指低形成
    　　　　　　b. Absence of the 5th digital ray　小指列欠損
    　　　　　　c. Absence of more than two digital rays　2指列以上の欠損
    ❷肘の異常　a. Contracture of the elbow joint　肘関節拘縮
    　　　　　　b. Humero-radial synostosis　上腕橈骨癒合（症）
    　　　　　　c. Radial head dislocation　橈骨頭脱臼

C. Phocomelia：フォコメリア（あざらし肢症）
D. Tendon or muscle dysplasia：筋腱形成障害
E. Nail dysplasia：爪形成障害

Ⅱ．Failure or differentiation of parts：分化障害

A. Synostosis：先天性骨癒合（症）
  　　　　　　a. Humero-ulnar synostosis　上腕尺骨癒合（症）
  　　　　　　b. Humero-radial synostosis　上腕橈骨癒合（症）
  　　　　　　c. Radio-ulnar synostosis　橈尺骨癒合（症）
  　　　　　　d. Carpal coalition　手根骨癒合（症）
  　　　　　　e. Metacarpal synostosis　中手骨癒合（症）
B. Radial head dislocation：先天性橈骨頭脱臼
C. Ankylosis of digital joints：指関節強直
  1. Symphalangism：指節骨癒合症
  2. Ankylosis of the MP joint：MP関節強直
D. Contracture, Deformity：拘縮，変形
  1. Soft tissue：軟部組織　　a. Arthrogryposis multiplex　多発性関節拘縮（症）

		b. Webbed elbow (Pterygium cubitale)	翼状肘
		c. Clasped thumb	握り母指（症）
		d. Windblown hand	風車翼手
		e. Camptodactyly	屈指（症）
		f. Aberrant muscles	迷入筋
	2. Bone：骨組織	a. Kirner deformity	キルナー変形
		b. Delta bone	三角状骨
		c. Madelung deformity	マーデルング変形

3. Others：その他の拘縮

E. Tumorous conditions：腫瘍類似疾患

	a. Hemangioma	血管腫
	b. Arteriovenous fistula	動静脈瘻
	c. Lymphangioma	リンパ管腫
	d. Neurofibromatosis	神経線維腫症
	e. Juvenile aponeurotic fibroma	若年性手掌腱膜線維腫
	f. Osteochondroma	骨軟骨腫
	g. Others	その他

Ⅲ. Duplication：重複

A. Thumb polydactyly：母指多指症　1-6：1-6 型（分岐高位で分類：Wassel 分類に準ずる），7 型　浮遊型，8 型. その他

B. Central polydactyly：中央列多指症：カテゴリーⅣに分類

C. Polydactyly of the little finger：小指多指症　a. Floating type　浮遊型
　　　　　　　　　　　　　　　　　　　　　　　 b. Well-formed type　発育良好型
　　　　　　　　　　　　　　　　　　　　　　　 c. Others　その他

D. Opposable triphalangeal thumb：対立可能な三指節母指

E. Other types of hyperphalangism：その他の過剰指節（症）

F. Mirror hand：鏡手　　　　　　　　　　　 a. Mirror hand　鏡手（症）
　　　　　　　　　　　　　　　　　　　　　　 b. Mirror hand like deformity　鏡手様変形

Ⅳ. Abnormal induction of digital rays：指列誘導障害

A. Soft tissue：軟部組織　1. Cutaneous syndactyly　皮膚性合指
　　　　　　　　　　　　　2. Cleft of the palm　　　過剰な指間陥凹

B. Bone：骨組織　　　　　1. Osseous syndactyly　　骨性合指
　　　　　　　　　　　　　2. Central polydactyly　　中央列多指
　　　　　　　　　　　　　3. Cleft hand (Absence of central finger rays) 裂手
　　　　　　　　　　　　　4. Triphalangeal thumb　　三指節母指
　　　　　　　　　　　　　5. Cleft hand complex　　複合裂手

Ⅴ. Overgrowth：過成長

A. Macrodactyly：巨指症

B. Hemihypertrophy：片側肥大

Ⅵ. Undergrowth：低成長

A. Microcheiria (Hypoplastic hand)　小手（症）（低形成の手）

B. Brachydactyly　　　　　　　　　　短指（症）

C. Clinodactyly　　　　　　　　　　 斜指（症）（斜走指）

Ⅶ. Constriction band syndrome：絞扼輪症候群

1. Constriction ring　絞扼輪
2. Lymphedema　リンパ浮腫
3. Acrosyndactyly　先端合指
4. Amputation type　切断型

Ⅷ. Generalized skeletal abnormalities & a part of syndrome：骨系統疾患および症候群の部分症

Ⅸ. Others (including unclassifiable cases)：その他（分類不能例を含む）

【各項目の説明】

Ⅰ. Failure of formation of parts (arrest of development)：形成障害（発育停止）

Ⅰ-A. Transverse deficiencies (so-called symbrachydactyly)：横軸形成障害（いわゆる合短指症）
＊指が短く皮膚性合指（症）を伴う合短指症から切断様の形態を示す異常が含まれる．片側罹患で，隣接指の低形成あるいは上肢全体の低形成を伴う．以下の3.～14.では，指欠損部に豆状指と呼ばれる痕跡指が高率に存在する．ときに大胸筋欠損を伴う．大胸筋の存在する場合はP（＋），欠損する場合はP（－）と付記する．

1. Peripheral hypoplasia type　末梢低形成型
2.の合短指型が中節骨の低形成が優位であるのに対して，この型では末梢の骨の低形成がより優位である．したがって，末節骨の低形成や欠損を伴う．合指症を認めず，爪の欠損が高率に認められる．
2. Short webbed finger type　合短指型
中節骨の短縮，中節骨欠損，あるいは中節骨と基節骨の欠損が存在し，指が短く皮膚性合指症を伴う．
3. Tetradactyly type　四指型
示指から環指のいずれかの1指列全体，あるいはその指列の指節骨の全欠損が存在する．
4. Tridactyly type　三指型
示指から環指のいずれかの2指列，あるいはこれら2指列の指節骨の全欠損が存在する．
5. Didactyly type　二指型
示指から環指の3指列の指節骨の全欠損が存在する．
6. Monodactyly type　単指型
示指から小指の指節骨がすべて欠損する．母指の指節骨は存在する．
7. Adactyly type　無指型
全指の指節骨がすべて欠損する．
8. Metacarpal type　中手型
中手骨の一部が残存し，その末梢が欠損する．
9. Carpal type　手根型
手根骨の一部が残存し，その末梢が欠損する．
10. Wrist type　手関節型
手根骨を含めた末梢が全欠損し，前腕骨は存在する．
11. Forearm type　前腕型
前腕の一部が残存し，その末梢が欠損する．
12. Elbow type　肘型
前腕骨がすべて欠損する．
13. Upper arm type　上腕型
上腕骨の一部が残存し，その末梢が欠損する．
14. Shoulder type　肩型
上腕骨すべてが欠損する．

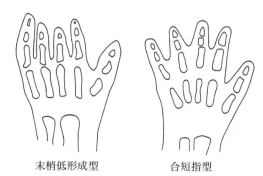

末梢低形成型　　　合短指型

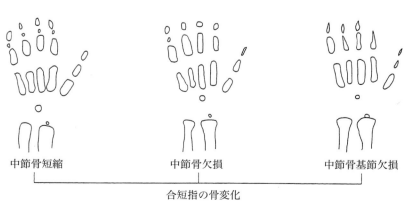

中節骨短縮　　　　中節骨欠損　　　　中節骨基節欠損

合短指の骨変化

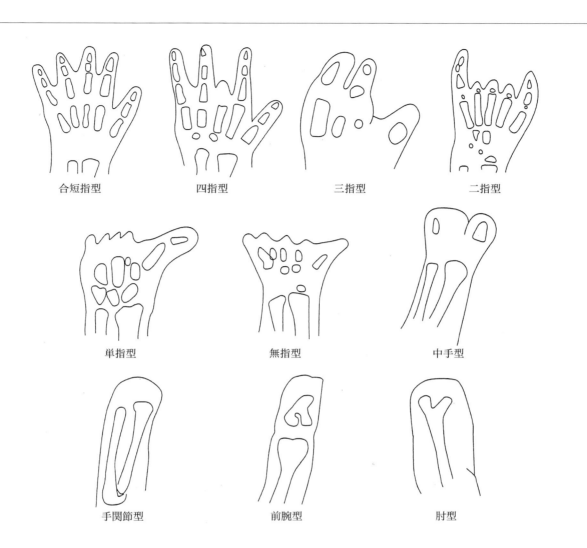

Ⅰ-B. Longitudinal deficiencies：長軸形成障害（縦軸形成障害）
Ⅰ-B-1. Radial deficiencies：橈側（列）形成障害
　肘関節から手の橈側の形成障害が合併する可能性があるので，分類に際しては，①橈骨の異常，②手の異常，③肘の異常の項目から選んで併記する．（例：①b. 橈骨部分欠損と，②b4. 母指形成不全4型）
　①橈骨の異常　a. Hypoplasia of the radius　橈骨低形成
　　　　　　　b. Partial absence of the radius　橈骨部分欠損
　　　　　　　c. Total absence of the radius　橈骨全欠損
　②手の異常　a. Five fingered hand　五指手（症）
　　　　　　　　　母指球筋の低形成を伴う三指節母指
　　　　　　　b. Hypoplastic thumb　母指形成不全型（Blauth 分類に準ずる）
　　　　　　　　　1型：母指球筋の低形成
　　　　　　　　　2型：母指球筋の低形成と母指内転拘縮
　　　　　　　　　3型：第1中手骨の近位の部分欠損
　　　　　　　　　4型：浮遊母指
　　　　　　　　　5型：母指欠損
　　　　　　　c. Absence of more than two digital rays　2指列以上の欠損
　③肘の異状　a. Contracture of the elbow joint　肘関節拘縮
　　　　　　　b. Proximal radio-ulnar synostosis　近位橈尺関節癒合
　　　　　　　c. Radial head dislocation　橈骨頭脱臼

①橈骨の異常

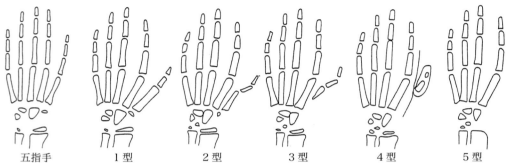

橈骨低欠損　　　　橈骨部分欠損　　　橈骨全欠損

②手の異常

五指手　　1型　　2型　　3型　　4型　　5型

I -B-2. Ulnar (ray) deficiencies：尺側（列）形成障害
　肘関節から手の尺側の形成障害の可能性があるので，分類に際しては，①尺骨の異常，②手の異常，③肘の異常の項目から選んで併記する．（例：①b.尺骨部分欠損, ②c. 尺側3指の欠損, ③c. 橈骨頭脱臼）

①尺骨の異常	a. Hypoplasia of the ulna	尺骨低形成
	b. Partial absence of the ulna	尺骨部分欠損
	c. Total absence of the ulna	尺骨全欠損
②手の異常	a. Hypoplasia of the little finger	小指低形成
	b. Absence of the 5th digital ray	小指列欠損
	c. Absence of more than two digital rays	2指列以上の欠損
③肘の異常	a. Contracture of the elbow joint	肘関節拘縮
	b. Humero-radial synostosis	腕橈骨癒合（症）
	c. Radial head dislocation	橈骨頭脱臼

①尺骨の異常

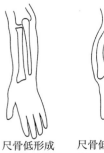

尺骨低形成　　尺骨低形成　　　　尺骨部分欠損　　　尺骨全欠損
　　　　　　（橈骨頭脱臼を伴う　（上腕橈骨癒合を伴う　（上腕橈骨癒合を伴う
　　　　　　　場合がある）　　　　場合がある）　　　　場合がある）

②手の異常

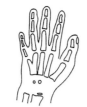
中手骨癒合症を伴う
小指低形成

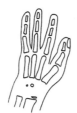
小指列の欠損

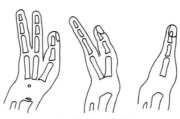
2指列以上の欠損

Ⅰ-C. Phocomelia：フォコメリア（あざらし肢症）
        a. Distal type   遠位型：上腕骨も前腕骨も部分的に存在する
        b. Proximal type   近位型：前腕骨はなく，上腕骨が一部存在する
        c. Complete type   完全型：上腕骨および前腕が全部欠損

Ⅰ-D. Tendon or muscle dysplasia：筋腱形成障害
〔握り母指（症）や，その他の異常に伴う筋腱形成障害を除く〕

Ⅰ-E. Nail dysplasia：爪形成障害

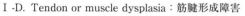
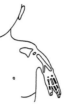
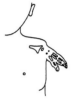
遠位型　　近位型　　完全型

Ⅱ. Failure or differentiation of parts：分化障害

Ⅱ-A. Synostosis：先天性骨癒合（症）
（尺側列形成障害など他の疾患の部分症として出現している異常は，原疾患の項目に分類する）
      a. Humero-ulnar synostosis   上腕尺骨癒合（症）
      b. Humero-radial synostosis   上腕橈骨癒合（症）
      c. Radio-ulnar synostosis   橈尺骨癒合（症）
      d. Carpal coalition   手根骨癒合（症）
      e. Metacarpal synostosis   中手骨癒合（症）

Ⅱ-B. Radial head dislocation：先天性橈骨頭脱臼
Ⅱ-C. Ankylosis of digital joints：指関節強直
    1. Symphalangism：指節骨癒合（症）
        a. Proximal type   近位型
        b. Distal type   遠位型
        c. Combined type   合併型
    2. Ankylosis of the MP joint：MP関節強直
        a. Incomplete type   不完全型
        b. Complete type   完全型

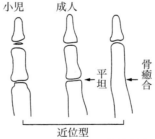
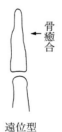

Ⅱ-D. Contracture, Deformity：拘縮，変形
    1. Soft tissue：軟部組織
        a. Arthrogryposis multiplex   多発性関節拘縮（症）
        b. Webbed elbow (Pterygium cubitale) 翼状肘
        c. Clasped thumb   握り母指（症）
        d. Windblown hand   風車翼手
        e. Camptodactyly：   屈指（症）
            ①Single digit type   単指罹患型
            ②Multiple digits type   多数指罹患型
        f. Aberrant muscles   迷入筋

2. Bone：骨組織
   a. Kirner deformity　　キルナー変形
   b. Delta bone　三角状骨　(Longitudinal epiphyseal bracket)
   c. Madelung deformity　マーデルング変形
3. Others：その他の拘縮

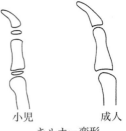
小児　　　成人
キルナー変形

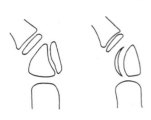
三角指節骨

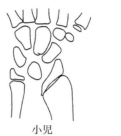 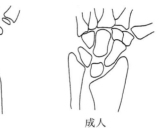
小児　　　成人
マーデルング変形

II -E. Tumorous conditions：腫瘍類似疾患
   a. Hemangioma　　　　　　　血管腫
   b. Arteriovenous fistula　　　　動静脈瘻
   c. Lymphangioma　　　　　　リンパ管腫
   d. Neurofibromatosis　　　　　神経線維腫症
   e. Juvenile aponeurotic fibroma　若年性手掌腱膜線維腫
   f. Osteochondroma　　　　　　骨軟骨腫
   g. Others　　　　　　　　　　その他

III. Duplication：重複

III -A. Thumb polydactyly：母指多指症
　母指多指症の分類はWassel分類に準じてX線像の分岐部位により行う．X線像で明らかな三指節母指を伴うものは，3型三指節，4型三指節，5型三指節，6型三指節のごとく記載する．また，ぶらぶら母指様の母指多指症は7型浮遊型とする．三角指節骨（delta phalanx）などの存在のためX線像で分岐部位の判定が困難な場合は，8型その他に分類する．

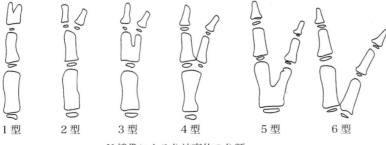
1型　2型　3型　4型　5型　6型
X線像による分岐高位の分類

III -B. Central polydactyly 中央列多指症：(Central polydactyly should be classified into Category IV.)
　　　カテゴリーIV.に分類されるので，IV.の項目を参照のこと．
III -C. Polydactyly of the little finger：小指多指症
   a. Floating type　浮遊型
   b. Others　　　　その他

Ⅲ-D. Opposable triphalangeal thumb：対立可能な三指節母指

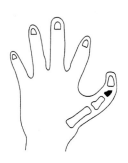
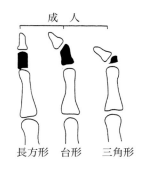
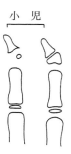

成人：長方形　台形　三角形　　小児

Ⅲ-E. Other types of hyperphalangism：その他の過剰指節
〔指の短縮（短指）を伴う場合はカテゴリーⅣ.の短指症に分類する〕

Ⅲ-F. Mirror hand：鏡手
　　a. Mirror had　鏡手
　　　　定型例では尺骨の重複を伴う．
　　b. Mirror hand like deformity　鏡手様変形
　　　　前腕が正常で指のみが鏡手状を呈する．

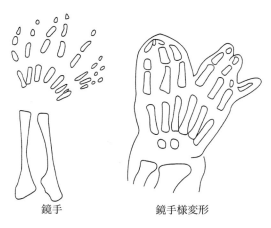

鏡手　　　　鏡手様変形

Ⅳ. Abnormal induction of digital rays：指列誘導障害
Ⅳ-A. Soft tissue：軟部組織
　　1. Cutaneous syndactyly　皮膚性合指（症）
　　　　指尖まで皮膚性に癒合する完全型と指尖は分離している不完全型とがある．
　　2. Cleft of the palm　過剰な指間陥凹
　　　　指欠損を伴わない裂手（症）で，過剰な指間陥凹のみが存在する．

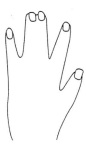
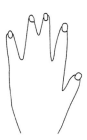
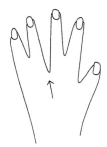

完全皮膚性合指　　　不完全皮膚性合指　　　過剰な指間陥凹

Ⅳ-B. Bone：骨組織
    1. Osseous syndactyly　骨性合指
    2. Central polydactyly　中央列多指

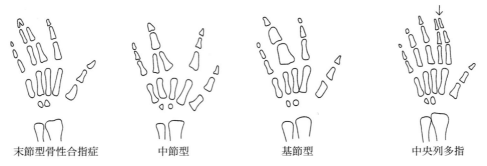

末節型骨性合指症　　　中節型　　　　基節型　　　　中央列多指

    3．Cleft hand（Absence of central finger rays）裂手

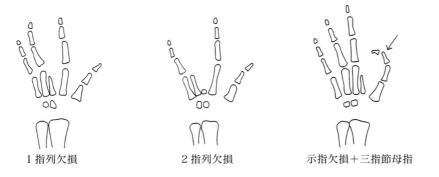

1 指列欠損　　　　2 指列欠損　　　示指欠損＋三指節母指

＊指が1本のみ残存する単指型では，transverse deficiencies の単指型との区別が必要である．裂手（症）の単指では，手根骨や近位の骨に低形成が存在しない．
＊斜指や屈指が合併することがあるが，部分症であるため，これらの合併症は他の項目に分類しない．

    4. Triphalangeal thumb with cleft hand　裂手に伴う三指節母指
    ＊示指が欠損してみえる場合は三指節母指を伴うことが多い．対立可能な三指節母指や，五指手症にみられる三指節母指と異なる．

    5. Cleft hand complex　複合裂手

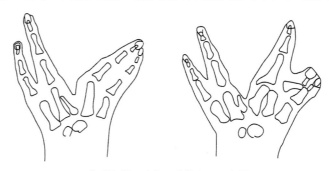

指列欠損，合指，多指などの合併

※表記方法
    ○両側罹患では左右各々の異常を併記する．
    ○上記1.～4.の組み合わせで，原則的には異常を表記可能であるが，組み合わせが複雑で分類困難な場合は，5.複合裂手と分類してもよい．

Ⅴ．Overgrowth：過成長

Ⅴ-A. Macrodactyly：巨指症
    罹患指の成長率が他の指と同じ静止型と，成長とともに著明に肥大する進行型とがある．
Ⅴ-B. Hemihypertrophy：片側肥大
    上肢のみの肥大から顔面の肥大を伴うものまである．
      （参照；血管腫，リンパ管腫などに伴う肥大は原疾患に分類）

Ⅵ. Undergrowth：低成長

Ⅵ-A. Microcheiria (Hypoplastic hand)：小手（症）（低形成の手）
　　他の異常を伴わず手全体が低形成を示す異常．
Ⅵ-B. Brachydactyly：短指（症）
　　指節骨または中手骨の成長異常による指の短縮．
　　　a. Brachytelephalangia　　末節骨短縮（症）
　　　b. Brachymesophalangia　　中節骨短縮（症）
　　　c. Brachybasophalangia　　基節骨短縮（症）
　　　d. Brachmetacarpia　　　　中手骨短縮（症）
　　＊短縮の基準（杉浦）：母指末節骨短縮（症）は他の指の末節骨より短縮，または，母指末節骨と基節骨との長径の比が1：1.6より小さい．
　　＊小指中節骨短縮症は中節骨長が末節骨長より短い．

Ⅵ-C. Clinodactyly：斜指（症）（斜走指）
　　＊台形や三角形を呈する指節骨では遠位の関節面が傾き指関節が偏位する．小指中節骨短縮症はこの項に分類する．
　　（参照：斜指症が指短縮を伴う場合は変形の主体が指の短縮であれば短指症，指関節の偏位ならば斜指（症）とする．斜指（症）が他の先天異常を伴う場合は原疾患により分類）

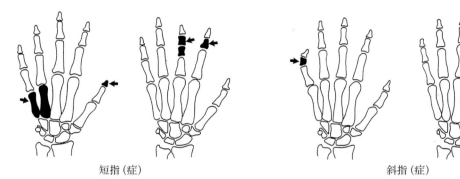

短指（症）　　　　　　　　斜指（症）

Ⅶ. Constriction band syndrome：絞扼輪症候群
　　1. Constriction ring　　絞扼輪：半周，全周の場合がある．
　　2. Lymphedema　　　　リンパ浮腫：絞扼輪が深い場合は末梢にリンパ浮腫をみる．
　　3. Acrosyndactyly　　　先端合指：指尖部が癒合し，癒合部の近位に指間陥凹をみる（有窓性合指）．
　　4. Amputation type　　切断型：絞扼輪が重症の場合は切断に至る．
　　＊両側罹患例では左右各々の異常を併記する．
　　＊各々1.～4.の異常の組み合わせで記載する．
　　＊本症の切断型では切断部より近位の骨形成障害はみないが，横軸形成障害では近位に骨形成障害が存在する．

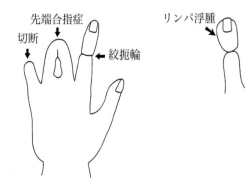

Ⅷ. Generalized skeletal abnormalities & a part of syndrome：骨系統疾患および症候群の部分症

＊合併する手の異常が1つのカテゴリーに分類可能であれば，手の異常により分類して，原疾患である骨系統疾患あるいは症候群の名称を併記する．
＊合併する手の異常が2つのカテゴリーに及ぶ場合，あるいは分類が困難な場合は，このⅧカテゴリーに分類し，骨系統疾患あるいは症候群の名称と手の異常を併記する．

Ⅸ. Others (including unclassifiable cases)：その他（分類不能例を含む）

（日本手の外科学会先天異常委員会：手の先天異常分類法マニュアルの改正について，日手の外科会誌17：352-365, 2000より許諾を得て転載）

172　第32章　四肢部

表32-12-3　四肢先天異常の頻度

	総合計（年度内出生合計）	全症例に対する比率（年度内出生総数に対する比率）		総合計（年度内出生合計）	全症例に対する比率（年度内出生総数に対する比率）
	例	%		例	%
軸前性多指症	259 (136)	21.1 (35.1)	関節拘縮	9 (2)	0.7 (0.5)
合指症	95 (27)	7.8 (7.0)	軸後性多指症	19 (14)	1.6 (3.6)
屈指症	96 (12)	7.8 (3.1)	三指節母指	13 (3)	1.1 (0.8)
絞扼輪症候群	75 (30)	6.1 (7.7)	爪甲異常	11 (3)	0.9 (0.8)
短合指症	65 (19)	5.3 (4.9)	伸筋腱異常	11 (3)	0.9 (0.8)
裂手症	68 (23)	5.6 (5.9)	橈骨頭脱臼	7 (0)	0.6 (0)
橈側列形成不全症	76 (16)	6.2 (4.1)	中軸性多指症	6 (2)	0.5 (0.5)
先天性握り母指	68 (27)	5.6 (7.0)	前腕，上腕彎曲症	2 (0)	0.2 (0)
短指症	51 (8)	4.2 (2.1)	手部，前腕筋異常	3 (0)	0.3 (0)
斜指症	40 (7)	3.3 (1.8)	腕尺骨癒合症	1 (0)	0.1 (0)
アルトログリポーシス	48 (16)	3.9 (4.1)	MP関節過伸展	1 (0)	0.1 (0)
横軸性発育停止	32 (12)	2.6 (3.1)	マーデルング変形	1 (0)	0.1 (0)
橈尺骨癒合症	39 (3)	3.2 (0.8)	上肢過形成	1 (0)	0.1 (0)
発育不全症	22 (3)	1.8 (0.8)	五指手症	2 (1)	0.2 (0.3)
指節癒合症	43 (9)	3.9 (2.8)	上肢肥大症	2 (0)	0.2 (0)
巨指症	23 (4)	1.9 (1.0)	大胸筋欠損症	1 (0)	0.1 (0)
尺側列形成不全症	19 (6)	1.6 (1.6)	系統疾患	17 (2)	1.4 (0.5)
			例		%
			1,226 (388)		100 (100)

(1976.11.1～1979.10.31)

〔津下健哉ほか：整形外科31（臨時増刊）：1599, 1980より引用〕

Federation of Societies for Surgery of the Hand (IFSSH) の修飾分類法である（Upton 2006）.

❹頻度

四肢の先天異常について，津下ら（1980）は**表32-12-3**のように報告している.

❺手術時期

通常，1歳前後，母指化術は1.5～2.5歳，腱移植は患児の協力が必要なため4～5歳（斉藤ら2014）.足趾の手術は体重のかからない1歳までである.

註；先天性四肢障害父母の会：東京都千代田区神田司町2-19 神田司町ビル3F

B. 形成障害（発育停止）
failure of formation of parts

上肢の低形成によるものである.

❶横軸形成障害（合短指症）
a.　末梢低形成型 peripheral hypoplasia type

末節低形成や欠損，爪の欠損など，合指症はない（**図32-**

表32-12-4　合指症をみる症候群

1. Poland syndrome
2. acrocephalosyndactyly
    a. Apert syndrome
    b. Saethre-Chotzen syndrome
    c. Waardenburg type of acrocephalosyndactyly
    d. Pfeiffer syndrome
    e. Summit type of acrocephalosyndactyly
    f. Herrmann-Opitz type of acrocephalosyndactyly
3. Scott craniodigital mental retardation syndrome
4. oculodentodigital dysplasia
5. F-form of a acropectorovertebral dysplasia
6. cryptophthalmos syndrome
7. skeletal dysplasia syndrome
8. ectodermal dysplasia
9. Goltz-Gorlin syndrome
10. Möbius syndrome
11. 染色体異常（たとえば猫鳴き症候群など）

〔里見隆夫ほか：整形外科MOOK, No35,手の先天異常，津下健哉編,金原出版, p210, 1984より引用〕

12-1～図32-12-3).

b.　合短指症 short webbed finger type, symbrachydactyly

これは合指症と短中節症 brachymesophalangia の合併

32・12 四肢の先天異常　173

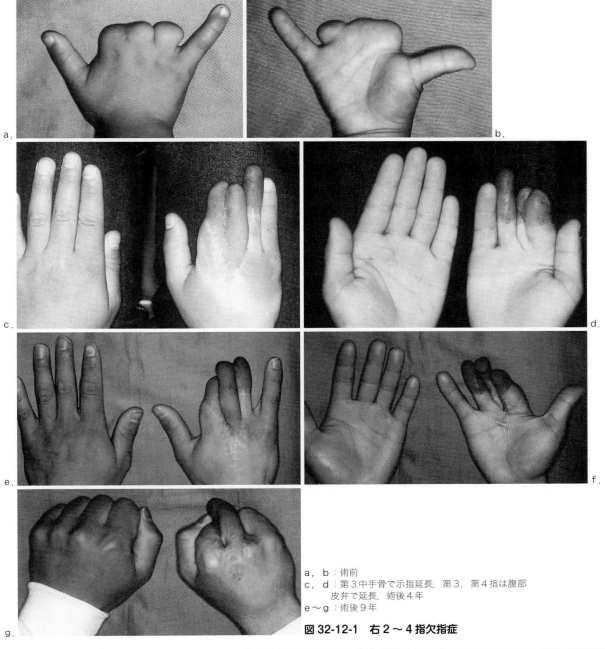

a, b：術前
c, d：第3中手骨で示指延長，第3，第4指は腹部皮弁で延長，術後4年
e〜g：術後9年

図 32-12-1　右2〜4指欠指症

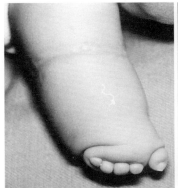
a：術前

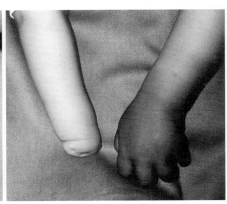
b：整容的遺残指切断後1年

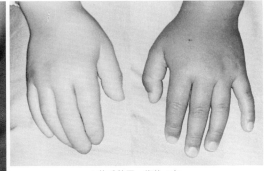
c：義手着用，術後4年

図 32-12-2　手欠損

174　第**32**章　四肢部

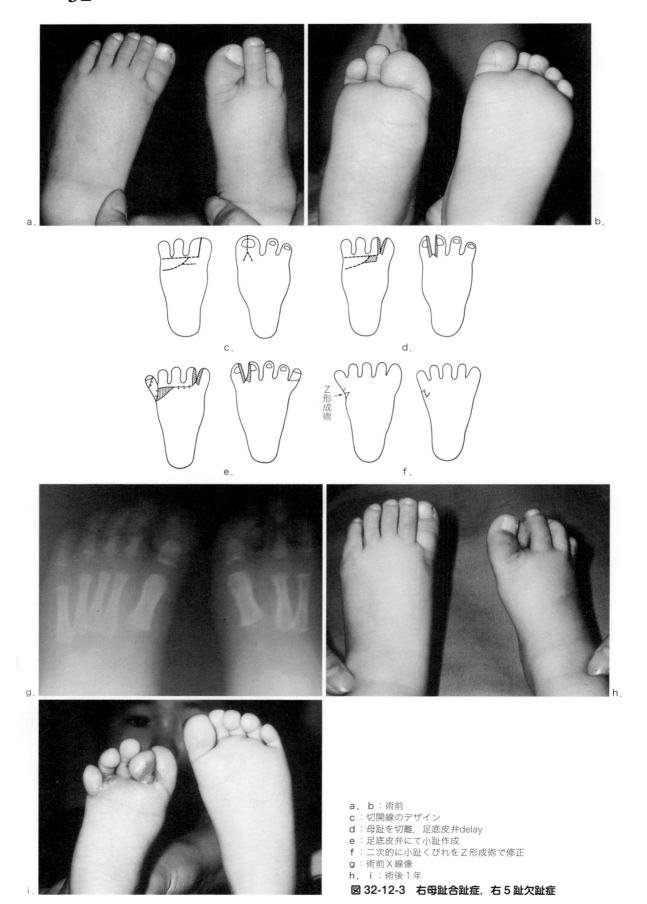

a，b：術前
c：切開線のデザイン
d：母趾を切離，足底皮弁delay
e：足底皮弁にて小趾作成
f：二次的に小趾くびれをZ形成術で修正
g：術前X線像
h，i：術後1年

図 32-12-3　右母趾合趾症，右5趾欠趾症

32・12　四肢の先天異常　175

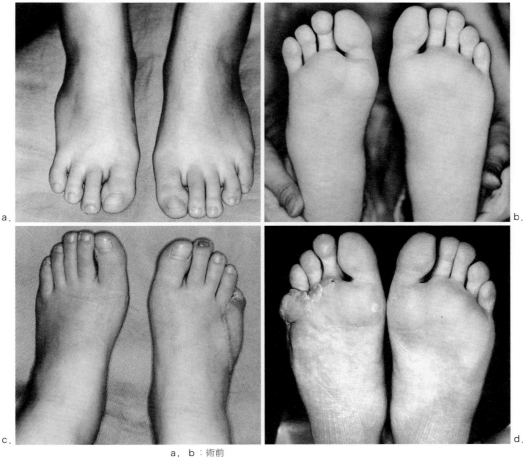

a, b：術前
c, d：足底皮弁とcross legにて造趾後2年
図 32-12-4　右第5趾欠指症

異常で，①示・小指の短合指，②同側矮小手，③胸筋欠損を合併しやすい，などの特徴を有するが(Poland 1921)，他にもいろいろな症候群が報告されている**(表 32-12-4)**．

著者は単純に合指症と短指症の合併したものを，すべて短合指症と呼んでいる（本章-12-E-①-a「皮膚性合指症」の項参照）．

治療は合指症の手術を行い，必要があれば短指症の手術を追加する．

小指中節短縮症 brachymesophalangia は，**表 32-12-5** のような頻度で合併奇形がみられる．特殊なものに大胸筋欠損を合併する Poland 症候群がある．

c.　四指型 tetradactyly

示指から環指のいずれか1指列全体か指節骨全体の欠損．

d.　三指型 tridactyly

示指から環指のいずれか2指列あるいはこの指節骨全体の欠損**(図 32-12-1)**．

e.　二指型 didactyly

示指から環指のいずれか指列あるいは，これらの3指列

表 32-12-5　小指中節短縮症

合併奇形	頻度
中環指合指	56.7%
裂手	58.8
母指多指	21.2
母指形成異常	19.6

（三浦隆行：形成外科21：202, 1978より引用）

の指節骨の全欠損

f.　単指型 monodactyly

親指を除くすべての指節骨の欠損）**(図 32-12-1)**

g.　無指型 adactyly，**欠指症** adactylia

全指の指節骨の欠損．

全指欠損 adctylia, 指節欠損 aphalngia, 指部分欠損 oligodactylia などがある．

Mueller (1937) によると，欠損のときは変化の過程が中枢より末梢に向かって起こるという．なお，多指症の場合は，逆に末梢より中枢に向かうという．

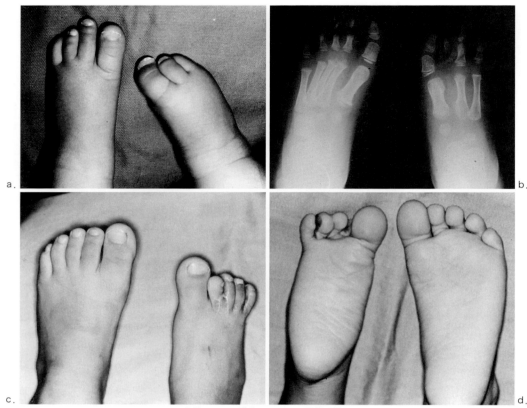

a：術前，b：X線像，c，d：術後2年

図32-12-5 右第4・5趾欠趾症
第2・3趾を分割．

丸毛ら(1974)によると，外見的に指が足りない場合，欠指症のほか骨性合指症，あるいは裂手症と考えられる場合があるという．

治療は，欠損指の再建であるが，現在は機能的再建が主体であり，いろいろな方法が用いられている．

欠損趾の修復例(図32-12-4〜図32-12-6)．

裂手症・裂足症については，本章，裂手(足)症の項参照．

h. 中手型 metacarpal type
中手骨の一部が残存し，その末梢が欠損する．

i. 手根骨 carpal type
手根骨の一部が残存し，その末梢が欠損する．

j. 手関節型 wrist type
手根骨を含めた末梢が欠損し，前腕骨は存在．両手欠損ならKrukenberg手術．

k. 前腕型 forearm type
前腕の一部が残存し，その末梢が欠損する．

l. 肘型 elbow type
前腕骨すべてが欠損．

m. 上腕型 upper arm type
上腕骨の一部が残存し，その末梢が欠損する．

n. 肩型 shoulder type，**上肢欠損** amelia
上腕骨すべてが欠損するものであるが，肋骨による再建法の報告がある(Vavylovら1994)．

❷長軸形成障害(縦軸形成障害) longitudinal deficiencies

a. 橈骨側列形成障害 radial deficiencies, radial ray hypoplasia

1) 橈骨の異常
①橈骨低形成 hypoplasia of the radius；橈骨延長術
②橈骨部分欠損 partial absence of the radius；尺骨の橈骨化
③橈骨全欠損 total absence of the radius；尺骨の橈骨化

2) 手の異常

a) 五指手 five fingered hand, pentadacylous hand
これは，鏡手 mirror hand ともいわれ，母指が小指のようになっているため，中指を軸に，ちょうど鏡で映したように手指が対称になるための呼称である(本章「鏡手」の項参照)．

治療は，橈側第1指列の母指化である．

図32-12-7は，母指基節骨を第2中手骨に固定した．また筋腱の弛みを生じるので同時にこれらの短縮術を行う．

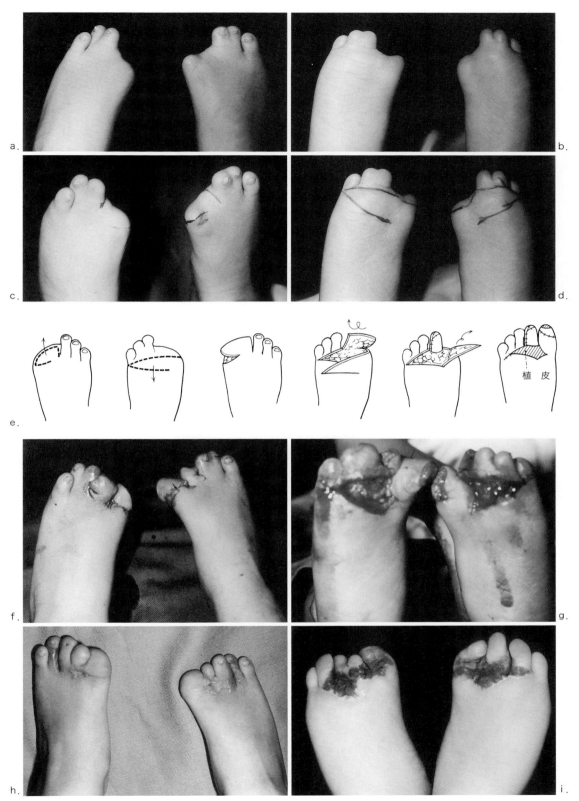

a, b：術前，c, d：手術デザイン，e：手術法，f, g：術中，h, i：術後4年

図 32-12-6　両側第1・2趾欠趾症

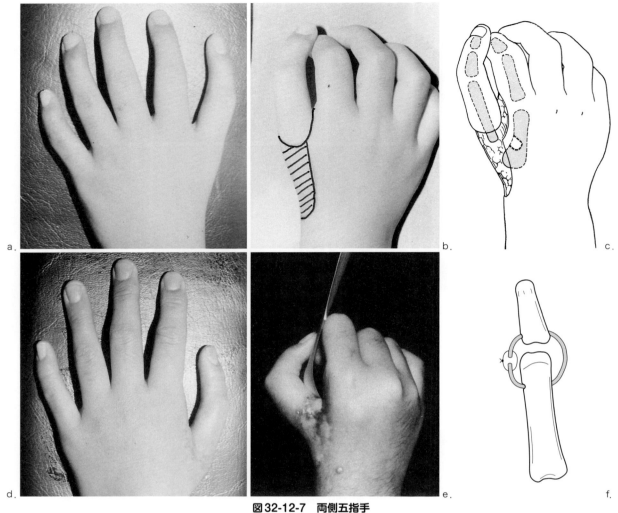

図32-12-7 両側五指手
a：左手術前．b：右手術デザイン．c：手術法．斜線部の皮膚を起こし，母指中手骨を露出させたのち，母指と示指が対立位になるように示指中手骨に穴を開け，ここに挿入．Kirschner鋼線にて固定する．皮膚の欠損部には遊離植皮を行った．血管神経束および腱には手を加えていない．
d：左手術後4ヵ月．e：右手スプーンを持ったところ．

b) 母指形成不全 hypoplastic thumb

母指形成不全および欠損の症例は，平瀬ら（1987）によると2.5％というが（1,600例中40例），それぞれの頻度については，喜多（2001）の報告がある．表32-12-2，図32-12-8のように，いろいろなタイプの母指先天異常がみられる．手指では指の母指化術 pollicicization が有用視されている（Stainesら 2005）．

c) 2列以上の欠損 absence of more than two digital rays

3) 肘の異常
① 肘関節拘縮 contracture of the elbow joint
② 近位橈尺間接癒合 proximal radio-ulnar synostosis
③ 橈骨頭脱臼 radial head dislocation
④ 尺側列形成異常 ulnar deficiencies

4) 尺骨の異常
① 尺骨低形成 hypoplasia of the ulna
② 尺骨部分欠損 partial absence of the ulna
③ 尺骨全欠損 total absence of the ulnar

5) 手の異常
① 小指低形成 hypoplasia of the little finger

これは，爪の形態の異常，異所性爪異常などを伴ったもので，さらに小指の異常，たとえば指骨の発育不全などを合併した先天異常である．報告例としては，江川ら（1967），津下（1974），Egawa（1977），岡ら（1978）のものがある．

治療は，爪切除後，cross finger flap, advancement flap などによる指を膨らませる手術が行われている．

② 小指裂欠損 absence of the 5th digital ray
③ 2指列以上の欠損 absence of more than two digital ray

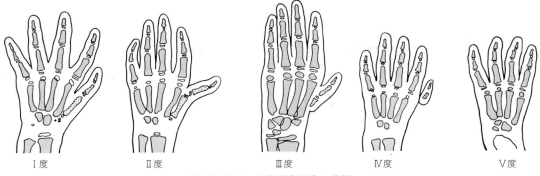

図 32-12-8　母指発育不全の分類

（津下健哉：手の外科の実際，南江堂，p567, 1991 を参考に著者作成）

❸ **フォコメリア（アザラシ肢症）** phocomelia
　アザラシのように，手が体幹より直接出ているようにみえるもので，上腕や前腕あるいは両方が欠損しているもの．
a.　**遠位型** distal type
　　上腕骨，前腕骨も部分的に存在．
b.　**近位型** proximal type
　　前腕骨はなく，上腕骨が一部存在．
c.　**完全型** complete type
　　上腕骨，前腕骨が完全に欠損．

❹ **筋腱形成障害** tendon or muscle dysplasia
　握り母指症や，その他の異常による筋腱障害を除く．

❺ **爪形成障害** nail dysplasia
　爪の変形，欠損 nail deformity, defect などがある（本章「爪の変形・欠損」の項参照）．
a.　**爪変形**
　巨大爪 macronychia, megalonychosis, 矮小爪 micronychia, 爪欠損 anonychia, 過剰爪 polynychia, 匙状爪 kailonychia, 扁平爪 platonychia, 厚硬爪 pachonychia, 異所爪 heteronychia, 短爪 brachyonichia, 白爪 leukonychia, 爪甲鉤彎症 onychogryposis など．
b.　**爪欠損**
　爪の先天性欠損には，部分欠損と全欠損とがあり，手の示指に多い．
　増沢（1988）は，本症に末節骨の二分像がみられることを報告し，その原因についての示唆を与えている．症候群の随伴症状としてみられることもあり，遺伝が示唆されているが，非遺伝性もあり，また足趾の無爪症もある（小薗ら 2015）．本症の外国における報告例は少なく，村岡ら（1977）は，日本人特有のものではないかと報告している．

表 32-12-6　先天性示指爪甲欠損症の分類

爪甲型		爪甲の障害程度	
不全型	軽度		正常に近い爪甲
	中等度		正常の1/3〜1/2の幅の爪甲
	重度		尺側の極めて小さい爪甲
分裂型	軽度		橈・尺側の爪甲を合わせて，正常の3/4の爪甲
	中度		尺側の爪甲は1/2程度，橈側は極めて小さい
	重度		橈，尺側ともに極めて小さい爪甲
欠損型			爪甲の形成をみない

（木下行洋：形成外科 31：134, 1988 より引用）

1）分類
　磯（1968）は，本症を，(1) 矮爪型，(2) 多爪型，(3) 無爪型に，木下ら（1976）は，(1) 不全型，(2) 分裂型，(3) 欠損型に分けている（**表 32-12-6**）．

2）頻度
　矮爪型（不全型）が多く，男女差はなく，左右差では左が多く，両側性については多い（磯），少ない（木下，村岡ら），と意見が分かれている．また，尺側より橈側の形成不全が強く，多爪型では尺側が大きい．

3）治療
　治療法としては，人工爪の貼付，人工指尖帽，人工爪下駄式装着法，人工爪挿入法などがあるが，前者は剝がれやすく，後者はその境界が目立ちやすい．
　外科的に手指の爪に足の爪を移植することは行われるが，

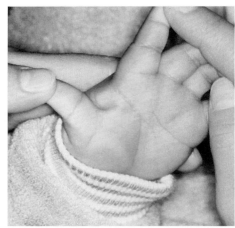
a：治療前

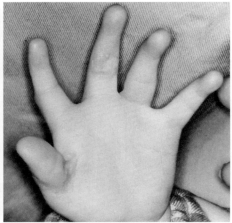
b：治療後1年
皮膚の短縮を延長後，副子による拘縮除去をはかる．

図 32-12-9　先天性握り母指

a：屈指症　　b：正常

図 32-12-10　屈指症

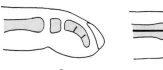
a.　　　　　b

図 32-12-11　Kirner 変形とその治療

その逆方向への爪移植の適応はない．爪の直達有茎移植は固定肢位の点でほとんど用いられず，

遊離爪移植か遊離吻合爪移植が行われている（図 32-8-5～図 32-8-17）．

最近では，血管吻合を用い，爪および爪周囲組織の移植が行われるようになった（朴ら 1988）．

C. 分化障害
failure of differenciation of the parts

❶先天性骨癒合症 synostosis
　①上腕尺骨癒合症 humero-ulanr synostosis
　②上腕橈骨癒合症 humero-radial synostosis
　③橈尺骨癒合症 radio-ulnar synostosis
　④手根骨癒合症 carpal coalition
　⑤中手骨癒合症 matacarpal synostosis
　通常，PIP 関節に多く，DIP 関節，MP 関節は正常である．短指症，合指症と合併することが多い．PIP 関節は，屈伸不能であるが，X 線的に関節裂隙のみられるものもある．本症の発生は，両側性が多く，遺伝性が高い．
　治療は，第 2 足趾 PIP 関節移植である（柴田ら 2000）．

❷先天性橈骨頭脱臼症 radial head dislocation

❸指関節強直症 ankylosis of digital joints
　a.　指節骨癒合症 symphalangism
　治療は，合指症の手術を行い，必要があれば Ilzarov（1989）の仮骨延長法で指を伸ばす．遊離骨付き足趾節骨移植（第 2 足趾 PIP 関節移植）も可能である（柴田ら 2000）．
　　①近位型 proximal
　　②遠位型 distal type
　　③合併型 conbined type
　b.　MP 間接強直 ankylosis of the MP joint
　　①不完全型 incomplete type
　　②完全型 complete type

❹拘縮，変形 contracture, deformity
　a.　軟部組織 soft tissue
　　1）多発性関節拘縮症 anthrogryposis mutiplex
　　2）翼状肘 webbed elbow（pterygium cubitale）
　　3）握り母指症 clasped hand（図 32-12-9）
　これは，先天性母指屈曲内転拘縮ともいい，母指が内転，屈曲し，他の指も屈曲変形を起こしている状態である．弾発指との鑑別を要するが，後者は他動伸展させると抵抗と

疼痛がある．また，本症は MP 関節であるが，弾発指は IP が多い．母指の他動伸展は可能である．

その成因には，伸展腱欠損，屈曲腱腫瘤，神経筋系発育不全，関節拘縮症 arthrogryposis（多数指の屈曲変形を呈す）などがあるが，詳細は不明である．

Weckesser (1968) は，次のように分類している．
①母指伸筋腱や筋の低形成，他指は正常．
②母指屈曲拘縮が強く，他指にも屈曲拘縮がある．
③骨を含む母指構成組織の低形成．
④重複指タイプである．

治療は，生後まもなく，軟部組織の拘縮を防ぐため splint を着用する．もし，効果がなければ，手術的に軟部組織の延長，腱移行術などを行う．

中村ら (1992) は本症の外科的治療に open palm method を報告しているが，これは皮膚不足部に割を入れて引きのばし，創を周囲からの表皮形成で被覆する方法で，手術も容易で，他からの植皮のように色素沈着がない．腱異常があれば腱形成術を，腱欠損があれば腱移行術を行う．

4）先天性拘縮母指 pollex rigidus

PP の屈曲拘縮で男性に多く，バネ現象はない．原因は長母指屈筋腱の肥厚で，治療は腱鞘の切除である．縦切のみでは不十分である．

5）風車翼手 windblown hand, windmill-vane hand

6）屈指症 camptodactyly (crooked finger)（図 32-12-10）

これには，次の 2 つがある
①単指罹患型 single digit type
②多指罹患型 multiple digits type

本症は，屈伸方向に指関節が屈曲したもので，小指に多く，PIP の障害で小指の外転回内を起こす．掌側皮膚の拘縮や掌側皮膚線が消失する．両側性で女子に多く，優性遺伝が多い．頻度は報告書によって異なるが，かなり多いと思われる（約 3％）．

原因として，浅指屈筋腱の短縮，虫様筋の異常，屈筋と伸筋との平衡異常，基節骨骨頭の変化などがあげられている．

治療は，弾性副子の使用により，軟部組織の延長を図るが，成績はよくない．関節の二次変形を防ぐために，1 歳前後に指側方皮弁移植や遊離植皮が行われる（片岡ら 1997）．浅指屈筋腱の形成不全，位置異常のある場合は腱形成術を行う．また，骨切り術や関節固定術を要する．しかし手術的治療でも完治は難しい．

足趾では，第 3・4 指，特に第 4 指に多く，過長な足趾，屈筋腱異常，皮膚不足などによるとされるが，窮屈な靴の生活も影響する．疼痛などによる歩行障害があれば患足趾の皮膚の延長，腱切離，骨短縮術などが行われる．

7）迷入筋 aberrant muscles

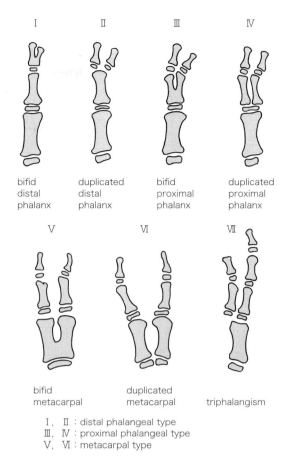

図 32-12-12 母指多指症の Wassel 分類
（Wassel HD : Clin Orthop 64 : 175, 1969 より引用）

b. 骨組織 bone

1）キルナー変形 Kirner deformity（図 32-12-11）

これは，Kirner (1927) によってはじめて報告されたもので，小指末節骨が掌側および橈側へ彎曲する変形である．女性に多く，両側性で優性遺伝が多い．

頻度は，0.1～0.6％，とまれなものであるが，実際には気づかれないことも多く，本人が気にしなければ機能的には問題ないこともあり，治療の対象になることは少ない．

治療は，骨切り術 osteotomy を行って矯正し，Kirschner 鋼線固定を行う．保存的療法は効果がない (Upton 2006)．

2）三角状骨 delta bone

（本章「三指節母指」の項参照，図 32-12-34）

3）マーデルング変形 Madelung deformity

c. その他

❺腫瘍類似疾患

①血管腫 hemangioma
②動静脈瘻 arteriovenous fistula
③リンパ腫 lymphangioma
④神経線維腫症 neurofibromatosis

182　第32章　四肢部

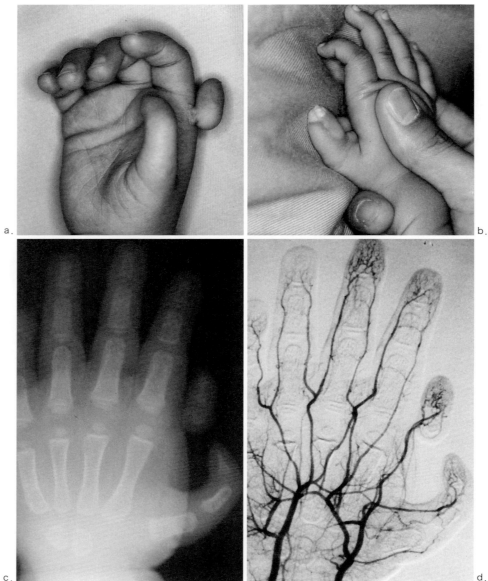

a：術前，b：母指の太さを健側指に合わせるための浮遊指を移植後6ヵ月
c：術前X線写真，d：術前動脈撮影

図 32-12-13　多指症

⑤若年性手掌腱膜繊維症 juvenile aponeurotic fibroma
⑥骨軟骨腫 osteochondroma
⑦その他 others

D. 重複 duplication

❶母指多指症 thumb polydactyly
a. 1-6型：母指多指症
1) 分類

多指症は，Wassel (1969) により，図32-12-12のように分類されているが，小趾列多趾症の分類には用いられない（中村ら 1993）．日本手の外科学会 (2000) では，末節骨，中節骨，基節骨をそれぞれ完全，不完全多指に分け，計6型としている．三指節母指はそれぞれの型に，浮遊型は7型に，三角指節骨は8型に分類している．

2) 頻度

指奇形のうちでは最も多く，400人に1人の割合で，津下ら (1980) は出生数の3.5%（表32-12-3），岡ら (1981) は，10,000人出生に5.1人，神ら (2005) は1,000人に0.5〜1の頻度と報告している．

手指では母指側に多く，足趾では小趾側に多い．
岡ら (1981) は，第1趾9.6%，第5趾に84%，笹本ら (1990) はそれぞれ8%，86%と報告している．今野ら (1997) も自

32・12 四肢の先天異常

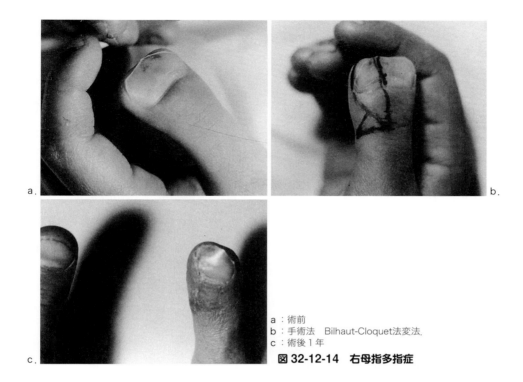

a：術前
b：手術法 Bilhaut-Cloquet法変法.
c：術後1年

図 32-12-14 右母指多指症

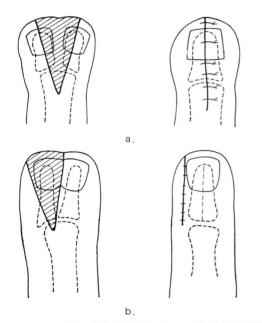

図 32-12-15 母指の大きさが同じくらいの多指症の手術法
Bilhaut-Cloquet法（1890）および変法．原法を用いると，爪の変形が目立ちやすい．関節可動域の減少・発育障害．

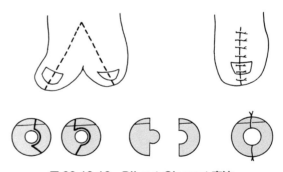

図 32-12-16 Bihaut-Cloquet 変法
（北山吉明：形成外科 29：429, 1986 より引用）

験例をまとめて発表しているが小趾列多趾症がおおく，右側に多いという．

酒井ら（2001）は，わが国報告例をまとめて軸後性 85.0％，軸前性 8.3％，中央列性 5.9％，分類不能型混合型 0.8％としている．また，左右別では，片側 76.4％（左側 36.4％，右側 39.6％），両側 23.6％，男女比は 1：1 である．

人種的には黒人に多く，また bifid thumb の型では遺伝性濃厚という．現在では内因性の常染色体優性遺伝説が有力である（奥山 1953，Converse 1977，柴田ら 1991）．

3）治療時期

生後 6～12 ヵ月（Nakamura 1985，三浦 1989，善ら 2005），8～10 ヵ月（渡ら 1981）1 歳前（井上ら 1974，池田ら 1980，酒井ら 2001），1～2 歳（高杉 1985），2 歳以降（児島ら 1972），条件次第（江川ら 1969）といろいろであるが，著者は，1 歳前後であるが，足の場合は，歩行前に手術している．歩行後は足の骨の変形をきたしやすいからである．

4）治療法

母指再建で大切なのは，

184　第32章　四肢部

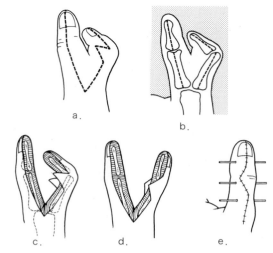

図 32-12-17　母指の大きさ，形が不ぞろいの多指症の手術法
(Hartrampf CR et al : Plast Reconstr Surg 54 : 148, 1974 より引用)

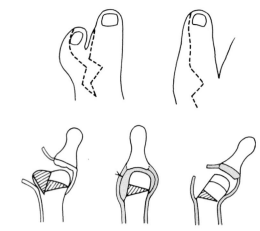

図 32-12-18　母指多指症
(北山吉明：形成外科 32：1113，1989；渡　捷一ほか：整形外科 32：1245，1981 より引用)

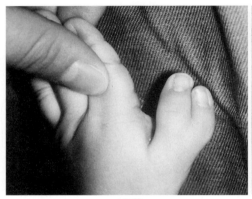
a：術前

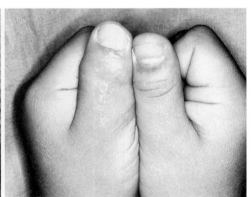
b：術後6年

図 32-12-19　左多指症
(図 32-11-17 の手術法)

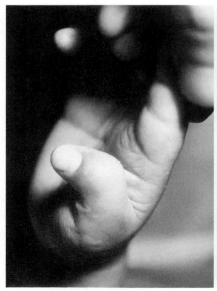
a：術前

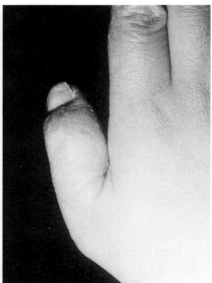
b：術後3ヵ月

図 32-12-20　母指多指症術後変形
(図 32-11-18 の手術法で修復)

32·12 四肢の先天異常

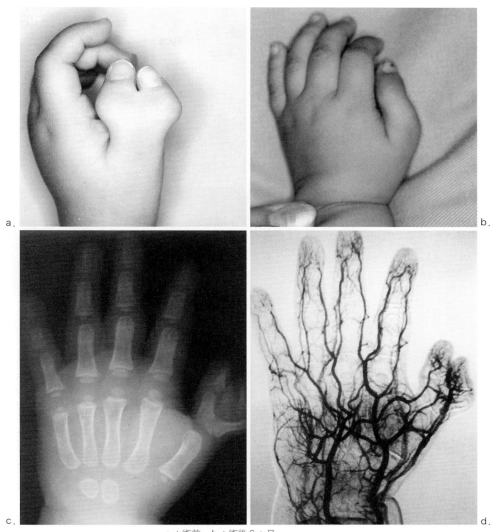

a：術前，b：術後6ヵ月
c：術前X線像，d：術前動脈撮影像
図 32-12-21　左多指症

①尺側母指の形成状態
②短母指外転筋の位置
③中手骨基節骨長軸の変形（三浦1989）
手術症例を（図32-12-13～図32-12-30）に示した．
指の大きさ，骨関節系，筋腱系，神経系の異常を検討し，切断指を決める．特殊な方法にBilhaut-Cloquet法およびその変法（図32-12-15, 図32-12-16）がある．切断に際しては，爪や骨，関節，筋，腱などの温存も大切であるし，MPJにまで及んでいる場合は，後日成長に従って，中手骨-骨頭の橈側突出や，また指節骨変形による母指末梢の橈側あるいは尺側彎曲を起こす．そのほか，短母指外転筋，長母指屈筋や伸筋の走行にも十分留意し，その再建を図ることも大切である．

5) 母指多指症の術後変形
①爪甲変形，②瘢痕拘縮，③母指の太さの異常，④指の長さの異常，⑤IPJの変形，⑥MPJの変形などがあげられており，中村ら（1991）も初回手術で完璧な手術を行い，自然矯正を行うべきという．

6) 合併異常
多指症は，合指症，短指症などを合併するほか，症候群として，

Ellis-van Creveld or chondro-ectodermal dysplasia (hair, teeth, nail の ectodermal dysplasia, chondrodysplasia, short stature, postaxial polydactyly), Laurence-Moon-Biedle-Bardet syndrome (obesity, mental deficiency, polydactyly, retinitis pigmentosa, genital dystorophy) などの合併異常として現れることもある (Converse 1977).

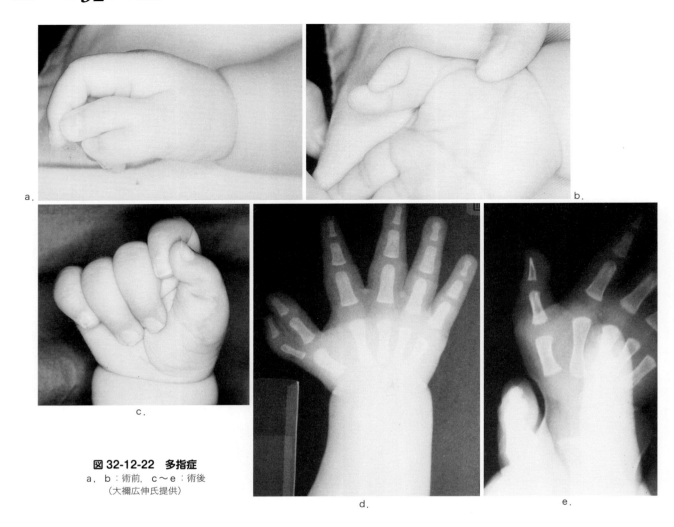

図 32-12-22 多指症
a, b：術前, c〜e：術後
（大禰広伸氏提供）

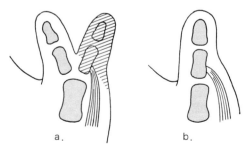

図 32-12-23 短母指外転筋の付着部と切除母指との関係
筋をいったん切離して新しい母指基節骨に移植する．

多趾症の特殊なものに，true prehallux があり，人間足趾の先祖返りと考えられる異常という（鬼塚1968，牧野1974）．

b. 7型；浮遊母指 floating thumb

1）浮遊母指 floating thumb

母指列の指骨，中手骨欠損により，母指が軟部組織のみで連結され，安定性を欠いたもので，通常，末節骨は存在するが，筋腱系や神経血管系の異常を伴う．

治療は，腹部皮弁にて軟部組織を補充し，基節骨と第2中手骨間に骨移植を行い，母指を対立位に固定する（図32-12-31，図32-12-32）．あるいは吻合骨皮弁にて再建する．

2）浮遊母趾 floating great toe

これは母趾の形態を揃え，しかも足根骨との間に関節形成のない，単なる軟部組織で連結されたものであり，Cobey（1966）や牧野（1974），岡ら（1993）のいう prehallux とは異なる．牧野（1974）の例は，5本の完全な足趾を持ち，そのうえに足根部内側に足趾を有するもので，先祖返りと考えられるのに対し，本症は欠損異常の範疇に入る．なお ostibiale externum（prehallux, accessory scaphoid）は，舟状骨側方の隆起物であるが，足趾の形態をとっていない点で，前者とは異なるものである（図32-12-33）．

最近，内田ら（2000）は，prehallux 様変形の7例を報告している．西尾ら2013）は true prephalax として報告している．

c. 8型；その他の型

32・12 四肢の先天異常　187

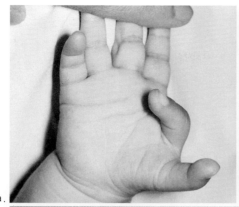
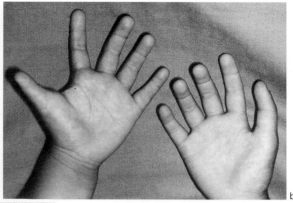
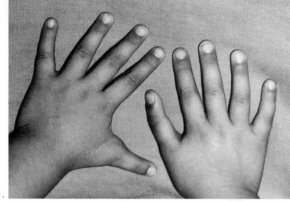

a：術前
b：術後3年（図31-11-23の手術法）
c：術後3年

図 32-12-24　多指症

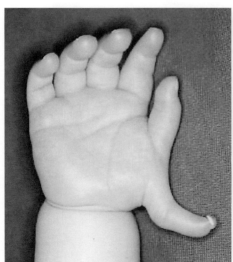
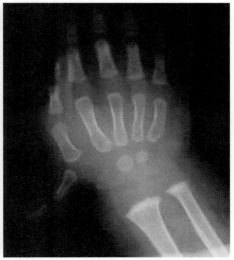

図 32-12-25　多指症

（宇佐美泰徳氏提供）

188　第32章　四肢部

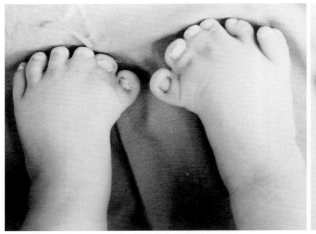
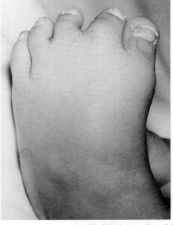
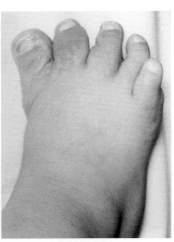

a：術前．左側6本，右側7本．　　　　　　　b：切除手術後6ヵ月．合趾症は分離，植皮術施行．

図 32-12-26　両側多趾症

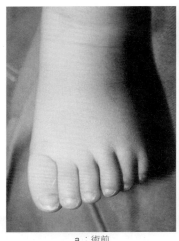
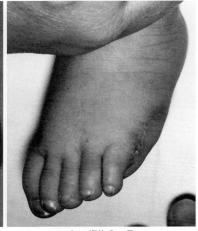

a：術前　　　　　　　b：術後2ヵ月

図 32-12-27　小趾側多趾症
切除，縫縮術で修復．

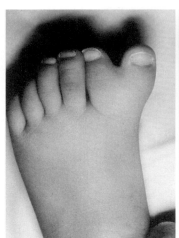
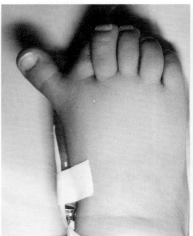
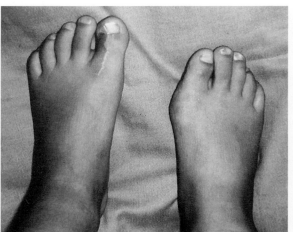

a：術前　　　　　　　b：術前　　　　　　　c：術後3年

図 32-12-28　母趾側多趾症
Bilhaut-Cloquet 法変法にて修復．

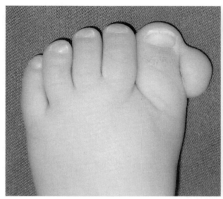
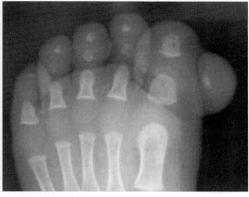

図 32-12-29　母趾側多趾症
（宇佐美泰徳ほか：形成外科 46：501, 2003 より引用）
（宇佐美泰徳氏提供）

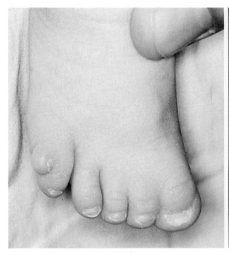
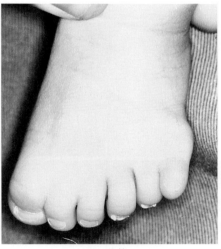

a：術前　　　　　　　　　　　　　　b：術前

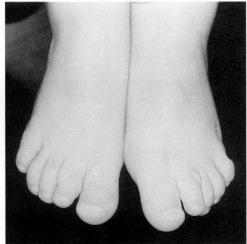

c：術後3年

図 32-12-30　多合趾症
合趾症は分離のうえ，植皮術施行．多合趾は外側趾を切除．

190　第32章　四肢部

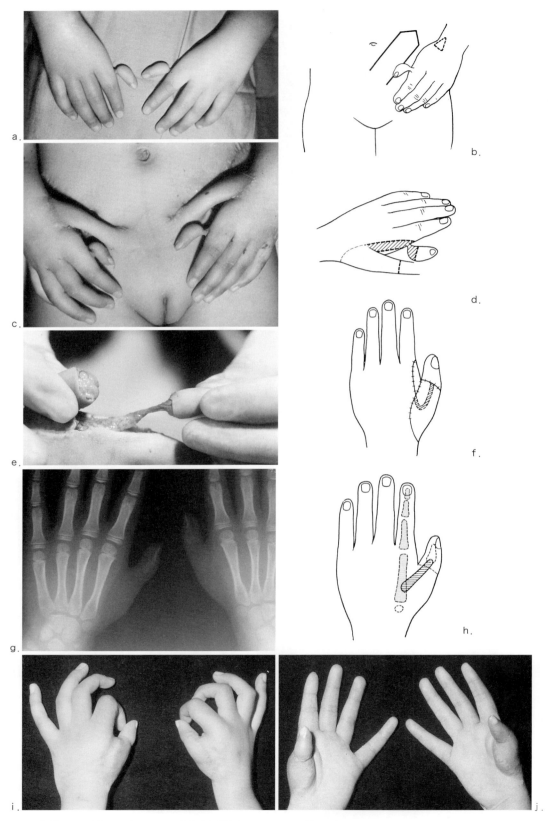

a：術前，b：手術のデザイン，c：腹部皮弁移植中，d：2回目手術デザイン
e：腹部皮弁切離，母指を神経血管束のみとし，正常の母指の位置になるように中枢に移動して，腹部皮弁切離端に移植する．
f：遊離母指を移植したシェーマ　神経血管束（斜線）は彎曲している．g：造母指後のX線像，術後9ヵ月
h：残存母指基節骨と示指中手骨との間に骨移植を行い，母指対立位に固定する．i，j：術後3年

図 32-12-31　両側浮遊母指

32・12 四肢の先天異常　191

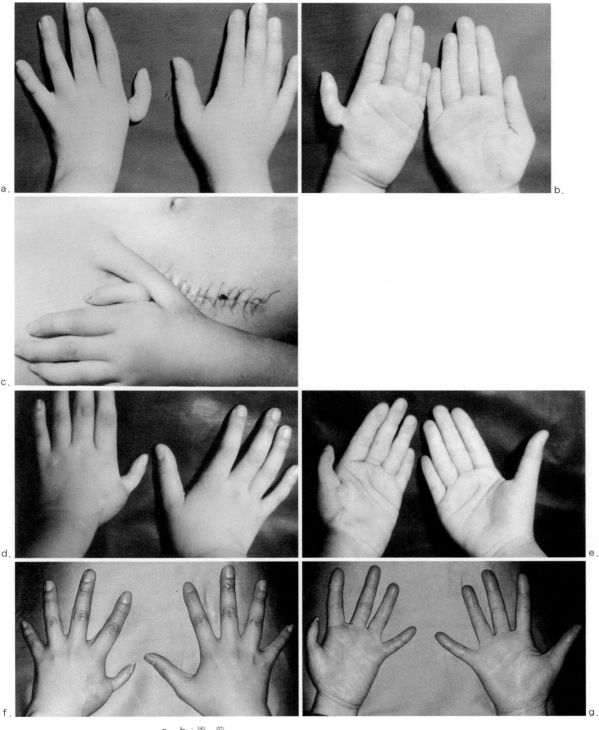

a, b：術　前
　c：腹部よりtubeを移植
d, e：術後6ヵ月
　　　母指球も形成され，骨移植を行うことによって，機能も再建
　　　される．この例は，最初から骨移植を希望しなかったので，
　　　腹部皮弁のみの修復のあと，プロテーゼの装着を行った．
f, g：術後12年　母指の大きさに注意．比率としては同じように
　　　成長している．

図 32-12-32　左浮遊母指

192　第32章　四肢部

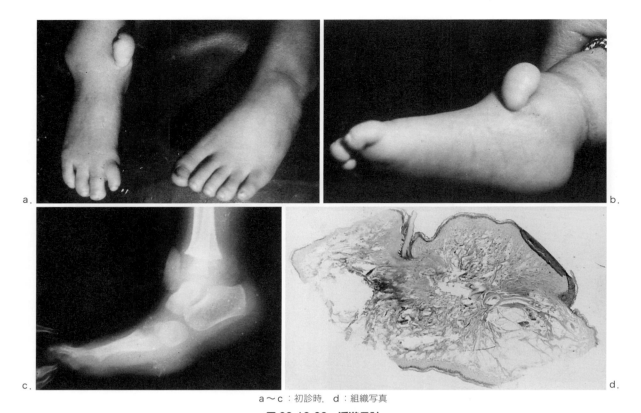

a～c：初診時, d：組織写真

図 32-12-33　浮遊母趾
本例は造母趾術を計画中に, 他の病院（d）で切断されてしまった.
（鬼塚卓弥ほか：形成外科 19：754, 1968 より引用）

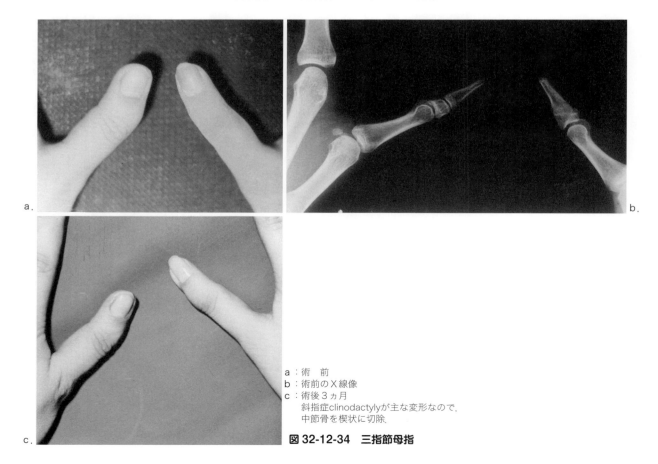

a：術　前
b：術前のX線像
c：術後3ヵ月
　　斜指症 clinodactyly が主な変形なので,
　　中節骨を楔状に切除.

図 32-12-34　三指節母指

❷中央列多指症 central polydactyly

カテゴリーⅣに分類.

❸小指多指症 polydactyly of the little finger

①浮遊型 floating type
②その他 others

❹対立可能な三指節母指 opposable triphalangeal thumb
（図32-12-34）

これは，まれな奇形で，母指に中節骨が存在するもので，通常，楔状を呈するため尺屈することが多い（Wood 1978）.別名 delta bone あるいは delta phalanx（Smith 1977）ともいわれる.

治療としては，中節骨の橈側楔状切開で指列を矯正したり，delta phalanx を切除する.場合によっては，近位か遠位の関節を固定したほうが機能的によいことがある.関節固定術を行うときは，中手骨の変形もいっしょに矯正する.

一方，対立不能な三指節母指 non-opposable triphalangeal thumb は五指手ともいわれている（本章「三指節母指」の項参照）.なお前者をⅠ型（三角指節骨）と，後者をⅡ型（五指手）に分ける人もいる（Canale 2003）.しかし，ここでは手の外科の分類に従いたい.

❺鏡手 mirror hand（本章「五指手」の項参照）

鏡手は，五指手 five fingered hand, pentadactylous hand ともいわれ，母指が小指のようになるため，中指を軸に，ちょうど鏡で写したように手指の橈尺側が対象になるために呼称される.橈骨の代わりに尺骨が2本（ulnar demelia）あり，手根骨の重複，指裂の複数化がみられる.しかし，母指に相当する手指は通常，小指より長い（前述）.

治療は橈側第1指列の母指化である.

図32-12-7 は，母指基節骨を第2中足骨に固定したが，大菱形骨があれば第1中手骨-骨頭のみ残して大菱形骨に固定する.また，筋腱のたるみを生じるので同時に短縮術を行う.

手の外科学会の分類では，次の2つに分類される.

①鏡手 mirror hand：定型例では尺骨の重複を伴う.
②鏡手様変形 mirror hand like deformity：前腕が正常で，指のみ鏡手状を呈する.

E. 指列誘導障害
abnormal induction of digital rays

❶軟部組織 soft tissue

a. 皮膚性合指症 cutaneous syndactyly

完全型（指尖まで皮膚性に癒合），不完全型（指尖は分離

しているもの）がある.ここでは，皮膚性，骨性いっしょに述べる（**図32-12-35 ～図32-12-40**）.

1）頻度

指の分化過程における異常で起こり，Bunnell（1956）は，足より手に多く，約1,000-3,000例に1人の割合で，男女比は，2：1で，3・4指間に多い，と報告している.岡ら（1984）は，1万人に手0.9～2.5人，足0.6～4.4人，津下ら（1980）は，7%（**表32-12-3**）という.Barsky（1958）は，片側両側比は，2：1という.Converse（1977）は，男性に多く，黒人にはまれであるという.

2）症状

合指の程度は水かきのみから，皮膚性癒合・骨性癒合（指節癒合症 symphalangia），全指癒合などいろいろな程度があり，筋腱系・神経血管系の異常を伴うこともある.母指は分化が早いので，合併するときは，高度の合指症になるという.

井上ら（1991）は第5趾多指症を臨床的立場から皮膚性合指のないもの（Ⅰ型），5・6指間に皮膚性合指を認めるもの（Ⅱ型），4・5・6指間に皮膚性合指を認めるもの（Ⅲ型）にわけているが，それ以外の合指を入れてⅣ型にしたほうがよいのではないだろうか.

本症は，しばしば他の先天異常，たとえば，前記多指症のほか，欠指症，裂手症，短指症と合併し，Poland 症候群（合指＋胸筋欠損），Apert 症候群（塔状頭蓋＋合指），Carpenter 症候群（塔状頭蓋＋合指＋精神発達遅滞＋肥満），Moebius 症候群（顔面神経麻痺），de Lange 症候群などの複雑な症候群の一症状として合併する場合もある.

本症は癒合不全であり，一方欠指症は分離不全と考えられる（**図32-12-36**）.

3）治療

治療は，癒合している指を分離し，手背の皮弁，ときに掌側皮弁との組み合わせ皮弁，W-M 皮弁（Karacoaglan ら，T 皮弁（伊東ら2002）（これらの皮弁を pantaloon という）にて指間部を形成し，重要側皮膚欠損部をできるだけ皮弁にて，相対側欠損部は遊離植皮にて被覆するのが原則である.

児島（2000）は合指症の手術法を**図32-12-35** のようにまとめている.

手術時期としては，生後1歳半～2歳頃行う人が多い.

なお，合指症手術にあたって，Sari（2015）は，指間の水かきの web height についてのユニークな研究から，その重要性を報告している.

4）症例

合指症にもいろいろな程度があり，症例に応じて手術法の選択を行う（**図32-12-36 ～図32-12-42**）.

5）足の合趾症

足の合趾症では，趾間に移植する四角弁の先端を体重負

第32章 四肢部

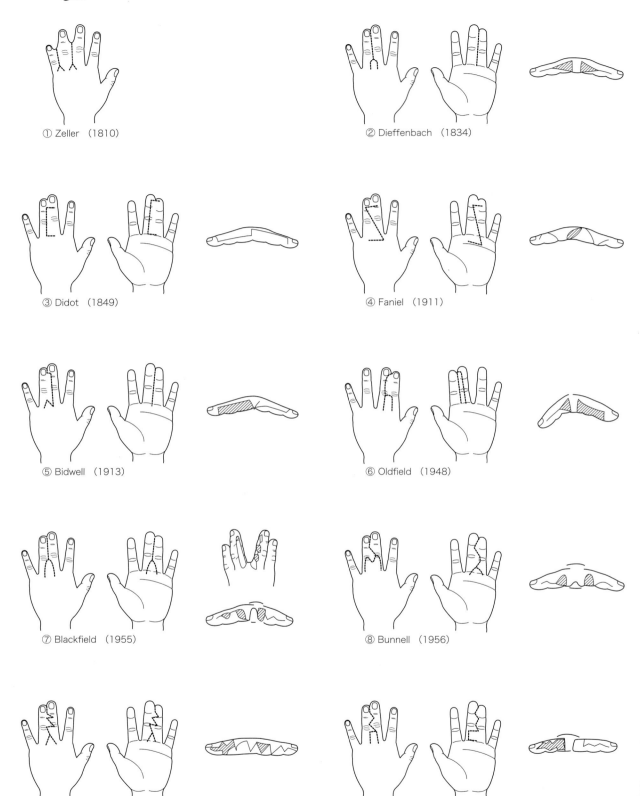

図 32-12-35（1） 合指（趾）のいろいろな手術法
（児島忠雄：形成外科 43：47, 2000 より引用）

32・12 四肢の先天異常

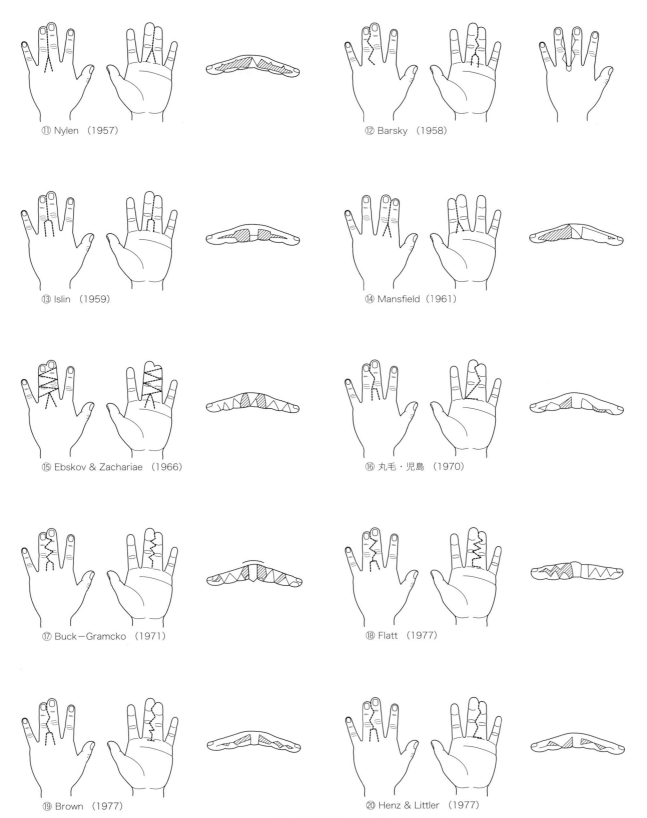

図 32-12-35（2） 合指（趾）のいろいろな手術法

196 第**32**章 四肢部

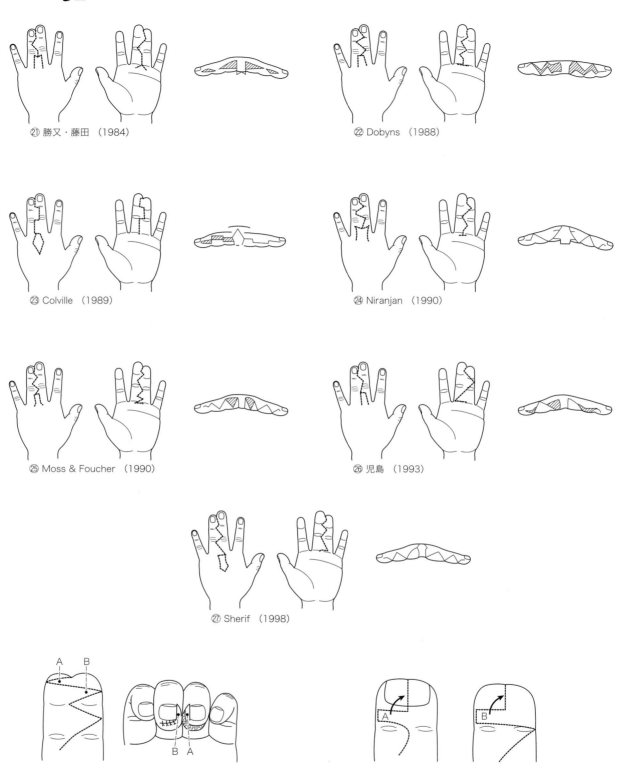

図 32-12-35（3） 合指（趾）のいろいろな手術法

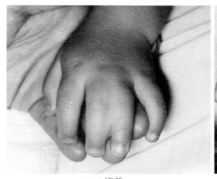
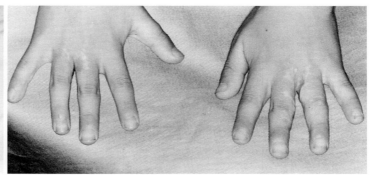

a：術前　　　　　　　　　　　　　　b：術後5年

図 32-12-36　皮膚性合指症

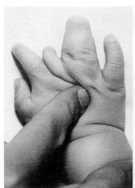
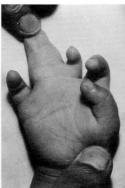
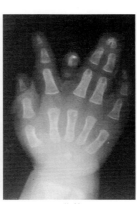
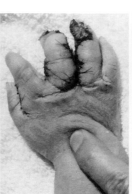
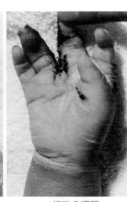

a：術前　　　b：術前　　　c：術前　　　d：術後3週間　　　e：術後3週間

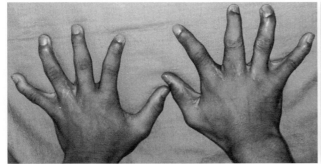
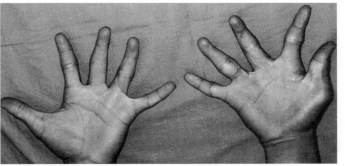

f：術後12年　　　　　　　　　　　g：術後12年

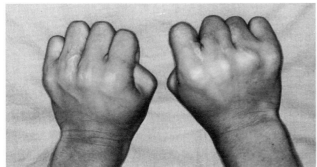
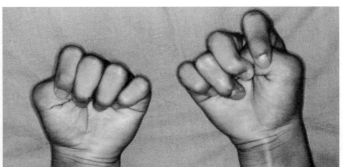

h：術後12年　　　　　　　　　　　i：術後12年

図 32-12-37　指遠位端のみ骨性で他は皮膚性の合指症（多合指の症例）

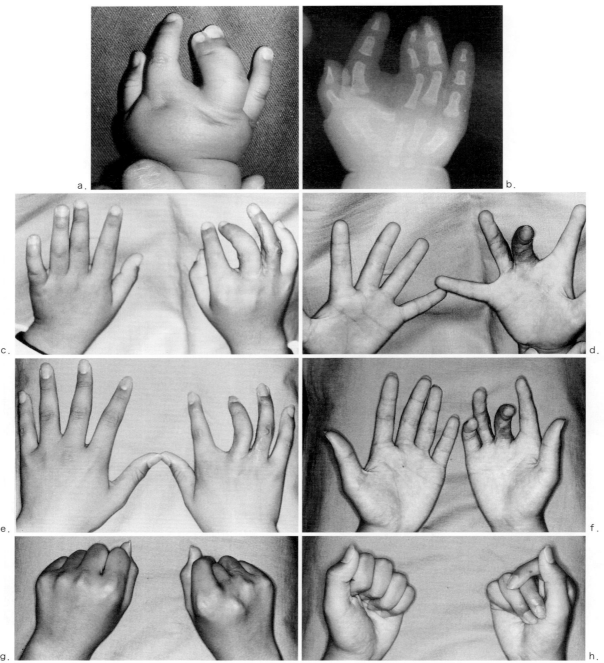

a, b：術前, c, d：術後4年, e〜h：術後14年
図 32-12-38 裂手型合指症

荷部に移植しないように注意する．異常角化症 hyperkeratosis を起こしやすいからである（**図 32-12-38, 図 32-12-40**）．また足趾の多合趾症は関連趾の発育状態によって切除する過剰指の選択，皮膚の利用の選択などを行う．Hayashi ら（2004）のように遊離植皮しないでできるだけ過剰皮膚を利用するようにする．しかし症例によっては遊離植皮せざるを得ない場合もある．多田ら（2015）は，第1と第2が重複した第7趾を有するまれなる症例を報告している．

骨性合趾症の場合も切離後遊離植皮するが，遠位部では瘢痕拘縮により爪の変形や末節骨の偏位を起こしやすく，ここを遠隔皮弁にて覆う方法（Thomson 1971, Marumo 1976），局所皮弁で覆う方法（Sugihara 1991），また，創を開放とし，周囲よりの表皮形成を待つ open method（生田 1992, Kawabata ら 2003）も報告されている．

6）術後変形
①指間水かき形成

32・12 四肢の先天異常

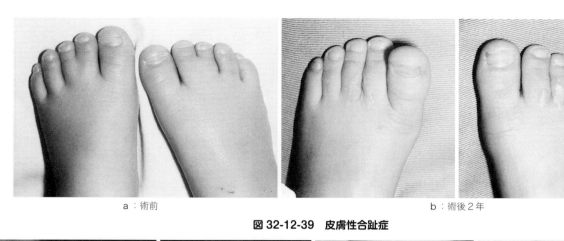

a:術前　　　　　　　　　　　　　　b:術後2年

図 32-12-39　皮膚性合趾症

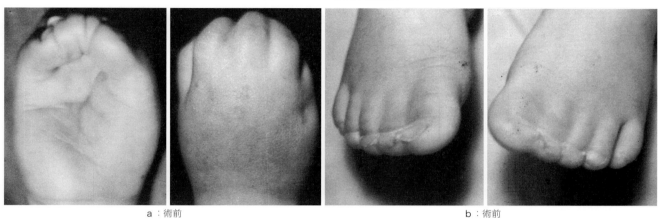

a:術前　　　　　　　　　　　　　　b:術前

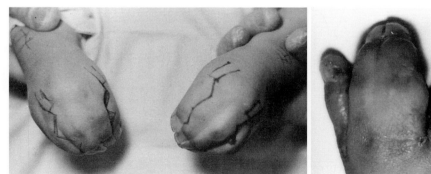
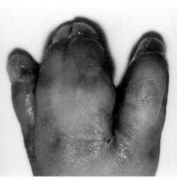
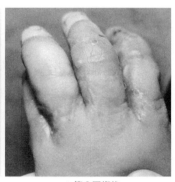

c:手術のデザイン　　　　d:第1回術後　　　　e:第2回術後

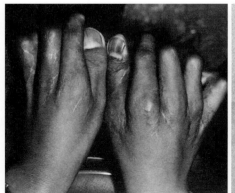
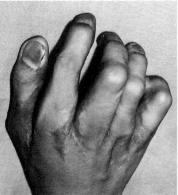
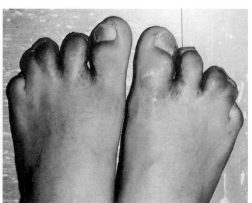

f:術後18年　　　　　　g:術後18年　　　　　　h:術後18年

図 32-12-40　Apert 症候群 acrocephalosyndactyly の手指および足趾

第32章 四肢部

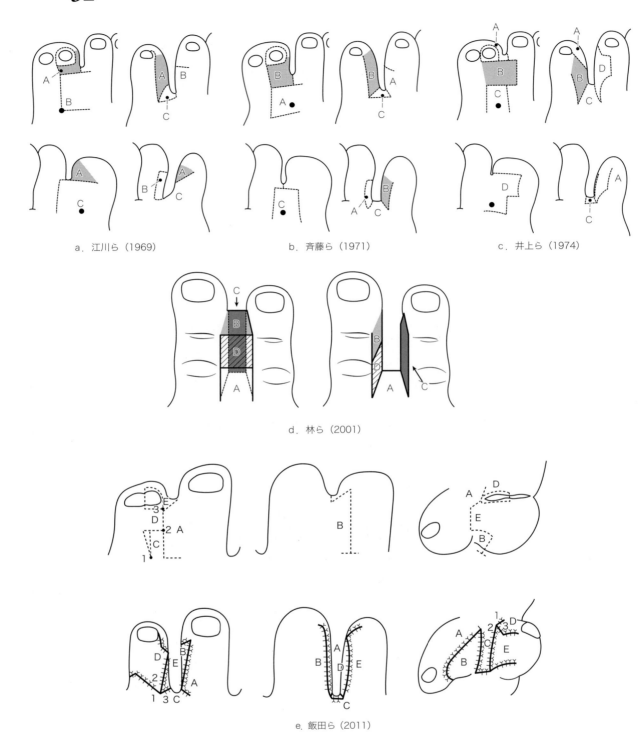

a. 江川ら（1969）　　b. 斉藤ら（1971）　　c. 井上ら（1974）

d. 林ら（2001）

e. 飯田ら（2011）

図32-12-41　足趾多合趾症

（林　礼人ほか：日形会誌21：521, 2001より引用）
（Iida N et al：Ann Plast, Surg, 67：167, 2011）

32・12　四肢の先天異常　　201

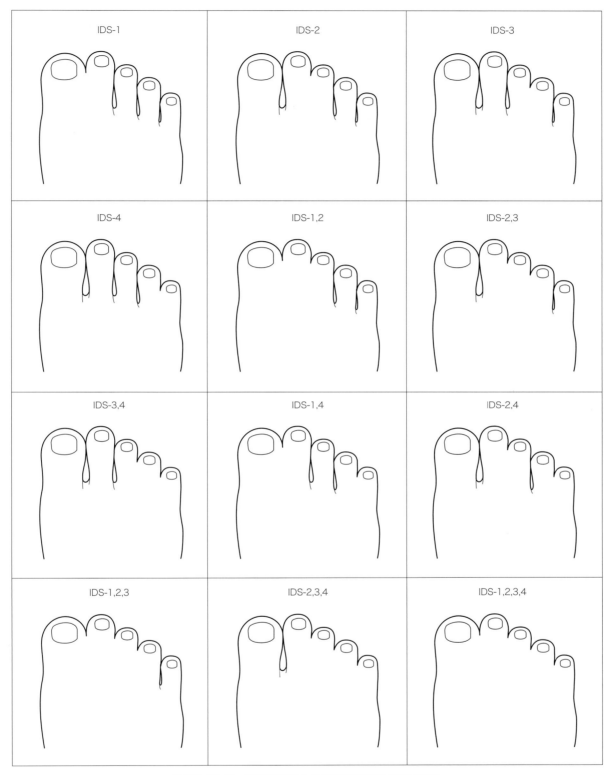

図32-12-42　罹病趾間ごとの外観分類の例（IDS分類）

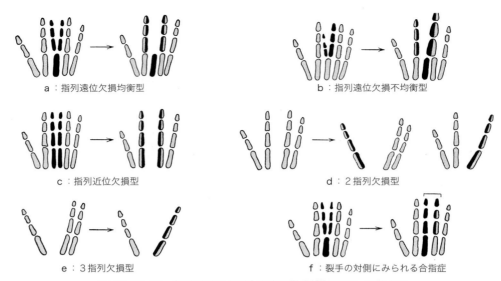
図32-12-43　各型裂手および合指症の発生機転を示した模式図
a：指列遠位欠損均衡型
b：指列遠位欠損不均衡型
c：指列近位欠損型
d：2指列欠損型
e：3指列欠損型
f：裂手の対側にみられる合指症

（渡　捷一ほか：形成外科22：11, 1979より引用）

②屈曲変形
③斜指変形
④植皮の色素沈着などがある．

b. 過剰な指間陥凹 cleft of the palm

❷**骨組織** bone tissue
①骨性合指症 osseous syndactyly
②中央列多指 central polydactyly
③裂手（足）症 cleft hand (foot), (absence of central finger rays), split hand, lobster hand

これは手の中央部分の長軸方向発育不全によると考えられる先天異常で，荻野（1979）は中央列多指症，合指症，つまり，指裂の重複と癒合が基節骨より近位に及ぶ場合としている．

a. 分類

1）定型，非定型の分類

定型 typical form，非定型 atypical form に分けられる（Birch-Jensen 1949, Barsky 1958, Milford 1971, Kelikian 1974）．

定型とは，中指あるいは中指中手骨を欠損したもので，残りの2指も癒合することがあり，両側性に現れたり，裂足を伴ったりする．

2）中村の分類

中村ら（1974）は，裂手症を次のグループに分類している．
①中央列の欠損．手は二分され，V字形で，ほとんどが男性で，裂足症を伴わない．
②中央列の欠損があるが，指間裂隙は深くない．半数は裂足症を伴い，合併異常もある．男女比は5：3という．
③両側に裂手裂足があり，中央列の欠損は橈側に及ぶものもある．遺伝性がある．

表32-12-7　裂手裂足の頻度
1970〜1978年間の昭和大学形成外科統計

裂手裂足	例数	男	女
四肢の先天異常	317	145	172
裂　手	25	18 （右：9，左：0，両側：9）	7 （右：4，左：2，両：1）
裂　足	12	9 （すべて両側）	3 （すべて両側）

3）その他の分類

中村は4型に分類，倉田ら（1972）は12型に，多田（1974）は9型に分類している．しかし，複雑な分類には長所もあるが，臨床的には簡便なほうがよく，著者は経験的に中村（1974）の3型分類のほうがよいと考えている．

b. 頻度

Birch-Jensen（1949）は，90,000人に1人と報告しているが，著者の例では，表32-12-7のとおりで，右側，しかも男性に多い．また遺伝性がみられる．

非定型とは，通常，片側性で，遺伝関係はなく，また裂足を伴わないことが多い．しかも，変形の具合も極めて複雑である．Birch-Jensen（1949）は，150,000人に1人という．

c. 遺伝

裂手の遺伝は常染色体優性遺伝と考えられる．

d. 合併異常

50％以上に，小指中節骨短縮症がみられるという（三浦 1977）．

e. 発生機転

渡ら（1979）は，図32-12-43のように裂手症の発生は中

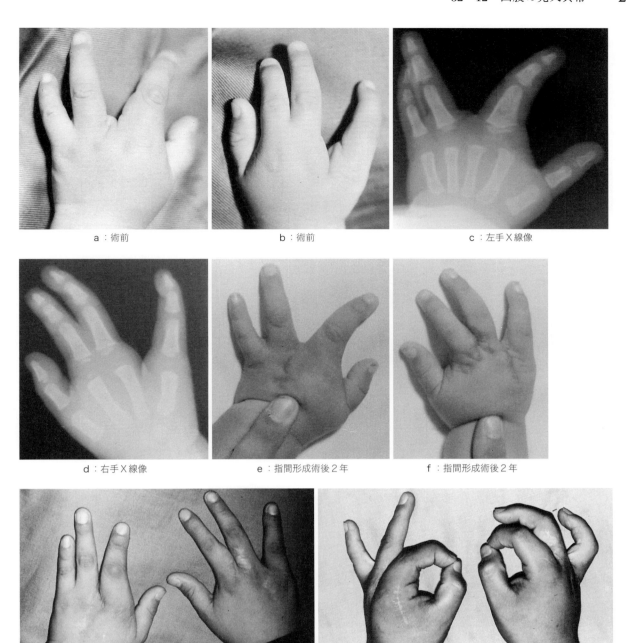

a：術前　　　b：術前　　　c：左手X線像
d：右手X線像　　　e：指間形成術後2年　　　f：指間形成術後2年
g：術後8年　　　h：術後8年

図 32-12-44（1）　縫縮術による裂手症の修復（従来の方法）

指の多指性変化を起点とし，これが骨性合指の変化をきたした結果とみなしている．また1指列以上の欠損の場合も順次，この合指変化が及んできたものと解釈している．

1列欠損は84％，そのうち遠位欠損型が83％である．

f. 裂手症の治療法

治療法としては，従来裂隙部を閉鎖するのみで（図32-12-44），その際，皮弁による指間形成術などが工夫されただけであったが（図32-12-45），著者は指間の皮膚を用いて，あるいは腹部皮弁を用いて造指術を行い，しかも，これを隣接指に癒合させて合指症を作る方法を用いている．隣接指と同時に機能するため，機能障害はなく，また形態的にも自然に近い．欠点は合指の問題がまだ解決されないことである（図32-12-46）．インプラント挿入法もあるがそれなりの欠点がある（図32-12-47）．現在では，遊離吻合足趾移植も行われるが，足趾の欠損を嫌がる人には一応，適応を考えてもよいのではないだろうか．

g. 裂足症の治療法

裂足の治療については，従来開離している趾間の縫合の

204 第**32**章 四肢部

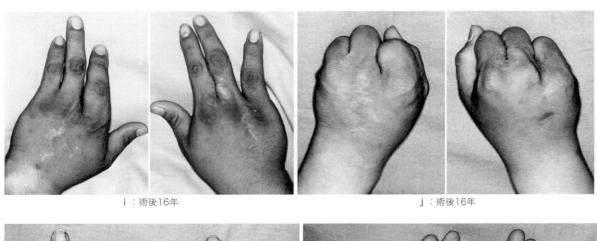

i：術後16年　　　　　　　　　　　　j：術後16年

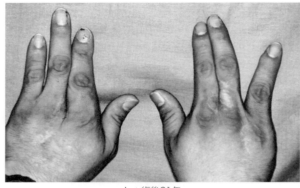 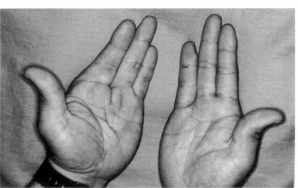

k：術後21年　　　　　　　　　　　　l：術後21年

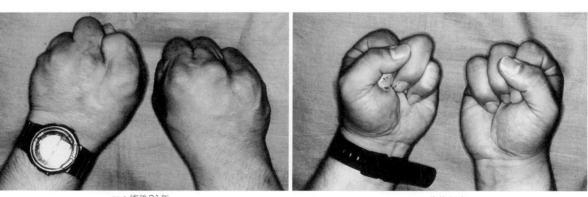

m：術後21年　　　　　　　　　　　　n：術後21年

図 32-12-44（2）　縫縮術による裂手症の修復（従来の方法）
第3中手骨を除去．第2中手骨と第4中手骨を大腿筋膜で固定．第2〜4指間部に余剰皮膚除去，Z形成術を行う．しかし，手掌幅が狭くならないように注意することが大切である．

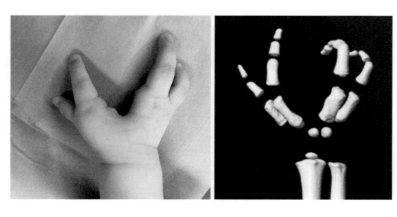

図 32-12-45（1）　裂手の治療法
裂部の単純縫縮でなく母指示指対立位術を加味

（角谷徳芳氏提供）

32・12 四肢の先天異常　205

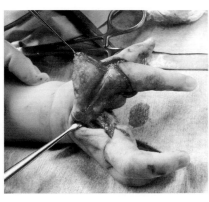
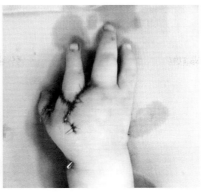

図32-12-45(2)　裂手の治療法

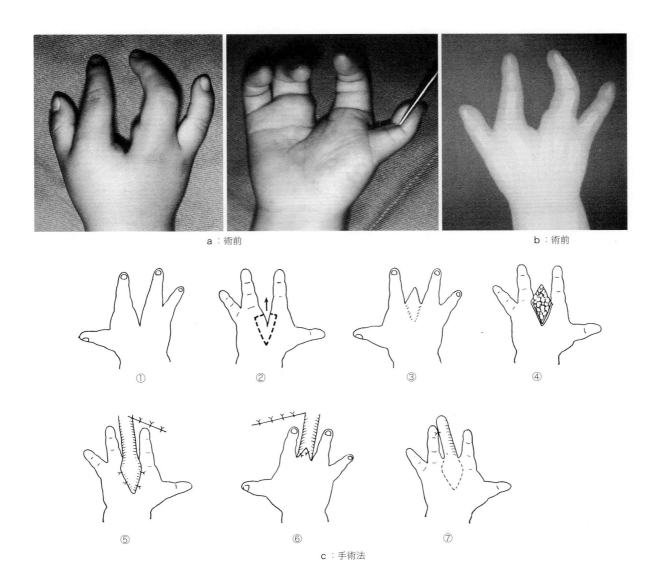

a：術前　　　　　　　　　　　　　　　　b：術前

c：手術法

図32-12-46(1)　裂手症の著者法による修復例
(Onizuka T et al：Transactions of the Seventh International Congress of Plastic and Reconstructive Surgery, Fonseca J ed Cartgraf, p677, 1980より引用)

第32章 四肢部

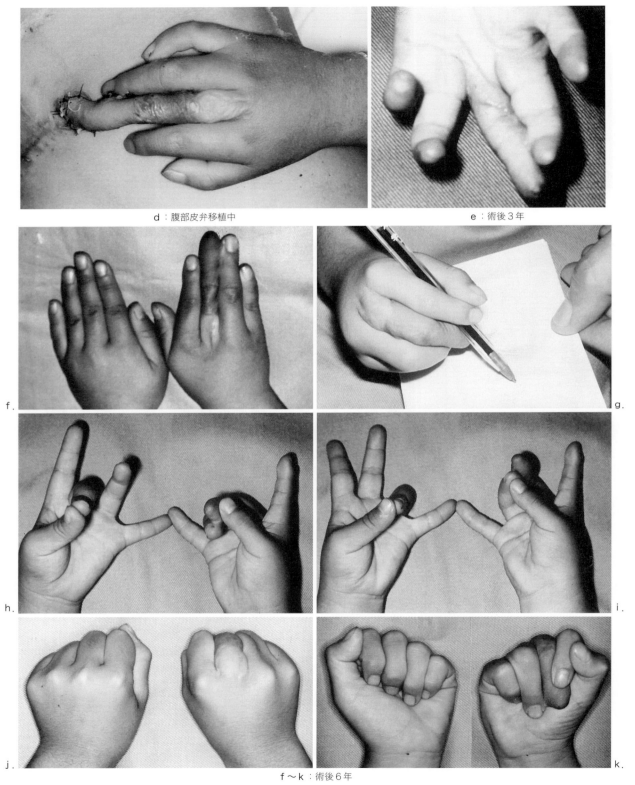

d：腹部皮弁移植中　　　　　　　　　　　　　　　　e：術後3年

f〜k：術後6年

図 32-11-46(2)　裂手症の著者法による修復例

32・12 四肢の先天異常

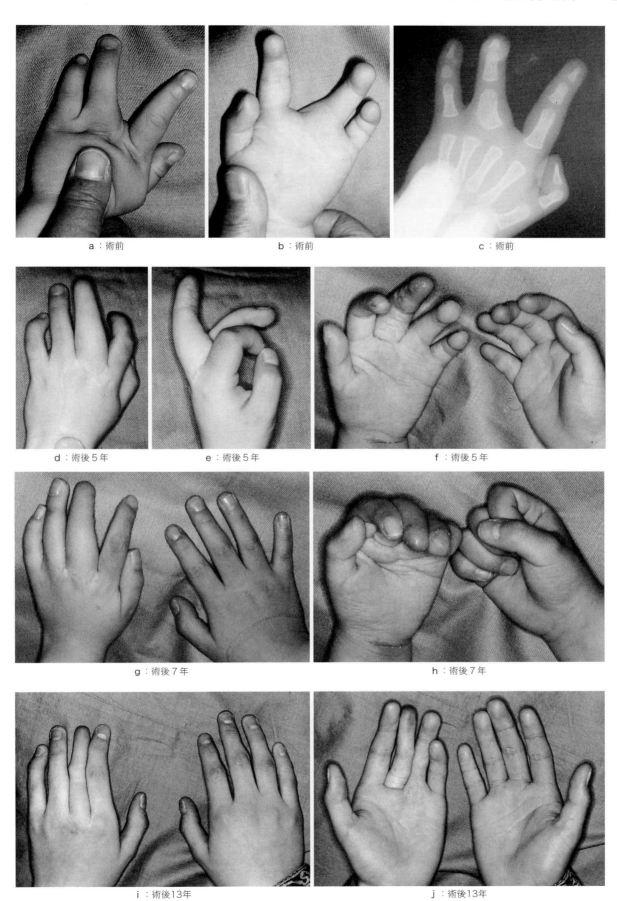

a：術前　　b：術前　　c：術前
d：術後5年　　e：術後5年　　f：術後5年
g：術後7年　　h：術後7年
i：術後13年　　j：術後13年

図32-11-47（1）　プロテーゼ埋入による裂手症修正

208 第32章 四肢部

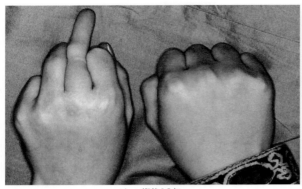
k：術後13年

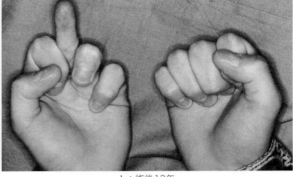
l：術後13年

図 32-12-47（2） プロテーゼ埋入による裂手症修正
新しい中指にインプラント挿入，合指症を切離，ブラリとすることなく，また多少の共同運動がみられる．

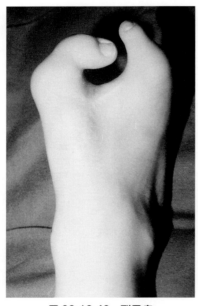

図 32-12-48　裂足症
未手術例（蟹鋏状変形）
(Sumiya N：Plast Reconstr Surg 65：447, 1980 より引用)

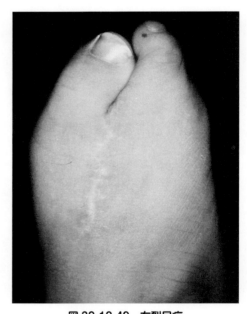

図 32-12-49　右裂足症
従来の手術法による変形，極めて不自然である．
(Onizuka T：Plast Reconstr Surg 57：98, 1976a より引用)

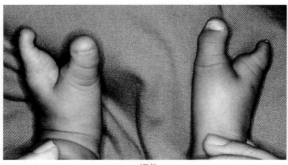
a：術前

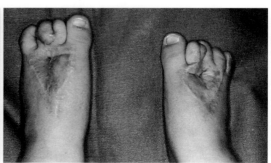
b：術後2年

図 32-12-50　両側裂足症

32・12 四肢の先天異常

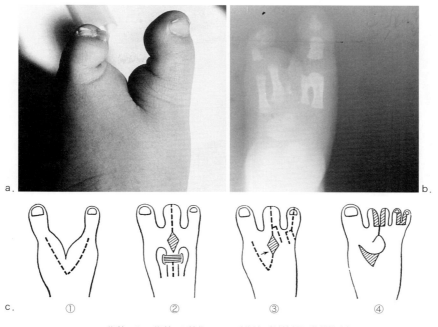

a：術前, b：術前のX線像, c：手術法（斜線部に遊離植皮）

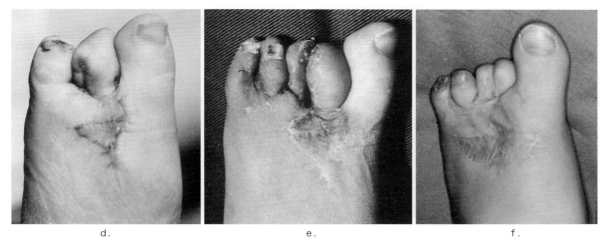

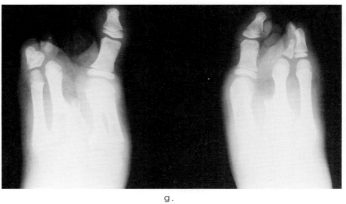

d, e：第1回手術法, f：第2回手術後7年, g：fのX線像

図 32-12-51 裂足症

(Onizuka T：Plast Reconstr Surg 57：98, 1976a；Sumiya N et al：Plast Reconstr Surg 65：447, 1980 より一部引用)

210　第32章　四肢部

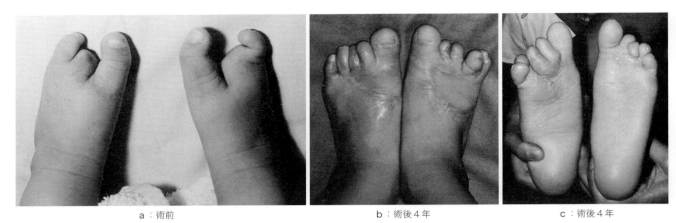

a：術前　　　　　　　　　　b：術後4年　　　　　　　　　c：術後4年

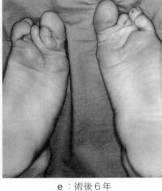 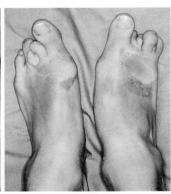 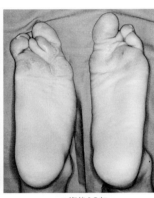

d：術後6年　　　e：術後6年　　　f：術後18年　　　g：術後18年．日常生活，スポーツにはまったく障害がない．

図 32-12-52　両側裂足症
(Onizuka T：Plast Reconstr Surg 57：98, 1976a；Sumiya N et al：Plast Reconstr Surg 65：447, 1980 より一部引用)

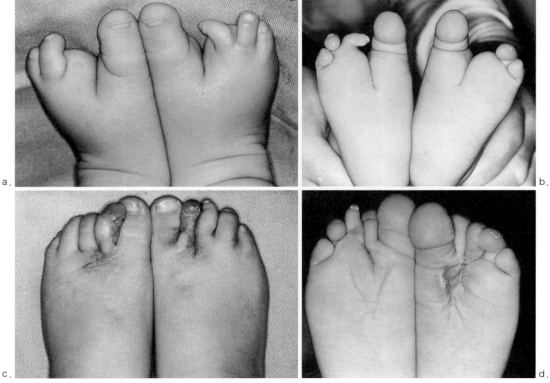

a，b：術前，c，d：術後2年
図 32-12-53　両側裂足症

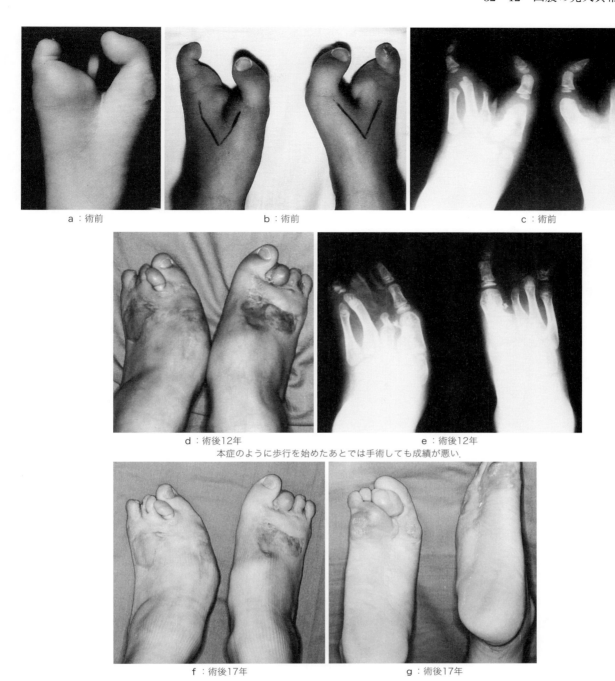

a：術前　　b：術前　　c：術前
d：術後12年　　e：術後12年
本症のように歩行を始めたあとでは手術しても成績が悪い．
f：術後17年　　g：術後17年

図 32-12-54　両側裂足症
(Onizuka T : Plast Reconstr Surg 57：98, 1976a ; Sumiya N et al : Plast Reconstr Surg 65：447, 1980 より一部引用)

み行われていたものを (**図 32-12-48**, **図 32-12-49**)，著者は (**図 32-12-50**) のように披裂趾間部と足背部の皮膚を用いて造趾術を行った (Onizuka 1976)．この方法は，歩行する前の幼児に行うと美容的に結果がよい．しかし，年長者では，同じような手術を行っても歩行によって足の骨格が変形しており，形態改善が難しい．なお，1歳未満での手術後は，機能的な面ではまったく障害がない．歩行，駆足，マラソンなどで，全例異常を訴えていない (Sumiya, Onizuka 1980) (**図 32-12-50〜図 32-12-55**)．谷ら (1999) は，裂隙にシリコンブロックを挿入する方法を報告しているが，あまり勧められない．

h. 三指節母指 triphalangeal thumb

これは，まれな先天異常で，母指に中節骨が存在するもので，通常，楔状を呈するため尺屈することが多い (Wood 1978)．別名 delta bone，あるいは delta phalanx (Smith 1977) ともいわれる．

212　第**32**章　四肢部

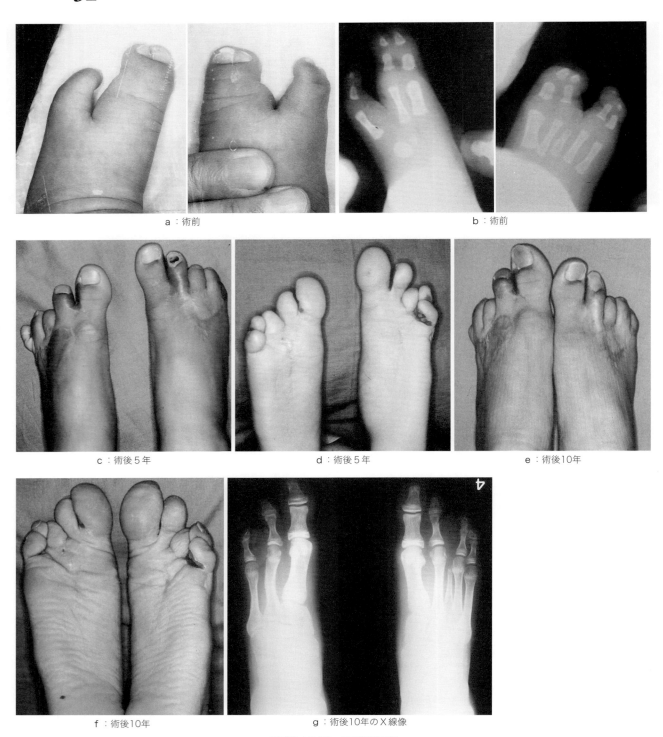

a：術前　　　　　　　　　　　　　　　　　b：術前

c：術後5年　　　　　d：術後5年　　　　　e：術後10年

f：術後10年　　　　　g：術後10年のX線像

図 32-12-55　両側裂足症
(Onizuka T : Plast Reconstr Surg 57 : 98, 1976a ; Sumiya N et al : Plast Reconstr Surg 65 : 447, 1980より一部引用)

　治療としては，中節骨の橈側楔状切開で指列を矯正したり，delta phalanx を切除する．場合によっては近位か遠位の関節を固定したほうが機能的によいことがある．関節固定術を行うときは中手骨の変形もいっしょに矯正する．

　本症と心奇形を合併したものに，Holt-Oram 症候群というのがある（Holt ら 1960）．

　本症の成因については，末節骨癒合不全説，示指重複化説，母指多指症形成不全説などがある **(図 32-12-34)**．

i.　複合裂手 cleft hand complex

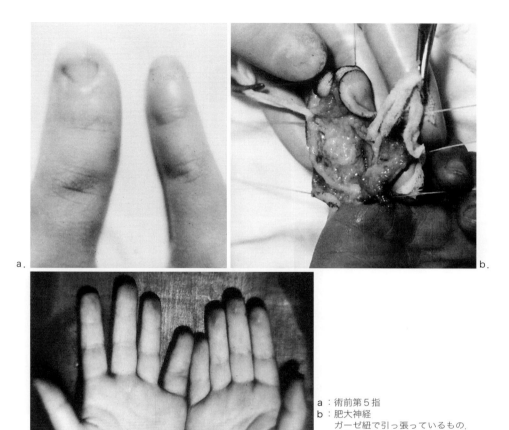

a：術前第5指
b：肥大神経
　ガーゼ紐で引っ張っているもの.
c：術後1年

図 32-12-56　右第5指巨指症

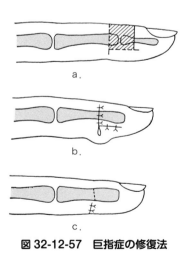

図 32-12-57　巨指症の修復法

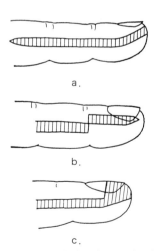

図 32-12-58　巨指症の太さ，爪の縮小化
（津下健哉：手の外科の実際，南江堂，p491，1974 より引用）

F. 過成長 overgrowth

❶巨指症 macrodactyly, megalodactyly

これは，比較的まれな先天異常で，津下ら（1980）は1%と報告（**表 32-12-3**），橈側指列，中央指列，尺側指列に沿って肥大するもので，指のみならずその中枢側まで肥大する．示指に多く，右手に多い．生下時より大きいが，成長が他と同じである static type と，生下時は他と同じで過成長する progressive type とがある．

原因は，内因子説，栄養神経異常説を唱える人もいるが，詳細は不明である．本症と血管腫や動静脈瘻による偽巨指

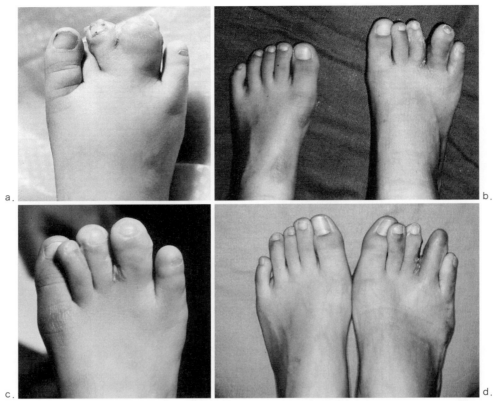

a：術前，b：第1回手術後4年，c：第2回手術後3年，d：初回手術後16年

図 32-12-59　右第3・4趾巨趾症

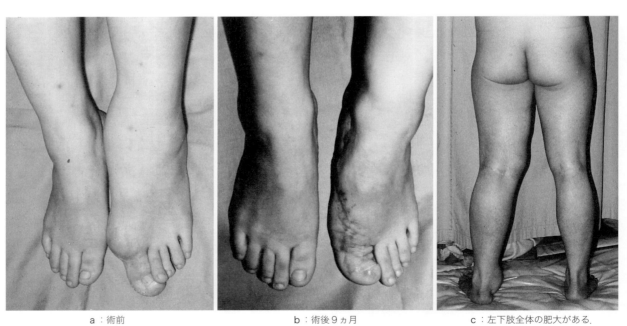

a：術前　　　　　　　　b：術後9ヵ月　　　　　　c：左下肢全体の肥大がある．

図 32-12-60　左第1趾巨趾症

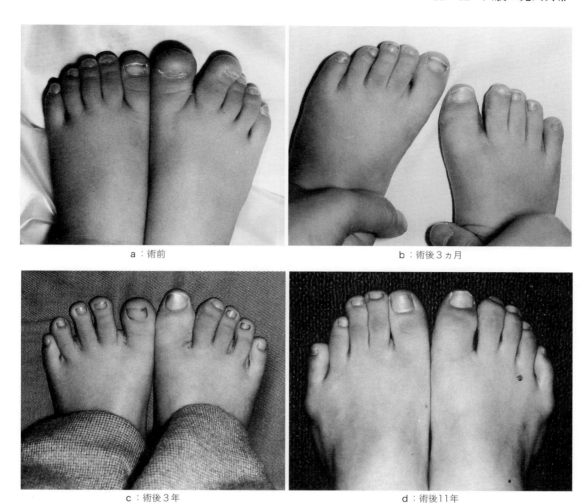

a：術前　　　　　　　　　　b：術後3ヵ月

c：術後3年　　　　　　　　　d：術後11年

図32-12-61　右第1・2趾巨趾症

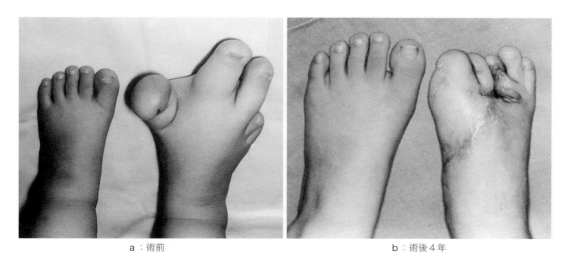

a：術前　　　　　　　　　　b：術後4年

図32-12-62　右第1〜3巨趾症

216 第32章 四肢部

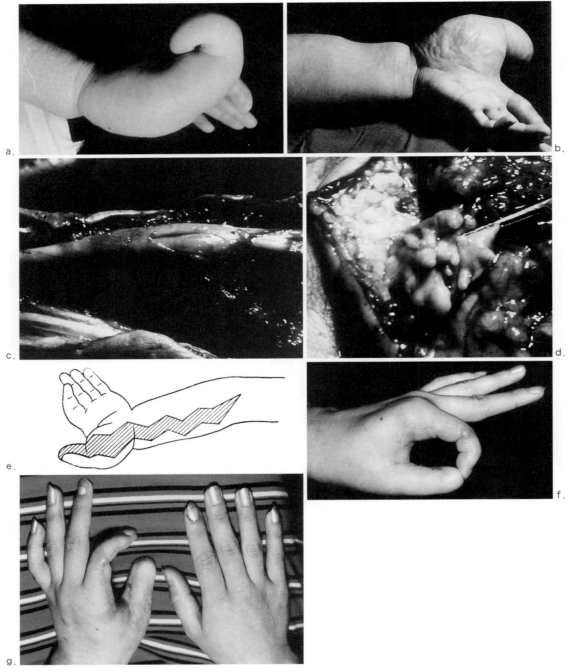

a, b：術 前
c, d：正中神経肥大を示す．前腕末梢部より肥大し，神経末端は，通常の神経直径の4倍くらいに肥大し，いぼいぼ状に変形．それ以外の枝はみあたらなかった．もちろん正中神経領域の知覚麻痺，運動麻痺がある．病理組織学的には，神経周膜，神経上膜の線維性肥厚を伴う神経線維束の萎縮である．
e：手術法．第1回手術は，前腕まで第1指を中心に切除．
f, g：術後2年．第1指をさらに縮小，短縮し，第2指を健側に合わせて，縮小，短縮した．機能的にはpinchができるほどまで回復した．細部修正を含めると合計5回の手術を行った．

図 32-12-63　左第1・2指巨指症

症，先天性リンパ浮腫，Ollier病，Maffucci症候群，Klipper-Trenauney-Weber症候群などとの鑑別が必要である．

分類にはBarskyら（1967），Kelikian（1974），Tentamyら（1978），などがある（大村 2006）．

Tentamyの分類は，isolated anomalyとしてmacrodatylyと症候群のひとつとしてくる症候性macrodaktylyに大別し，前者を真性と偽性に分類している．

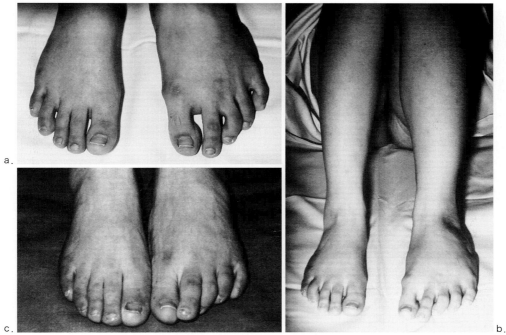

a, b：術前, c：術後1年（第5中足骨と小趾外転筋切除）
図 32-12-64　左下肢肥大症

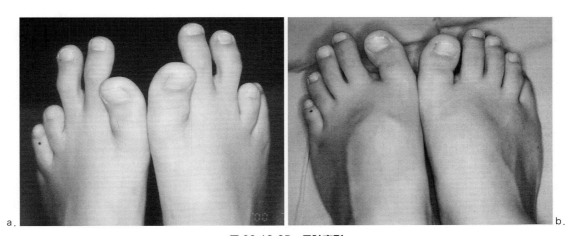

図 32-12-65　長趾変形
a：両第2, 3趾長趾症, 両第4趾短縮症（12歳, 女子）
b：術後3年. 第2, 3趾中足骨切除, 第4趾に切除骨を移植.

（小薗喜久夫氏提供）

治療は，早期に肥大組織の切除，骨端線の閉鎖術 epiphyseodesis, 肥大神経の切断術などを行う．なお，爪は，有茎皮弁として一括短縮する Barsky 法，田島法，津下法などがあるが，症例に応じて手術法を検討することが望ましい（図 32-12-56〜図 32-12-64）．

❷正中神経の線維脂肪性肥大 fibro-fatty proliferation of the median nerve

これは，単独で，あるいは巨指症を合併して，前腕から手根管部にかけて正中神経が肥大するものである．しばしば知覚異常を伴う．

治療は神経剝離と肥大組織の切除である（図 32-12-64）．

❸長趾変形

手の先天異常の分類にはないが，指が過成長した状態と捉えられる症例である（図 32-12-65）．

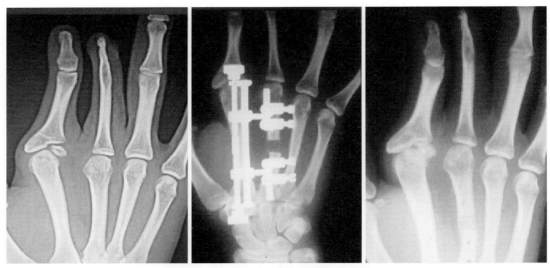

図 32-12-66　第3中手骨短縮症の骨延長法による修復

（中島英親氏提供）

G. 低成長 undergrowth

❶小手症 microcheiria (hypoplastic hand)

❷短指（趾）症 brachydactyly

a. 一般論

短指（趾）症には，指節骨（手では中節骨）の短縮による場合と，中手・中足骨の短縮によるものとがある．それぞれに中手骨短縮症 brachymetacarpia, brachymetatarsia, 短末節症 brachytelephalangia, 短中節症 brachymesophalangia, 短基節症 brachybasophalangia と呼ばれている．女性に多く，両側性で遺伝関係がある．

b. 治療

1) 皮弁による延長術
2) step osteotomy
3) 一期的延長法

中手骨-骨間部で骨切り延長し，その間に骨移植する．

4) on-top plasty

中手骨-骨間で骨切りし，その遠位端を他指の延長に用いる（Kelleher ら 1968）．

5) 骨延長術 distraction osteogenesis（図 32-12-66）

中手骨-骨間部で骨切りし，両端に創外固定器具を装着，0.5〜1.0 mm/day ずつ延長する方法である（Matev 1980，堀ら 1991，荻野ら 1992）．延長距離は，荻野ら（1992）によると，一期的延長法で 4.7 mm（2〜10 mm），on-top 法では，9.7 mm（3〜17 mm），Matev 法では，13.3 mm（12〜15 mm）であったという．器械による指延長法の欠点は，長期の創外固定（100日前後），感染の危険などがあるが，利点として手技が簡単，多数指に応用可能，知覚温存などがある（中林ら 1993）．

手術時期としては，Goldber（1982）は，幼少児ほどよい，Buck-Gramcko（1990）は，骨の成長の面から 1〜2 歳としているが，技術的には幼少児ほど難しい．

短中節症は小指，示指に多く，短末節症は母指に多い．短中手症は，中指，環指に多い．

なお，骨欠損による場合は，欠指症（不完全，完全）とよぶこともある．

短中節症は女子の小指に多く，遺伝性がある．図 32-12-67，図 32-12-68 に症例を示す．

c. 第4趾短縮症（第4中足骨短縮症）fourth brachymetatarsia

これは，骨端軟骨の早期閉鎖により第4趾が短くなったもので，先天性の他，外傷性でもみられる．先天性では両側が多い．本症は，96％が女性で（浦野ら 1976），機能的障害はほとんどないため，美容的目的から治療を求めてくる人が多い．4歳以降に明確になることが多い（Shin ら 2006）．

本症は，実際は第4中足骨が短く，そのため見かけ上，第4趾が短くみえるものである．したがって名称としては第4中足骨短縮症がよい．

治療法には次の方法がある．

1) 骨移植法

a) 骨幹部延長法（田代-高木法）

中足骨-骨間部を横切断，周囲軟部組織を切断して第4趾を引き伸ばしたあと

その間に，骨を図 32-12-69 のごとく細工して挿入する方法である．

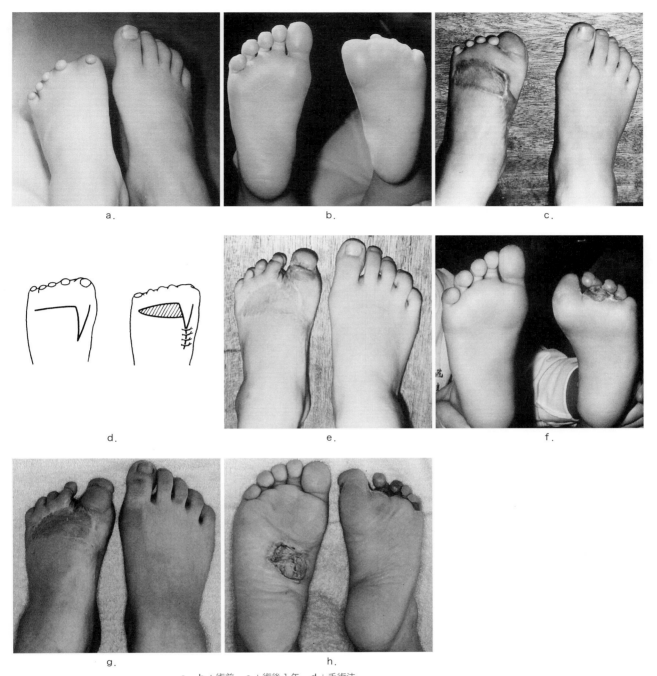

a, b：術前, c：術後1年, d：手術法
e, f：趾形成術後3年（趾間部を深くするのと趾の太さを太くする）
g, h：母趾形成後4年, 初回手術後8年（e, fのとき手術）

図 32-12-67　第1〜5趾遺残

(陣内卓雄, 鬼塚卓弥：形成外科 24：218, 1981 より引用)

b) 関節部延長法（神中法）

第4中足趾関節背側に縦切開を入れ、皮下を剝離、趾伸筋腱はZ状に切断。

次に関節囊, 関節靱帯を切断, 趾屈筋腱はそのまま切断する。次に中趾骨関節軟骨を切除し、このなかに穴をうがち、第4趾を引き伸ばしたあとの間隙に骨を挿入する（図 32-12-70, 図 32-12-71）.

この二方法のなかでは、神中法が広く用いられているが、その理由として神中法は、次のことをあげている.
　①延長が容易である.
　②手術法が簡単である.
　③移植骨片の骨性癒合が起こらないでも歩行可能である.

220 第**32**章 四肢部

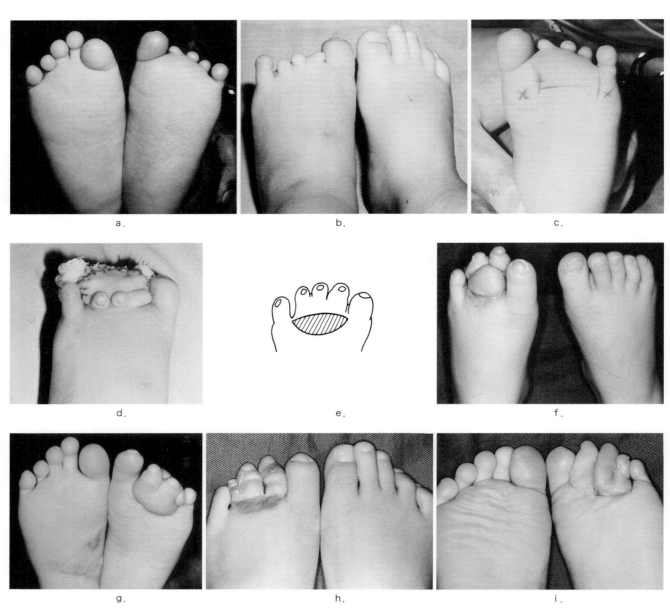

a, b：術前. c：第1回手術デザイン. 足底の皮弁を, 趾基部を茎部にして反転, 欠損部に遊離植皮.
d：術直後. e：第2回目手術として趾基部背側を切開, 趾延長したが背屈変形を起こしたため背屈変形を修正.
f, g：第3回目健側土踏まずの皮弁を移植.
h, i：第4回手術として第3回手術より術後4年目に細部修正. その術後4年. 初回手術後18年

図 32-12-68 短趾症

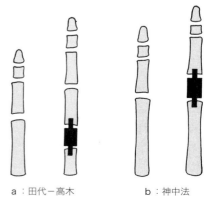

a：田代−高木　　　　b：神中法

図 32-12-69 第4趾短縮症の骨移植法
黒い部分は移植骨.

32・12 四肢の先天異常

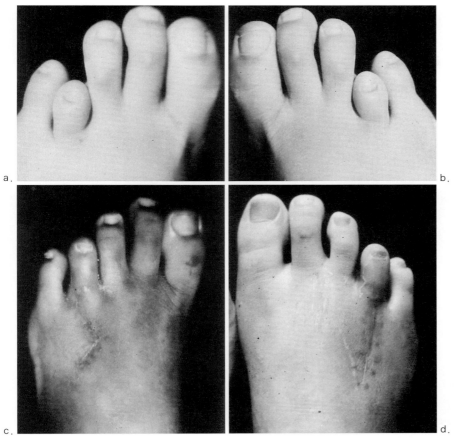

a, b：術前, c, d：術後2ヵ月

図 32-12-70　左第4中足骨短縮症（第4趾短縮症）
この症例の皮切は，左は波状切開，右は直線状切開である．神中法使用．

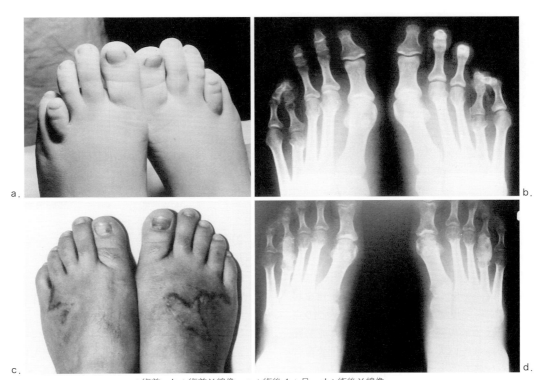

a：術前, b：術前X線像, c：術後4ヵ月, d：術後X線像

図 32-12-71　両側第4中足骨短縮症（両側第4趾短縮症）
機能的にはまったく問題がない．しかし，骨移植部は，中足骨近位部を切断，そこへ移植したほうが，MPJ の機能を温存できて，より合理的である．皮切はZ形成術である．

222　第**32**章　四肢部

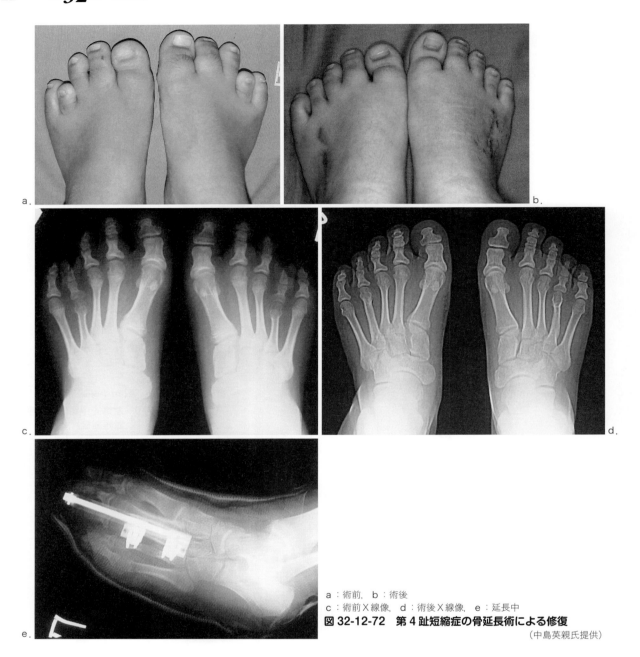

a：術前，b：術後
c：術前X線像，d：術後X線像，e：延長中
図 32-12-72　第4趾短縮症の骨延長術による修復
(中島英親氏提供)

④偽関節を生じてもよい．
⑤皮膚切開が短くて済む．

　皮膚切開は縦切開，Z形成術がある．単なる縦切開では，皮膚の伸びが悪く，術後ケロイドを生じたり辺縁壊死を起こしたりする．Z形成術で皮膚を伸ばしておくと，この点が楽である．伸筋腱はZ形成術で伸展させながら，屈筋腱は切り離す人，切り離さない人があるが，深横中足骨靱帯を切れば，屈筋腱を切離しなくても延長が可能である．移植する骨は腸骨から採取する．骨移植の代わりにセラミックやアパセラムなどの人工骨を用いる人もいるが，好ましくない（上羽1974，東1982）．

2) 牽引法
(鎌田ら1984)

3) Z型骨切り術＋骨移植術
(奈良橋1925，安藤ら1994)

4) インプラント法

5) 仮骨延長法 distraction 法

　最近では distraction device 延長器を用いる方法も注目されている（Kawashima ら1994）．本法は，Matev (1970) が，母指切断症例の中手骨延長に始まり，Kessler ら (1976)，Cowen ら (1978) に引き継がれたが，わが国でも，鎌田ら (1984)，堀ら (1991)，渋谷ら (1991)，宮脇ら (2005)，

32・12 四肢の先天異常 223

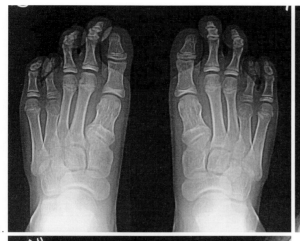
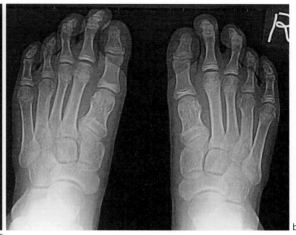
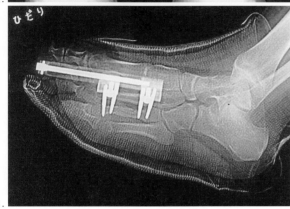

図 32-12-73 第4趾短縮症（12歳，女子）
骨延長法による治療

（中島英親氏提供）

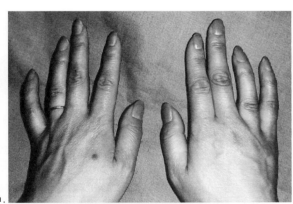
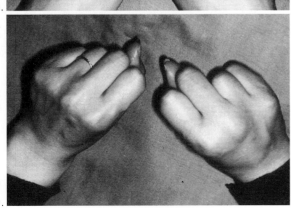

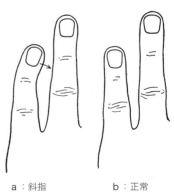

a：斜指　　　b：正常

図 32-11-75 斜指症

a：第4指が短くみえる
b：中手骨が短いため，MPJのところが陥凹してみえる

図 32-11-74 右第4中手骨短縮症
右第4中手骨短縮症，右第4短中手骨症，右第4指短縮症など，いろいろな命名法がある．

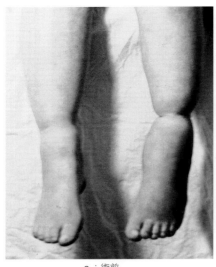 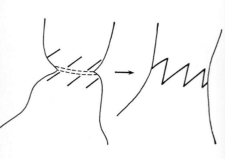 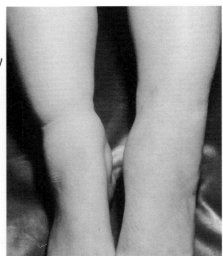

a：術前　　　　　　　　　　b：手術法　　　　　　　　　　c：術後6年
　　　　　　　　　　半周ずつ連続Z形成術を行う．　　なお，反対側（右肢）は患者の希望で手術をして
　　　　　　　　　　　　　　　　　　　　　　　　　　　いない．

図 32-12-76　下腿絞扼溝

小熊（2015）の報告がある．

　長所は，①骨採取の必要がない，②軟部組織に手を加える必要がない，③骨癒合不全が少ない，④偽関節形成が少ない．

　短所として，①延長に時間がかかる，②長期間靴が履けない，③感染の危険などの短所もある（菅又ら 2014）（**図 32-12-72，図 32-12-73**）．

　機器としては，外固定型と内固定型とがある．通常，内固定型は装着と抜去の2回の手術が必要なため外固定型が多く，Orthofix 社製（イタリア）の M-101 型，形成医科工業の BRF-06 型，LBD-06 型などが用いられている．

　手術は片側ずつ，両側同時に延長する方法があるが，一長一短がある．

　手術法は，4本のピンを刺入，骨幹部中央を斜切，骨延長器を装着，約 0.5 mm/day 延長する．X 線で毎週，仮骨状態を調べ，延長速度を調整する．骨延長する長さにもよるが，延長日数は 14～50 日で，待機期間 consolidation time は，4～12 週である．

　合併症は，MP 関節の背屈，亜脱臼，仮骨部骨折など．

d．第4指短縮症（第4中手骨短縮症）fourth brachymetacarpia

　この場合は，手背皮切より中手骨-骨幹部を骨膜下に剝離，骨切りののち，骨移植を行う．この際，指の屈伸機能を障害しない程度に延長する．せいぜい 1 cm くらいの延長効果しかない（**図 32-12-74**）．最近，骨延長術 distraction osteogenesis も利用されているが（栗田ら 2005，宮脇 2007），今後の進歩を期待したい（**図 32-12-66**）．著者は，手背に瘢痕を残すより，手術しないほうを選んでいる．

❸斜指症 clinodactyly

　これは指が橈尺方向に"く"の字型に屈曲したもので，小指に多く，内反指 digitus varus といい，尺側に偏位したものを外反指 digitus valgus という．頻度は，1,000 人に 1 人といわれるが，軽症のものを入れると，かなり多いと考えられる（約 2％，**表 32-12-2**）．なお，全指が同一方向を向く先天異常を風車翼指とか，翼状手 pillroller hand という（Boix 1897，清水 1979）．

　治療は，症例に応じて，骨切り術，楔状骨切除術，側副靱帯切離，拘縮皮膚延長などを行う（**図 32-12-75**）．しかし，日常生活への障害が少なく，手術の対象になることは少ない．

H. 絞扼輪症候群 constriction band syndrome

❶絞扼溝（輪）constriction band, annular groove or band

　絞扼溝とは，先天的に四肢の一部が輪状に細くくびれている状態で，Chaussier が 1812 年はじめて報告した．その程度は，皮膚のみの浅い陥凹から，極端な場合は骨欠損を起こし，皮膚や血管などのわずかな軟部組織のみで，ちょうど紐のようになっている症例まである．病因は不明であるが羊膜説が考えられている（Streeter 1930，Brindeau 1953，野口ら 2005）．

　極端な場合は，無手・肢症，肢切断症などになる．

　頻度は，2,000～2,500 人に 1 人で，単肢罹患は 25％，複数肢罹患は 75％である．

　好発部位は，指趾（2・3・4 指，2・3 趾に多い），前腕，下腿などで，母指にくる floating thumb は，その極端な例である．単肢では女子に多い（栗本ら 1993）．なお佐藤ら（2005）は体幹部に生じたまれな絞扼溝の症例を報告し

32・12 四肢の先天異常

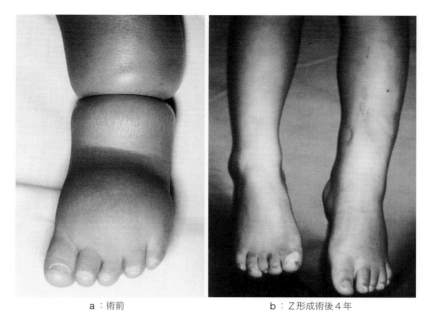

a：術前　　　　　　　　b：Z形成術後4年
図 32-12-77　左下腿絞扼輪

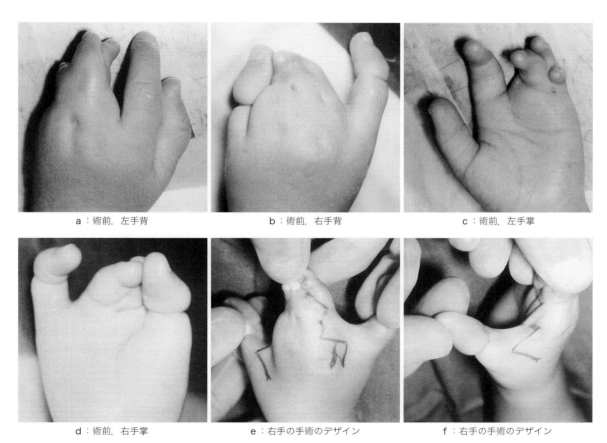

a：術前，左手背　　　　b：術前，右手背　　　　c：術前，左手掌

d：術前，右手掌　　　　e：右手の手術のデザイン　　f：右手の手術のデザイン

図 32-12-78（1）　先端合指症

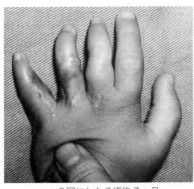
g：2回にわたる術後7ヵ月

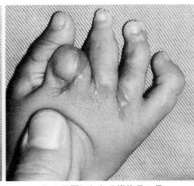
h：2回にわたる術後7ヵ月

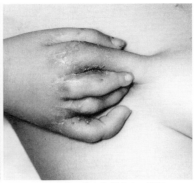
i：右第2指を腹部皮弁で延長

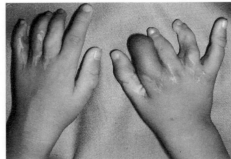
j：術後1年

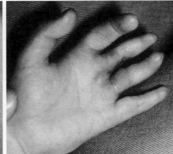
k：術後1年

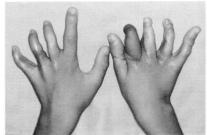
l：術後5年

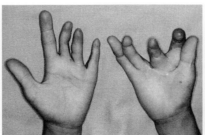
m：術後5年

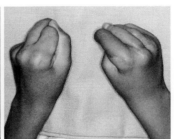
n：術後5年

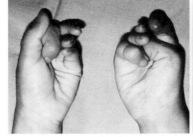
o：術後5年

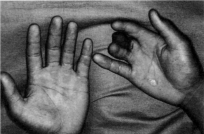
p：術後9年

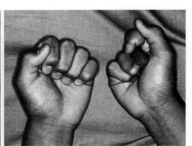
q：術後9年

図32-12-78（2）　先端合指症

ている．

絞扼溝は，羊膜による局所的絞扼，子宮筋の異常収縮による肢，指の出血などの外因説が主流となっている（Krag 1974, Opgrande 1982, 中村ら 1991）．

本症は，
①絞扼溝型
②リンパ浮腫型
③先端合指症 acrosyndactyly 型
④切断型
⑤組み合わせ型
に分類される．

治療法は，1〜2歳頃までに半周ずつ2回に分けて連続Z形成術を行う（図32-12-76, 図32-12-77）．通常，皮膚，皮下組織まで含めて行うが，かえって，絞扼部が膨らむ変形

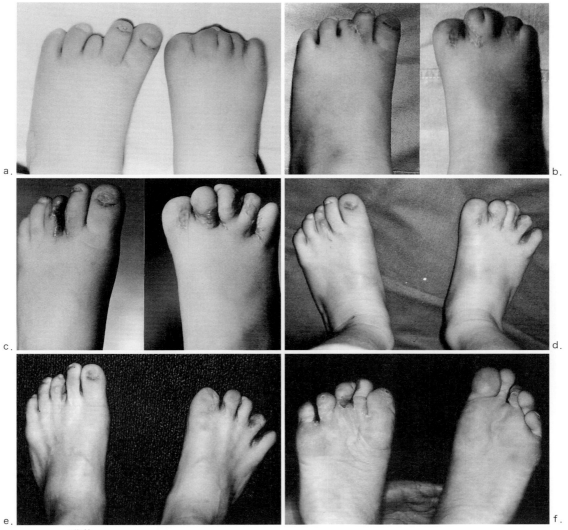

a：術前
b：第1回術後．合趾症の手術を，右1・2趾間と3・4趾間に施行．また左第3趾の短縮は，第2趾腓側を移植すべく癒着させてある．術後2ヵ月である．
c：第2回術後2ヵ月．右2・3趾間，4・5趾間合趾症を分離，左第3趾を延長．延長法は図32-4-20と同様の方法である．
d：術後2年，e：術後15年，f：術後15年

図 32-12-79　先端合趾症

を残すことがあり，W形成術もよいという（渡 1989）．これだけで修復できない場合には dermal fat や皮弁移植術などが必要である．リンパ浮腫は術後次第に消褪するものが多いが，中には消褪しないものがある．

❷リンパ浮腫 lymphedema
　本章「リンパ管系疾患」の項参照．

❸先端合指症 acrosyndactyly, fenestrated syndactyly
　これは，欠肢症 ectrodactyly, exogenous syndactyly ともいう．数本の指が指先部で融合しており，絞扼輪をも合併することがある．遺伝性はないし，骨癒合は少ないので，一般の合指症とは区別される（図 32-12-78，図 32-12-79）．

I. 切断指（趾）型異常　amputation type deformity

　これは，特発性切断 congenital amputation といわれ，先天性に切断されたもので，断端に遺残物がみられず，また末端横軸休止とは区別されるべきものである（津下 1974）（表 32-12-2, 8, 図 32-12-80）．

228　第32章　四肢部

表32-12-8　指趾延長術

1. distant flap (abdominal flap etc.)
    a. with bone graft
    b. without bone graft
2. toe to finger transplantation
    a. direct flap
    b. neurovascular island compound flap
    c. free compound flap (microsurgery)
3. palmar or plantar flap
4. digital skin flap
    a. cross finger flap
    b. neurovascular island flap
    c. free flap (microsurgery)
5. local flap
6. others

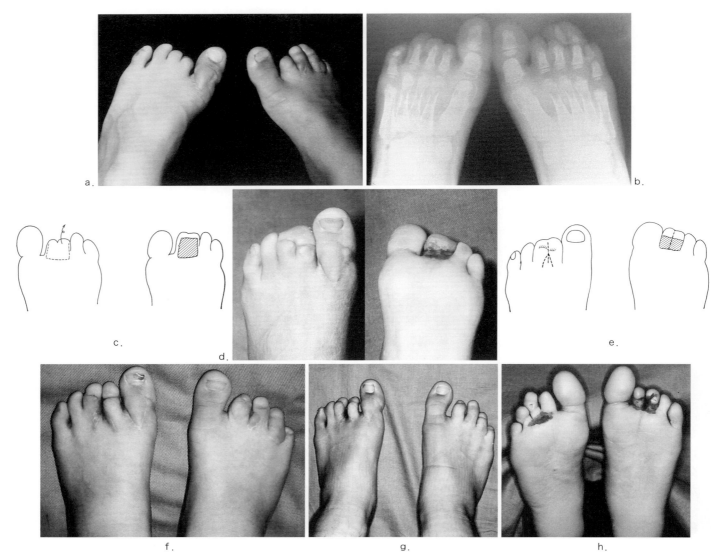

a：術前．b：術前X線像．c：手術法．足底部よりの皮弁を趾尖部を茎部にして反転．採皮部に全層植皮．
d：術後1ヵ月．e：第2回手術のデザイン．指間にpantaloonを作成．
f：術後6ヵ月．足底部の皮膚の白っぽい部分が背側にくるため，ちょうど爪のようにみえる．皮膚の不足部には全層植皮を追加．
g．h：術後8年

図32-12-80　特発性切断

J. 骨系統疾患および症候群の部分症 generalized skeletal abnormalities & a part of syndrom

❶蜘蛛状指 arachnodactyly

これは，Marfan症候群ともいい，長指症と関節異常弛緩，眼の水晶体脱臼など，合併したものを指す．

❷その他の系統疾患

K. その他（分類不能例を含む） others (including unclassifiable cases)

❶蜘蛛状指 arachnodactyly

これは，Marfan症候群ともいい，長指症と関節異常弛緩，眼の水晶体脱臼など，合併したものを指す．

❷その他の系統疾患

L. 美容的切断 cosmetic amputation

四肢の先天異常では，手術的にある程度満足できる結果が得られるものと，現代の医学ではいかんともしがたいもの，あるいは年齢的に手術できないものなどがある．後者の場合には，四肢の変形が心理学的に先天性のものより数が多い外傷による瘢痕と思わせるほうが，精神的負担が軽いという考え方から，機能的に不適当な部分を，物心つく前に切断することである．これを美容的切断と呼んでいる．

なお，切断後の瘢痕部位の良否は症例および義肢の型によって変わるので，症例ごとに，術前に整形外科，リハビリテーション科，臨床心理士，ケアコンサルタントとの緊密な検討の結果，適応を決定すべきである．

また，こうして精神的負担を軽くしておいて早期に機能訓練を施し，社会生活に早く適応させることもできる．

しかし，逆の意見として，現状を認識させることによってプラスに働くように指導するほうがよいという意見もあり，治療法の選択には慎重を要する．

32・13 四肢部の美容 aesthetic surgery of the extremities

A. 皮膚過剰症 skin redundancy

これは，明確な内分泌異常や特殊な原因がなく皮膚が加

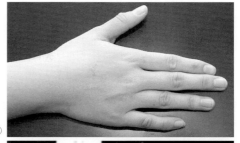
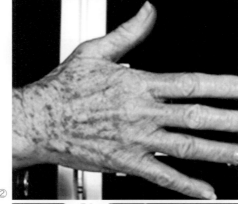
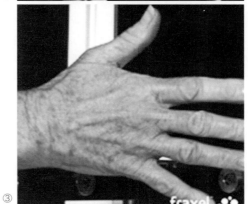

図32-13-1 手背の老人性変化
①：20歳女性右手背，下図との年齢的比較．②：老齢者女性右手背，老人斑，静脈浮き上がり．③：Themage & Fraxel使用，施術後．

（②③；加王文祥氏提供）

齢的に垂れ下がるものである．四肢では上腕，大腿部に多い．

最近，手のaging skinが問題になっているが，Bainsら（2006）は皮膚の皺だけでなく静脈が浮き出てみえることも特徴であるとして，脂肪移植を勧めている．一方，この静脈内レーザーを照射する方法が報告されている（Shammaら2007）（図32-13-1）．

治療は，上腕では内側，大腿では内あるいは外側や臀溝部の余剰組織を皮膚，皮下組織ともに切除する．Lewis法，Farina法，Pitanguy法などがある（第30章-9「体幹脂肪過多症，脂肪形成術」の項参照）．

表32-13-1　腋臭症の程度分類

| Grade　0：「臭わない」. 判定時にまったく臭わない |
| Grade　Ⅰ：「よわい」. 注意深く嗅げばわかる |
| Grade　Ⅱ：「やや弱い」. 鼻先に近づけばはっきりわかる |
| Grade　Ⅲ：「強い」. 鼻先から少しはなしてもはっきりわかる |
| Grade　Ⅳ：「非常に強い」. 手に持っただけではっきりわかる |

無処置の状態で患者の腋窩を数回ガーゼでふき, そのガーゼの臭いを嗅いで判定する.

（秦　維郎（編著）：形成外科アトラス, 克誠堂出版, p32, 1998 より引用）

B. 腋臭症 osmidrosis

❶腋臭症の病態

腋臭症は, いわゆるアポクリン腺から分泌された液が皮膚表面の細菌（主に *Corynebacterium* 属, *Staphylococcus* 属, *Diphtheroid* 属が関与）によって分解され, 異常臭（低級脂肪酸, 揮発性硫黄化合物, 揮発性ステロイド）を発するものである（Shelly 1953）.

低級脂肪酸としては, 3-メチル-2-ヘキセン酸や3-ヒドロキシ-3-メチルヘキセン酸などであり, 揮発性硫黄化合物はスルファニルアルカノールなど, 揮発性ステロイド類にはステロイドホルモンが分解されて, アンドロステノン, アンドロステノールが発生, 悪臭となる（乾 2016）.

註；腋臭症は, 古くは万葉集にも『童ども草はな刈りそ八穂蓼を穂積の朝臣が腋草を刈れ』と記され, 江戸時代では腋臭の治療薬専門店があったという（森岡 2016）.

本症と多汗症とは62％と合併しやすいが（森岡 2016）, 両者はまったく別の疾患で, 本症はアポクリン腺, 多汗症はエクリン腺によるものである. 男女差なく, 1対2で女性に多いという意見（森岡 2016）, 外耳道耳垢の乾燥湿潤と高い相関があり, その差は16番染色体のABCC11遺伝子の塩基配列の変異で決まり, メンデルの優性遺伝に従う（土井 2016）. 森岡（2016）は東北, 南九州, 沖縄に多く, 中国北部由来の弥生人軟耳垢は南日本に多く, 全国平均23％という.

日本人男性の腋臭は次の7タイプに分類されるという（遠藤ら 2016）. ①M型—ミルク様, ②C型—カレースパイス様, ③A型—酸臭, ④W型—水っぽい, ⑤E型—蒸し肉脂様, ⑥K型—カビ様, ⑦F型—鉄さび様, の7タイプで, ①②③タイプで90％を占めるという.

優性遺伝で, 外耳道湿潤と高い相関がある. 腋臭症の程度を分類した報告もあるが（秦 1998）, 精神的疾患から治療を求めてくる人には, 特に注意が必要で, 術前のインフォームド・コンセントが大切である. 術後も脇の下のシャツなどが濡れるとクレームをつける人がいるが, これはアポクリン腺が少なくなってもエクリン腺を完全に除去

することはできないためである. ヨード・澱粉反応を利用するのも一手である（永竿 2005）.

組織学的に, アポクリン腺とエクリン腺の比率は, 正常では0：53に対し, 腋臭症では2：1（野北 1970）, 1：2（秦 1991）であるという.

❷腋臭症の程度分類

秦（1998）は腋臭症の程度を**表32-13-1**のように分類しており, 治療法の効果判定にも応用できる. なお, アポクリン腺は, 腋窩より陰部に至る乳線 mammary line 上に分布しているので, 腋窩のアポクリン腺を除去しても, なんとなく臭うという患者には他の部位の検査も必要であろう.

通常, Grade Ⅰ—なし—臭わない, Grade Ⅱ—ごくわずか—深く嗅げば臭う, Grade Ⅲ—軽度—鼻孔に近づければ臭う, Grade Ⅳ—中等度—鼻孔から少し離しても臭う, Grade Ⅴ—重度—非常に強い, と5段階に評価される（坂井 2016）.

❸診断

治療を求める患者には男女差はないが, 女性がより気にする傾向がある（森岡 2016）.

診断は腋臭症独特の臭いで診断できるが, 特別な問診票を作成している人もいる（形成外科増刊号 59 巻, 2016）.

主なものは, 主訴, 衣類の黄ばみ, 湿性耳垢, 家族歴であるが, 制汗剤の使用によっても偽腋臭症が生じる.

大小の自己臭恐怖症があり（林部 2016）, 治療の対象となるが, 精神的問題を有するものもあり, 診断には慎重な検討を要する（第2章「形成外科手術の基本手技」の項参照）.

❹治療

a. 保存的療法

遠藤ら（2016）によれば, 腋臭の治療法には, 防臭, 消臭, マスキングの方法をあげている.

1) 防臭：臭いを発生する細菌のコントロール

①抗菌薬含有防臭薬

②抗菌薬含有制汗剤

トリクロサン, イソプロピルメチルフェノール, 塩化ベンザルコニウムなどのデオドラント剤（腋臭防止剤の名で医薬部外品に分類, エアゾールタイプ, スティックタイプ, クリームタイプなど, 使用剤形がある）.

2) 消臭：科学的, 物理的に臭いを消す

③抗コリン剤, トランキライザーの内服

④ボツリヌストキシン注射（**図32-13-5**）

保存的療法は効果の持続時間が短く, 腋臭症のGrade 0 ～Ⅰが適応.

3) マスキング：香料で臭いを消す

b. 外科的療法
(図32-13-2)(第5章「皮面形成術」の項参照)

1) 縫縮
縫縮術は術後にケロイドを生じやすく，いずれ幅広い瘢痕になる(図32-13-3)．気にする人では切除後再縫縮し(Z形成術を含めて)，術後ケロイド予防療法を行う．今日では用いられない．

2) 搔爬法，剪除法
簡便で比較的確実な方法である．

術式は腋窩前後縁部に1～2cmの皮膚切開を施し，あるいはZ型切開(Skoog 1962, 矢野 1988)を行い，これより皮下を剝離，鋏か鋭匙あるいは電動シェーバー(クワドラカット法ともいう)(松田 2004, 新垣ら 2016, 網倉ら 2016, 深水ら 2016)にて搔爬する．稲葉(1973)は，特殊な器具を考案し，double tie over法で好結果が得られるというが，腋窩全域を圧迫固定するだけでよい．外来処理も可能である．縫縮や植皮の必要はない(図32-13-4)．

著者は，一本の切開線からの剪除法を用い，通常の圧迫だけでtie over法は用いていない．鋭匙や電動シェーバー法より確実である[3]．

c. 電気凝固法
電気絶縁脱毛針を用いて脱毛処理と同時にアポクリン腺を破壊する方法である．今日では用いられない．しかし，衣笠(2016)はレーザー脱毛より高く評価している．

d. 超音波療法
超音波療法は，アポクリン腺組織を乳化，吸引する方法である．水分含有量によって超音波振動に対する抵抗が異なり，水分量の少ない血管，真皮を残し，水分の多い皮下組織を選択的に破砕するという原理である(三倉 2016)．血管，神経は索状の線維組織に結合しているため，出血が少なく，血腫などの合併症も少ない．手術時間も短く，皮膚硬結も少ないなどの利点がある．(西内ら 1992, 酒井 2000, 安田ら 2002)．乳輪，外陰部の場合は，扇状に挿入，皮膚が薄いところはパワーを落とす(苅部 2014)．

超音波メス(SONOPET®，ストライカー社製)を利用，チタン合金チップが200～365 μmの振幅で，毎秒25,000回振動で組織を破壊する機構で，アポクリン腺組織を破壊するようになっている(苅部 2014)．腋臭には効果が認められるが，多汗についてはいまいちである．1～2cmの皮切からハンドピースを挿入，出力50％，吸引50％，洗浄35mL/分で汗腺組織下を弱い力で剝離する(鈴木ら 2016)．

合併症は，血腫，皮膚壊死，熱傷，拘縮，再発などである．

e. 吸引法
吸引法は，多田ら(1996)のアンケート調査では，時に効果のないことがあり，切除法のほうが確実であろう．

内視鏡下に腋窩皮下組織を削除吸引していく方法もある．特殊な器具を要する．

---

(1) 汗腺層の搔爬

加納(1952)
稲葉(1973)
Jemec(1975)
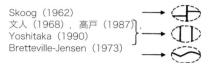

(2) 汗腺層の剪除

Skoog(1962)
文人(1968)，高戸(1987)
Yoshitaka(1990)
Bretteville-Jensen(1973)
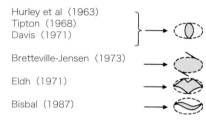

(3) 皮膚と汗腺層の一塊切除

Hurley et al(1963)
Tipton(1968)
Davis(1971)

Bretteville-Jensen(1973)

Eldh(1971)

Bisbal(1987)
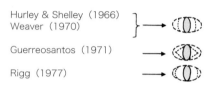

(4) 2，3の併用

Hurley & Shelley(1966)
Weaver(1970)

Guerreosantos(1971)

Rigg(1977)

図32-13-2　手術術式の分類
(秦　維郎：手術45：827, 1991より引用)

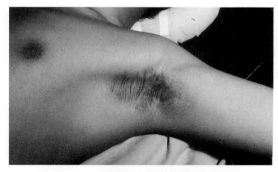

図32-13-3　腋臭症の単純縫縮術後の瘢痕

f. レーザー脱毛
ロングパルスアレキサンドライトレーザー，QスイッチNd:YAGレーザー，ダイオードレーザー，半導体レーザーなどにより脱毛と同時にアポクリン腺を破壊しようとする方法である．

g. 高周波
時に使用される．

h. 電磁波治療
ミラドライ®という電磁波治療器が開発され，マイクロ波を照射，汗腺組織を破壊する方法である．マイクロ波が水に吸収されやすい性質を利用したものである(清水

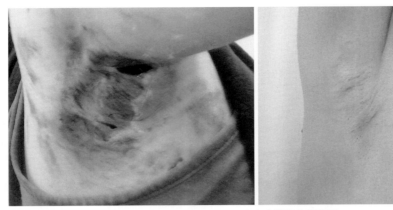

図 32-13-4　腋臭症術後皮膚壊死

（野田弘二郎氏提供）

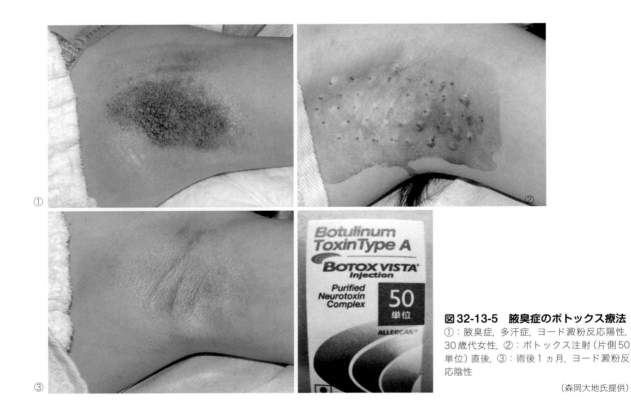

図 32-13-5　腋臭症のボトックス療法
①：腋臭症，多汗症，ヨード澱粉反応陽性，30 歳代女性，②：ボトックス注射（片側 50 単位）直後，③：術後 1 ヵ月，ヨード澱粉反応陰性

（森岡大地氏提供）

2016)．

ミラドライ®は 5.8GHz のマイクロ波を利用しており，テユメセント法で浸潤麻酔したところに，冷却装置付きのハンドピースを当て，照射する．術後の固定も不要である．

i.　ラジオ波 RF 法（丸山ら 2016）

フラクショナル RF が利用されるが，本体とハンドピース，その先端にクーリングプレートと焼灼針付きカートリッジをつけて使用する．カートリッジには華道で用いる剣山のように 36 本の 30G の鈍針があり，RF を照射する構造となっている．

施術は，剃毛，消毒のあと，あらかじめマークした部分に麻酔後，針を刺し，重ね焼灼する．注意は前もってグリセリン含有ガーゼをテスト焼灼することと，針に焦げが付着するとショートや発火を起こすので，焦げを除去することである．

剪除式の利用できない部位にも利用でき，ダウンタイムが短い，脱毛が起こらないなどの長所があるが，汗腺の位置を特定していないので，効果が不定である．また，症例によっては針挿入の跡が点状に目立つことがある．

j. 胸部交感神経切除術

　thracoscopic sympathectomy は，多汗症，腋臭症治療の最後の方法と考えられる．第4肋骨位で数 cm の皮切を通して胸部交感神経を切除する方法である．効果については良悪まちまちである．効果がなければ上下の胸部交感神経まで切除することになる．しかし，他の部位での代償性発汗現象には注意を要する（山本2016）．

k. 植皮法

　植皮法は，適応外とされていたが，飯田ら（1998）は，全摘出後，人工真皮で肉芽形成を行い，その上に分層植皮を行ったまれな例を報告している．

❺ 合併症

　再発，瘢痕（図31-12-2），ケロイド発生，皮膚壊死（図31-12-3）など．

C. 多汗症 hyperhidrosis

　片側腋窩多汗症に通常ボトックス注射50単位使用する．患者満足度が高く，腋窩で推奨Bで他ではC1である．

　多汗症はこれまで形成外科ではほとんど関心を呼ばなかったものであるが，最近は美容外科の関心が高くなり，多汗症の項を入れることにした．ここでは著者同門の佐藤薫氏（2016）の論文を参考に簡単にまとめた．

1) 疫学

　厚生労働省難治性疾患克服研究班（2009）による局所多汗症の有病率（発症年齢）は次のとおりであった．

　①手掌：5.33％（13.8歳）
　②足底：2.79％（15.9歳）
　③腋窩：5.75％（19.5歳）
　④頭部：4.7％（21.2歳）
　⑤医療機関受診率6.3％
　という．

2) 原因

　①全身性：薬剤性，循環器疾患，呼吸器疾患，感染症，悪性腫瘍，内分泌代謝疾患，神経疾患
　②局所性：中枢性末梢性神経疾患，Frey 症候群

3) 診断

　①問診，触診，嗅診
　②発汗量測定（定量法：重量法と換気カプセル法，定性法：Minor 法）

4) 治療

　①10～30％塩化アルミニウム溶液外用
　②水道水イオンフォレーシス療法
　③ボツリヌストキシン療法（図32-13-5）
　④交感神経遮断術

　⑤抗コリン薬など内服療法
　⑥精神神経療法
（日本皮膚科学会原発性局所多汗症診療ガイドライン2015より）

D. 多毛症 hirsutism, hyperpilation, hypertrichosis

❶ 病態

　多毛症とは軟毛が硬毛化するものと，性的，年齢的に異常発毛をした状態とに分けられる．特に女性，小児の多毛を hirsutism，総称して hypertrichosis という．限局性とは，軟膏など塗布したときにみられるものや，母斑と合併してみられるものをいう．

❷ 原因

　多毛症の原因として表32-13-2 のようなものがある．
　アンドロゲン療法を受けると9～15％に多毛症がみられるという（吉岡1979）．

❸ 多毛症の種類

　①先天性多毛症：18トリソミー，ターナー症候群など
　②後天性多毛症：悪性腫瘍随伴症，薬剤性，内分泌性，神経疾患随伴性，
　③局所性多毛症：仙骨部多毛症，有毛性色素性母斑，ベッカー母斑，ステロイド性多毛症
　④男性化多毛症：多嚢胞性卵胞症候群，クッシング症候

表32-13-2　多毛症（狭義）の原因

A. 遺伝的因子 　　家族的因子，人種的因子
B. 副腎皮質の androgen 過剰 　1. 先天性副腎過形成 　2. 後天性副腎皮質機能亢進 　　副腎腫瘍 　　特発性 　3. Cushing 症候群
C. 性腺の androgen 過剰 　1. 精巣 　　Leydig 細胞腫瘍 　2. 卵巣 　　Stein-Leventhal 症候群（多発性卵巣嚢腫） 　　卵巣腫瘍
D. その他 　　医原性（androgen, gestagen, anabolic steroid），妊娠， 　　老齢

（吉岡郁夫ほか：体表解剖学，その臨床と応用，南江堂，p216，1979より引用）

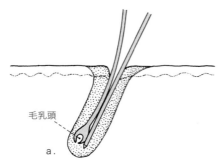
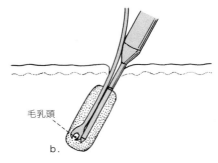
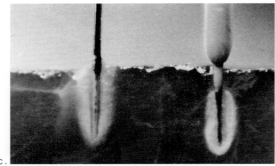
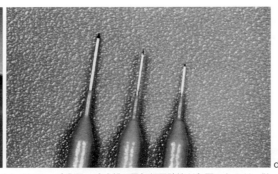

a：従来の電気針による脱毛術　電気脱毛術にて毛の再生を防ぐためには，毛乳頭・毛球部の電気凝固破壊が必要であるが，従来の電気針による脱毛では，毛乳頭破壊と同時に皮膚表面までが焼けてしまうのが欠点であった．
b：絶縁針による脱毛術　真皮深層にある毛乳頭のみを電気凝固破壊し，皮膚表面は温存させる目的で，皮膚に接する部分が電気絶縁された針が開発された．この絶縁針にて脱毛術を行う．皮膚面約1mmは熱傷を防ぐことができる．
c：魚肉を使った通電実験　左は従来の電気針を刺入して通電した状態で，魚肉は表面から深層まで白く焼けている．これに対し右側は，絶縁針による通電実験．魚肉の深部は焼けているが，表面は焼けていない．
d：種々の脱毛用絶縁針　毛の太さ，毛乳頭までの深さなどを考慮して，細い毛には細い針（U型，S型），中程度の毛には中程度の太さの針（L型），硬毛や毛乳頭の深い毛に対しては太く長い針（K型，C型）などを使い分ける．

図32-13-6　脱毛後の瘢痕

（小林敏男氏提供）

群
⑤性同一障害者性多毛症：胸，髭
⑥その他の多毛症：毛巣洞，角質内巻毛症など．

❹多毛症の検査
薬剤内服の有無，男性ホルモン量や染色体分析を行い，超音波，CT，MRIなどを用いて多毛関連の原因疾患の有無を検査する．

❺治療
治療は，内科的治療と外科的治療に分けられる．米国脱毛協会の永久脱毛の定義は，術後1ヵ月後の再発率が20％以下のものとなっている．

a．内科的治療
多毛症はアンドロゲンの支配を受けており，内分泌疾患の治療を必要とする．限局性のものは，多くは一過性で外的刺激がなくなると軽快する．

b．外科的治療
内科的治療が無効の場合は外科的治療を行う．方法として，①薬剤漂白，②薬剤脱毛，③電気分解，④電気凝固，⑤高周波脱毛，⑥絶縁針電気脱毛（小林1983），Kobayashi 1985），⑦レーザー脱毛，などがあるが，今日では，レーザー脱毛が第一選択である（図31-12-6〜図31-12-9）．

❻外科的脱毛の適応
適応には特にインフォームド・コンセントが必要である．

a．限局性多毛症
獣皮母斑，Becker母斑や小耳症における頭髪などの脱毛，植皮片の多毛．

b．体質的多毛症
顔面，四肢

c．美容的目的
顔面，腋，陰部（ビキニライン），四肢の脱毛，男性の脱毛．

32・13 四肢部の美容　235

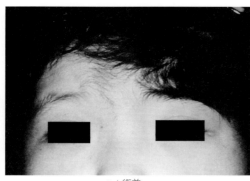
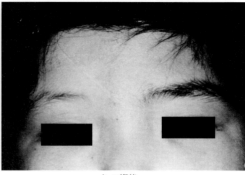

a：術前　　　　　　　　　　　　　　　b：術後

a：左額が生下時より硬毛で覆われている．
b：3回脱毛後の状態．なお，脱毛術は局所麻酔下にて，主にS型針を使って行った．
図 32-13-7　左額部の毛髪母斑（5歳，女児）

（小林敏男氏提供）

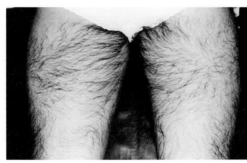
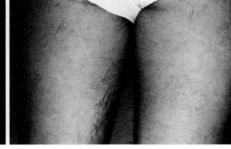

a：術前　　　　　　　　　　　　　　　b：術後

図 32-13-8　大腿部多毛症（25歳，女性）
2年間で延べ30時間脱毛後の状態．

（小林敏男氏提供）

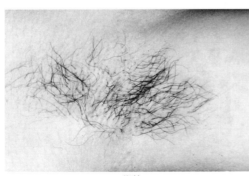
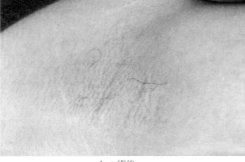

a：術前　　　　　　　　　　　　　　　b：術後

図 32-13-9　腋毛脱毛例（24歳，女性）
7回の脱毛後，1年以上経過して来院したときの写真．再生毛はほとんどみられない．なお，腋毛を永久脱毛すると，腋臭は多くの場合軽減するが，多汗は改善されない．

（小林敏男氏提供）

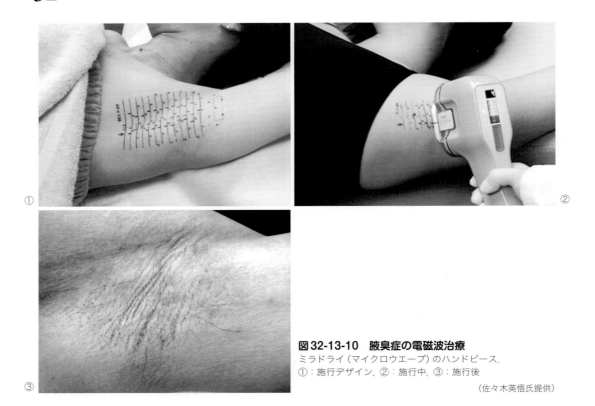

図 32-13-10　腋臭症の電磁波治療
ミラドライ（マイクロウェーブ）のハンドピース.
①：施行デザイン，②：施行中，③：施行後

（佐々木英悟氏提供）

d. 性同一障害性多毛症

❼脱毛術

a. 絶縁針による脱毛

皮膚を引っ張ってから絶縁針を毛に沿って刺入する．通電時間，強度は毛の太さで変わる．小林（2000）は，IMEMR 5000 の器械で太い毛は 1/2〜1 sec，出力 7〜9（30〜40 W），細い毛で 1/8〜1/4 sec，出力 5〜7（15〜30 W）としている．

b. レーザー脱毛

衣笠（2005）は，表 32-13-4 のように脱毛用レーザーの比較を行っている．また，有川（2014）は次のように述べている．

選択的光熱治療は，波長，パルス幅，波長が，ターゲットとなるメラニン色素に選択的に到達し，気化させ周囲の毛包を壊死させるのが治療機序である．

しかし，皮膚には表皮メラニン，毛細血管内の酸化ヘモグロビン，毛根メラニンがあり，それぞれ波長が異なるので，破壊したいメラニンに吸収されやすく，破壊したくないヘモグロビンに到達しない波長を選択する必要がある．

現在米国 FDA に認可されている脱毛機器は，LPL（500〜1,200 nm），ルビーレーザー（694 nm），アレキサンドライトレーザー（755 nm），ダイオードレーザー（800 nm），Nd:YAG（1064 nm）であるが，メラニンと，ヘモグロビンとの吸収の差が大きいものほど選択的光熱治療として理想的である（表 32-13-3）．

表 32-13-3　レーザー光のパルス幅と波長による適応疾患の目安

パルス幅（照射時間）	波長（nm）	適応	副作用**
ナノ秒（10^{-9} 秒 ns）	可視光線	すべての色素病変*	瘢痕形成 −
マイクロ秒（10^{-6} 秒 μs）	585 nm 前後	血管腫，特に単純性血管腫	瘢痕形成 ＋
	可視光線	表皮内の色素病変* 抜毛〜脱毛	瘢痕形成 ＋
ミリ秒（10^{-3} 秒 ms）	585 nm 前後	太い血管からなる血管腫 skin rejuvenation	瘢痕形成 ＋＋
	可視光線	表皮内の色素病変* 脱毛	瘢痕形成 ＋＋
	近赤外線	skin rejuvenation	瘢痕形成 ＋＋
秒（sec）以上	主に遠赤外線	小腫瘤の焼灼	瘢痕形成 ＋＋＋

（渡辺晋一ほか；皮膚レーザー治療プロフェッショナル，南江堂，2013）

32・13 四肢部の美容

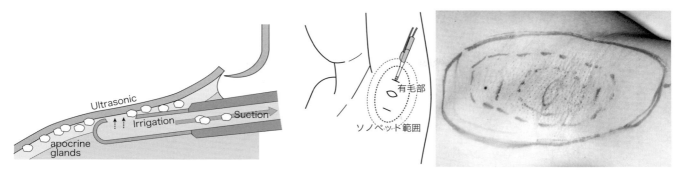

図32-13-11 超音波による脂肪除去術
大きい線はSONOPET使用範囲，中央丸印は皮膚切除範囲，直線はSONOPET挿入用皮切，超音波メスでアポクリン腺の破砕するところ

(苅部大輔氏提供)

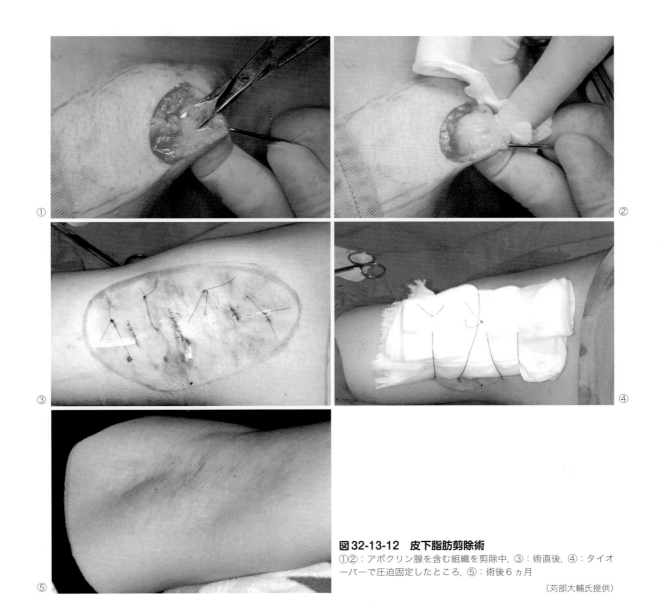

図32-13-12 皮下脂肪剪除術
①②：アポクリン腺を含む組織を剪除中，③：術直後，④：タイオーバーで圧迫固定したところ，⑤：術後6ヵ月

(苅部大輔氏提供)

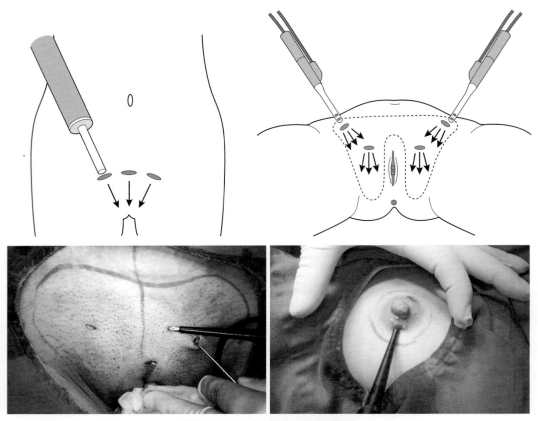

図32-13-13 陰部脱毛，乳輪部脱毛

(苅部大輔氏提供)

表32-13-4 脱毛用レーザー

	LPIR	Super-LPIR	Light Sheer ™	Gentle LASE ™	CURIA
種類	アレキサンドライト	アレキサンドライト	ダイオード	アレキサンドライト	ダイオード
波長 (nm)	755	755	800	755	810
パルス幅 (msec)	5,10,20	0.5,20,40	5〜30,100	3	5〜3,927
径 (mm)	7,10	12.5	9×9,12×12 (四角)	12,15,18	5×5〜 223×22.5
製造元	サイノシュア，米国	サイノシュア，米国	コヒレント社，米国	キャンデラ社，米国	ニデック社，日本

(衣笠哲雄：形成外科 48：S-293, 2005 より引用)

熱緩和時間の差，パルス幅：表皮メラニンの熱緩和時間は約5msec，毛根メラニンは40msecとされている．5msec以下で照射すれば，加熱し続けるため皮膚の表面がやけどする．40msec以上であれば，皮膚へのダメージは少ないが放熱して温度が上がらず十分な効果が得られない．表皮へのダメージを最小限にするには，皮膚表面を冷却しながら，5〜40msecの範囲のパルス幅で照射することが必須となる．

c. 合併症

選択式光熱治療脱毛の合併症，注意について，事前に文書でインフォームド・コンセントをとる必要がある（有川 2014）．

疼痛，浮腫，紅斑，色素沈着，色素脱失，毛囊炎，熱傷などがあり，局所麻酔，冷却，低エネルギーでの照射，照射後の外用療法などで対応する．

d. 禁忌，注意

①ヘルペス罹患時，炎症性疾患を伴うときは照射をしない．また，レチノインAなどの外用中は前後1週間の使用を避ける．

②女性の肩，上腕，背の上部などでは脱毛後，毛の硬毛化が生じるとされる．脱毛による毛包周囲の血流の増

加やミトコンドリアの活性化など種々の説があるが推察の域をでない.

③濃い色調の肌への対応についてはロングパルス, 低エネルギー, 冷却で対応する.

④日焼けした肌への照射は禁忌である.

⑤産毛, 白髪などについては, 照射回数を増やしても, 反応に乏しいため事前の説明が必要となる.

❽蓄熱式脱毛

近年ダイオードレーザーの機種に蓄熱式による脱毛機種 (ソプラノ XL) が開発され, 次のように紹介されている (有川 2012, 2014).

波長は 810 nm で, パルス幅は 20 nm で, メラニン選択式と異なり, 毛包周囲の温度を約 45～50 度まで, ハンドピースを動かしながら操作する in motion 技術をもって上昇させ脱毛する方法である. そのため毛周期や, スキンタイプによらず脱毛ができ, 軟毛や, 白髪も脱毛できる利点がある.

また, 従来の選択式光熱治療も搭載されており, 美容的な目的で完全に脱毛をするだけではなく, うなじ, はえぎわ, 眉毛などの手入れがしやすいような「デザイン脱毛」にも有効である.

E. 脂肪過多症 obesity

❶四肢の脂肪過多症

肥満した人では, 上肢, 下肢にも脂肪が蓄積し, 脂肪除去を希望する人がある.

❷治療法

術前の全身状態のチェック, 周囲径の測定, CT, MRI などでのチェック. 手術のデザイン.

治療法としては, 手術的切除のほか脂肪吸引法がある.

a. 上腕部の脂肪過多症

Khatib ら (2007) は上腕の皮膚, 皮下組織の下垂の程度を次のように分類し, 治療法, 合併症の予測を行った.

Stage 1：下垂なし

Stage 2a：5 cm 以下の下垂

Stage 2b：5～10 cm の下垂

Stage 3：10 cm 以上の下垂

Stage 4：stage3 の場合で皮下脂肪のほとんどないもの

若年者では脂肪吸引, 複数の皮切より細めのカニューレで criss-cross suction を行う. 合併症は, 出血, 皮面のでこぼこ, 脂肪塞栓など (図 32-13-14).

中高年者では切除術を行うが醜状瘢痕を残すことがある. Hurwitz ら (2006) は, L-shaped brachioplasty と称して上

腕から側胸部までの除皺術を報告している.

b. 臀部, 大腿部の脂肪過多症

麻酔は原則 tumescent method 乃至その変法である. 0.01 ％以下に希釈したエピレナミン加キシロカインの大量注射を行う. 切開は鼠径部と腰部に 3 mm 程度の皮切を入れ, criss-cross section を行う (図 32-13-15, 図 32-13-16).

大腿内側部, 外側部は脂肪の沈着が多いが取り過ぎや淺過ぎに注意する.

渡辺 (2004) によると大腿内側は比較的浅く, 外側は中層や深層を吸引し, 特に吸引部と非吸引部との境界に段差を生じないように feathering (ならし吸引) が必要という.

著明な脂肪過多症は外科的切除術を行う (図 32-13-17, 図 32-13-18). 日本人には欧米人ほどひどい脂肪過多症はない (Hurwitz ら 2004).

Leclere ら (2016) は, Teimourian 分類と治療法との関連について報告している. Bioerserud ら (2016) は, 単純に下垂部分に長さを計測し, 特に計測機器を使用していないが, 臨床的には十分であろう.

c. 下腿部の脂肪過多症

皮膚の伸縮性のある若年者で, 全身疾患, 静脈疾患, リンパ浮腫などない人が適応になる.

脂肪吸引術は, 膝窩部下方で, 左右, 中央部の皮切より細めのカニューレで吸引する. 術後, アキレス部にスポンジをあて, その上から下腿全体にストッキネット, あるいは弾性包帯で固定する.

合併症は, 出血, 皮膚のでこぼこ, 浮腫の長期残存. また, 色素沈着をあげる人もいる. 治療部位が露出部位であり, 左右が比較されることから吸引にあたってはよりいっそうの注意を要する.

脂肪切除術の適応はほとんどない.

F. 静脈浮き上がり

加齢により, 手背の静脈が浮き上がって, 醜い場合がある.

治療は, ①ヒアルロン酸注入, ②硬化療法, ③ロングパルス YAG レーザー療法などがあるが, 今日ではレーザー治療である.

久保ら (2015) は, 1320 nm ロングパルス Nd:YAG レーザー (Cooltouch® CTEV TM) を用いて血管内照射を行い, 好結果をあげている. しかし, 適応を間違えないことが大切で, 合併症として, しびれ, 熱傷, 他の血管の目立ち, などをあげている.

240　第32章　四肢部

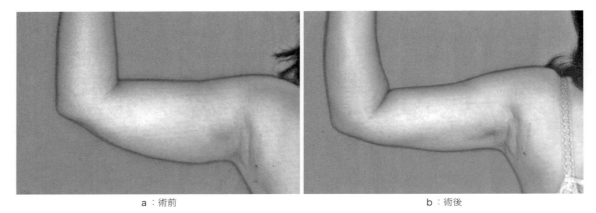

a：術前　　　　　　　　　　　　　　b：術後

図 32-13-14　上腕部脂肪吸引

（小住和徳：形成外科 44：439, 2001 より引用）
（小住和徳氏提供）

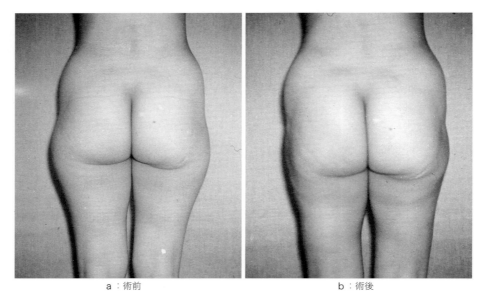

a：術前　　　　　　　　　　　　　　b：術後

図 32-13-15　大転子部脂肪吸引例

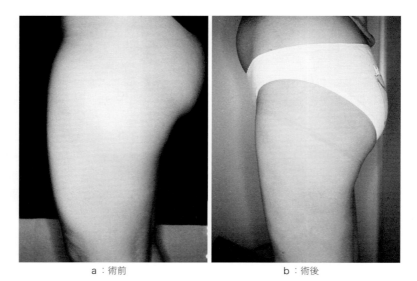

a：術前　　　　　　　　　　　　　　b：術後

図 32-13-16　大腿前面脂肪吸引例

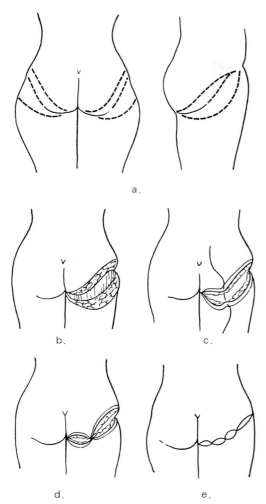

図 32-12-17 大腿部，臀部脂肪過多症の手術法
臀溝を中心に脂肪のつきかたによって，下方だけ，上方だけ，その両者の皮膚および皮下脂肪を切除する．臀溝を含んで切除する場合は，縫合線が臀溝に一致するようにし，しかも真皮と筋肉とを埋没縫合して臀溝の消失を防ぐ．

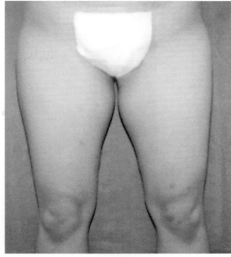

a：術前

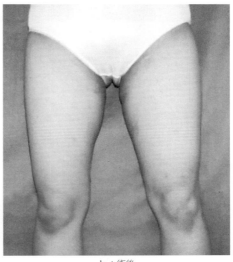

b：術後

図 32-13-18 大腿部脂肪吸引

（小住和徳：形成外科 44：444, 2001 より引用）
（小住和徳氏提供）

32・14 その他の疾患

A. その他の関連疾患

❶四肢片側肥大症（不対称）

先天性，腫瘍性，運動性，その他いろいろな原因でみられる．

治療は原因疾患の治療のほか，切除術か脂肪吸引法である（図 32-14-1）．

逆にふくらはぎ calf が萎縮してアンバランスの場合は gastrocnemius の筋膜下にシリコンを挿入する（Gutstein ら 2006）．あるいは肥大している場合は片側でも両側でも gastrocnemius を切除する方法がある（Lee ら 2006）．

❷手掌（足底）ジュピュイトレン拘縮 palmar (plantar) Dupuytren's contracture

これは，Felix Plater (1614) がはじめて報告，Dupuytren (1831) が詳細に報告した（図 31-14-2）．

Dupuytren 拘縮は，手掌には環指，小指，中指の順で多いが，足底には少ない．最近わが国でも増加している．発症は，50～60 歳代で，男性に多い．

7：1～10：1 の割合で，半数は両手にくる．（斉藤ら 2014）．

本症は，plantar aponeurosis の結節状肥厚から腱様に縦，横，垂直に短縮してくるもので（菅野ら 2016），原因は，機

242　第32章　四肢部

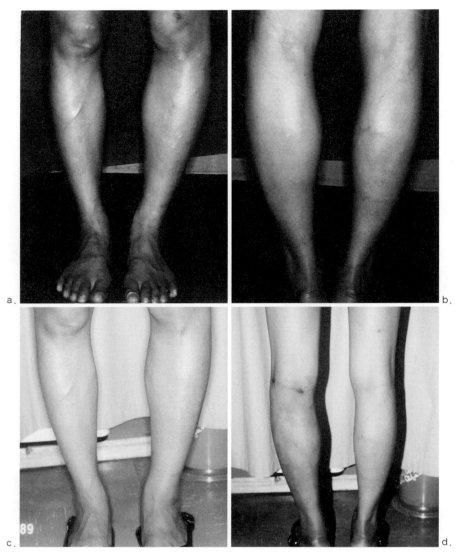

a, b：術前, c, d：脂肪吸引後2ヵ月
図32-14-1　下腿不対称

械的原因，遺伝的素質などいろいろ考えられているが不明である．最近，TGF-β1，さらに，これを増加させるZf9の関与（Bayatら 2003），Epidermal Growth Factor（EGF）の関与（Augoffら 2005）などがあるという．

症状は，索状物で陥凹，結節など生じるが，疼痛，しびれは少ない（斉藤ら 2014）．

足底部では，圧痛，疼痛，歩行障害などであるが，概して自覚症状は少なく，手掌のそれとは異なり，足趾の屈曲拘縮を起こすことも少ない．

治療は，ステロイド局注，コラゲナーゼ注射（*Clostridium histlyticum* 由来の酵素を用いた注射法が有用と検討されている；田中ら 2016），ビタミンEの内服など．歩行障害があれば，完全 fasciectomy である William Fergusson（1840年代）の報告になる（山中ら 2016）．手掌の場合は，MP, PIP 屈曲拘縮が30°以上であれば（平瀬ら 2016は20°という），完全な fasciectomy と皮膚のZ形成術であるが，腱膜切除術が改善率が高い（山中ら 2016）．皮膚欠損部があれば，局所皮弁であるが，遊離植皮の適応はほとんどない（山中 2016）．

治療成績は MCP が PIP より良好である（阿部 2016）．いずれの方法をとるにしても，再発，合併症があることを考慮すべきである．詳細は手の外科の成書を参照されたい．

❸化膿性汗腺炎 hydradenitis purulenta

化膿性汗腺炎は，アポクリン腺の急性および慢性感染症で，腋窩，乳房部，陰部，肛門部にみられるが，日本人にはまれである．腋窩部慢性膿皮症 hidradenitis axillaries suppurativa ともいう（飯田ら 2006）．

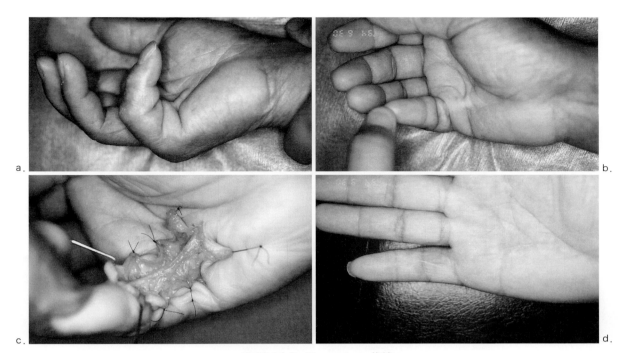

図 32-14-2　Dupuytren 拘縮

（吉田明広氏提供）

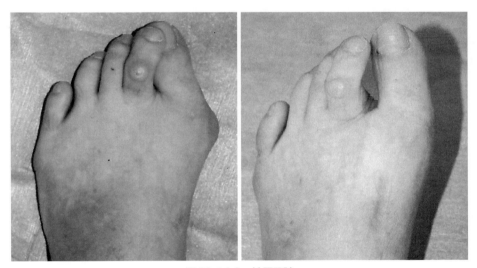

図 32-14-3　外反母趾

（吉田明広氏提供）

原因は，剃毛のような機械的刺激，外傷，接触性皮膚炎，不良化粧品などと，皮膚衛生の不良とが関連し合って起こる場合が多い．

治療は，通常，一般化膿性疾患に対する場合と同様に行うが，慢性化してなかなか治癒しない．手術的に病巣を全摘し，皮膚欠損部は症例に応じて縫縮，遊離植皮，有茎植皮を行う．

❹外反母趾 hallux valgus

第一足趾 MP 部分の外反変形で，歩行痛を伴う．

原因は，先天性，後天性（靴圧迫性，リュウマチなどの疾患性）．

症状は，第一中足骨が内反，第一趾が MP で外反，時に亜脱臼，回内変形することがある．また，第一 MP 滑液包が肥厚変性し，bunion 形成（滑液包炎）を起こす（栗原 2003）．

治療は，保存的治療．効果がなければ，手術的治療．手術的治療法としては，第一中足骨-骨頭切除，第一中足骨を骨切り，MP 関節部種子骨切除，第一趾外転筋の移動の順序で行う（栗原 2003）**（図 32-14-3，図 32-14-4）**．

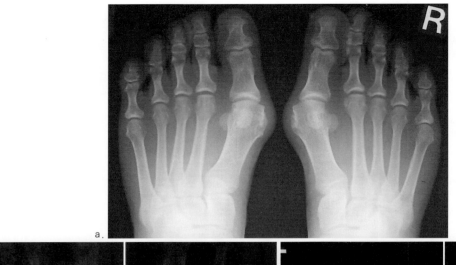
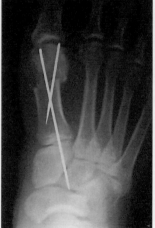
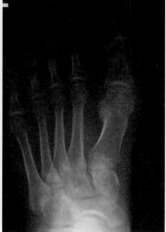
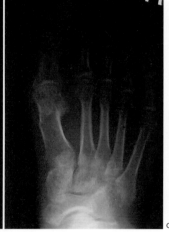

a：術前X線像，b：術直後，c：術後6ヵ月

図 32-14-4　外反母趾

（吉田明広氏提供）

❺弾発指，ロッキング指

斉藤ら（2014）弾発指を，バネ指と強剛母指に分けている．

a. バネ指 trigger finger（狭窄性屈筋腱腱鞘炎）

MP関節での屈筋腱の弾発現象で，母指に多く，環指，中指，小指の順である．

原因は腱の滑走を妨げる腱の肥厚と腱鞘の狭窄性腱鞘炎である．成人女子に多く，機械的，炎症性の腱・腱鞘の肥厚，狭窄による原因が多い．

治療は，ステロイド注射で改善しなければ，手術の適応である．

b. 強剛母指

小児の母指の伸展障害で，MP関節部に腫瘤 nodule を生じ，A1滑車をくぐれないことによる．誘因は不明である．治療は，小児では保存療法で48〜86.7％が改善する．保存療法（他動運動，装具伸張固定）で6歳くらいまで待って，効果がないときに手術を行う．A1滑車の切離である．

c. de Quervain 病

1895年，de Quervain が最初に報告したもので，長母指外転筋腱と短母指伸筋腱が通る第1背側区画の狭窄性腱鞘炎によるもので，保存的治療で改善がなければ手術である．50歳前後，妊娠出産女性に多い（斉藤ら2014）．

文　献

註：Plastic Reconstructive Surgery は数が多く，PRS と略した．実際にも PRS と略して使用しているし．議論の際にも通じる

32章　四肢部

1) 阿部圭宏：形成外科 **59**：608, 2016
2) Achten PG：Dermatologica **126**：229, 1963,（鈴木順夫：日整会誌 **58**：41, 1984 より）
3) 安達悦之ほか：形成外科 **21**：115, 1978
4) Agenta LC et al：Ann PS **38**：563, 1997
5) 秋元正宇：形成外科 **47**：S-350, 2004
6) Aiache AE：Brit J Plast Surg **31**：214, 1978
7) Allen AC：The Skin, Mosby, St Louis, 1954
8) Allen EV：Arch Int Med **54**：606, 1934
9) Allen MJ：The Hand **12**：257, 1980
10) Alpert BS et al：Plast Reconstr Surg **61**：17, 1978
11) 網倉良安ほか：形成外科 S-**59**：54, 2016
12) 網倉良安ほか：形成外科 S-**59**：109, 2016
13) Anderson R：Plast Reconstr Surg **19**：384, 1957
14) Anderson RR：Science **220**：524, 1983
15) 安藤和正ほか：日形会誌 **14**：379, 1994
16) 青木文彦：PEPARS **13**：57, 2007
17) 新垣　実ほか：形成外科 S-**59**：104, 2016
18) Argamaso RV：Plast Reconstr Surg **54**：366, 1974
19) 有川公三：第2回アルマレーザーズミーテイング, 2012, 10月
20) 有川公三：personal communication, 2014
21) Armstrong DP et al：Plast Reconstr Surg **36**：200, 1965
22) Arregui J et al：Plast Reconstr Surg **36**：583, 1965
23) Atasoy E et al：J Bone Joint Surg **52A**：921, 1970
24) Atasoy E et al：J Hand Surg **8**：55, 1983
25) Augoff K et al：PRS **115**：128, 2005
26) 東　禹彦：皮膚臨床 **44**：1317, 2002
27) Azuma H et al：Acta OrthopScand **47**：271, 1976
28) Bains RD et al：PRS **117**：2212, 2006
29) Barfred T et al：Acta Orthop Scand **44**：532, 1973
30) Barsky AJ：Congenital Anomalies of the Hand and Their Surgical Treatment, p78, Thomas, Springfield, 1958
31) Barsky AJ et al：Principles and **29**：705, 1969, Practice of Plastic Surgery, McGraw-Hill, New York, 1964
32) Barsky AJ：J Bone Joint Surg **46A**：1707, 1964
33) Barsky AJ：J Bone Joint Surg **49A**：1255, 1967
34) Bartlett RW：JAMA **108**：1257, 1937
35) Barwellほか：Lancet **362**：1854, 2004
36) Battle R：Plastic surgery of the lower limb, Plastic Surgery, Butter-worth, London, 1964
37) Bauer TB et al：PRS **14**：385, 1956
38) Bayat a et al：PRS **111**：2133. 2003
39) Beasley RW：PRS **44**：349, 1969
40) Bene MD et al：PRS **93**：552, 1994
41) Berkas EM et al：PRS **27**：618, 1961
42) Bilhaut Cloquet M (1890)：McCarthy JG et al (1990) より
43) Bioerserud C et al：J Plast Surg Hand Surg **50**：68, 2016
44) Birch-Jensen A：Congenital deformities of the upper extremities. Andelsbobtrykkerieti Odense and Det Danske Ferlag, Denmark, 1949
45) Boix (1897)：清水元雄 (1979) より
46) Boyes JH：Bunnell's Surgery of the Hand, JB, Lippincott Co Philadelphia, 1970
47) Brauner JM：J Bone Joint Surg **33A**：221, 1951
48) Brauner JM：Hand **2**：39, 1970
49) Brent B：PRS **63**：1, 1979
50) BINDEAU et al：Somaire hop, Paris **28**：2769
51) Brown RE et al：Plast Reconstr Surg **90**：1016, 1992
52) Brown JB et al：Skin Graftings, Lippincott, Philadelphia, 1958
53) Browne D：Arch Dis Child **32**：517, 1957
54) Browne EZ et al：Plast Reconstr Surg **62**：92, 1978
55) Bubak PJ et al：PRS **90**：1079, 1992
56) Buchler U et al：Hand Chir **20**：239, 1988
57) Buck-Gramcko D：World J Surg **14**：715, 1990
58) Buerger L：Am J Med Sci **136**：567, 1907
59) Buncke HJ et al：PRS **63**：607, 1979
60) Bunell S：SGO **35**：88, 1922
61) Bunnell S：Surg Gynecol Obstet **52**：245, 1931
62) Bunnell S, Boyes JH：Bunnell Surgery of the Hand, 4th ed, Lippincott, Philadelphia, Toront, 1964
63) Bunnell S：Surgery of the Hand, Lippincott, Philadelphia, 1970
64) Cailliet R：足と足関節の痛み（荻島秀男訳），医歯薬出版，東京, 1972
65) Caldelon G et al：Surgery **61**：122, 1967
66) Campbell RM et al：Plast Reconstr Surg **14**：442, 1954
67) Campbell RM：Surg Clin North Am **39**：509, 1959
68) Campisi C：Intern Angiology **18**：14, 1999
69) Campisi C et al：World J Surg **28**：609, 2004
70) Campisi C et al：Microurg **26**：65, 2006
71) Canale E ed：Cambell's Operative Orthopaedics, 10th ed Elsevier, 9-p481, 2003
72) Cave EF：Bull. HospJoint Dis **21**：129, 1960
73) Chang LD et al：Ann Plast Surg **32**：496, 1994
74) Chang LY：Ann Plast Surg **33**：281, 1994
75) Charles RH (1912)：McCarthy JG et al (1990) より
76) Chassaingnac (1852)：玉置邦彦 (2002) より
77) Chase RA et al：PRS **24**：445, 1959
78) Chen Ming-Ting：形成外科 **42**：677, 1999
79) Clarke BG et al：Surgery **21**：919, 1947

80) Clark WH et al：Cancer Res
81) Cobbett JR：J Bone Joints Surgery **51-B**：677, 1969
82) Cobey MC et al：J Bone Joint Surg **48**：953, 1966
83) Converse JM：Reconstructive Plastic Surgery, Saunders, Philadelphia, 1964
84) Converse JM：Reconstructive Plastic Surgery, Saunders, Philadelphia, 1977
85) Corcoran J et al：Ann Plast Surg **31**：220, 1993
86) Conway H et al：Am J Surg **81**：946, 1956
87) Cowen NJ et al：Orthopedic Review **7**：45, 1978
88) Cushing（1904）：上羽康夫（1979）より
89) Crikelain GF et al：Plast Reconstr Surg **38**：404, 1966
90) Croce EJ et al：Am Surg **123**：53, 1946
91) Crockett DJ：Brit J Plast Surg **18**：12, 1965
92) Curtin JW：Plast Reconstr Surg **30**：568, 1962
93) Dadaci M et al：J Plast Surg Hand Surg **49**：280, 2015
94) Das S et al：The Hand **10**：16, 1978
95) 太宰誓志ほか：日形会誌 **17**：152, 1997
96) 太宰聖志ほか：日形会誌 **19**：417, 1999
97) 太宰聖志ほか：形外 **45**：645, 2002
98) 出口正己ほか：形成外科 **36**：435, 1993
99) Dickson JA：J Bone Joint Surg **30A**：757, 1948
100) 土井秀明：形成外科 **19**：417, 1999
101) 土井秀明：形成外科 **S-59**：10, 2016
102) 土井秀明：形成外科 **S-59**：158, 2016
103) Donelan MB et al：PRS **117**：2303, 2006
104) Douglas BS：Aust Paediatr J **8**：86, 1972
105) Drabyn GA et al：Plast Reconstr Surg **63**：422, 1979
106) Dufourmentel C：Multilating Injuries of the Hand（1st ed）（ed）, Campbell DA et al, p122, Churchill, Livingstone, London, 1979
107) Dupuytren G：Sydenham Society, p408, 1947：玉置邦彦（2002）より
108) Duraiswami PX：J Bone Joint Surg **34A**：646, 1952
109) DuVries HL：Surgery of the Foot, Mosby, St Louis, 1954
110) 江川常一ほか：形成外科 **10**：61, 1967
111) 江川常一ほか：形成外科 **12**：363, 1969
112) Egawa T：PRS **59**：569, 1977
113) Egloff DV et al：The Hand **15**：110, 1982
114) Endo T et al：Ann Plast Surg **30**：136, 1993
115) 遠藤淑恵ほか：形成外科 **53**：11231, 2010
116) 遠藤祐子ほか：形成外科 **S-59**：44, 2016
117) Entin MA：Plast Reconstr Surg **15**：290, 1955
118) Eriksson F et al：Plast Reconstr Surg **38**：410, 1966
119) Esmarch（1873）：上羽康夫（1979）より
120) 江藤久志ほか：形外 **46**：1075, 2003
121) Farina R et al：Brit J Plast Surg **13**：174, 1960
122) Field JH et al：J Bone Joint Surg **55A**：1035, 1973
123) Flatt AE：Arch Surg **104**：190, 1972
124) Flatt AE：J Hand Surg **5**：550, 1980
125) Flynn E：Hand Surgery, Williams & Wilkins, Baltimore, 1968
126) Foucher G et al：PRS **63**：344, 1979
127) Foucher G et al：PRS **65**：616, 1980
128) Foucher G et al：Brit J Plast Surg **45**：199, 1992
129) Fowler SB：Sixth Campbell's Operative Orthopaedics.

Edmonson AS et al ed CV Mosby, p224, 1980
130) Freeman BS：Surgery **21**：668, 1947
131) 藤井徹：形成外科 **19**：202, 1976
132) 藤井美樹ほか：PEPARS **85**：26, 2014
133) 藤川昌和：形外 **43**：653, 2000
134) 藤澤大輔ほか：形成外科 **54**：1229, 2011
135) 深水秀一ほか：形成外科 **S-59**：115, 2016
136) 福田　修：形成外科 **11**：117, 1968
137) 福田　修：形成外科 **16**：380, 1973
138) 福居顕宏ほか：形成外科 **33**：655, 1990
139) 福本恵三：PEPARS **13**：33, 2007
140) 福本恵三ほか：形成外科 **54**：1247, 2011
141) 福屋安彦ほか：日形会誌 **3**：83, 1983
142) 船山沙耶ほか：日形会誌 **32**：751, 2012
143) Furukawa M et al：Ann Plast Surg **30**：354, 1993
144) 古川洋志ほか：PEPARS **22**：53, 2008
145) 古屋敦宏ほか：PEPARS **119**：7, 2016
146) Gao SH et al：PRS **130**：1059, 2012
147) Gault DT：Brit J Plast Surg **46**：91, 1993
148) Georgiade N et al：Plast Reconstr Surg **17**：220, 1956
149) Gillies H et al：Brit Med J **1**：96, 1935
150) Gillies H, Millard DR：The Principles and Artof Plastic Surgery, p486, Little, Brown, Boston, 1957
151) Gillies H（1964）：津下健哉（1991）より
152) Goldberg NH et al：J Hand Surg **7**：454, 1982
153) Goldsmith HS et al：Rev Surg **23**：303, 1966
154) Goldsmith HS et al：Surg Gynecol Obstet **125**：607, 1967
155) GonzaIez-Ulloa M：Brit J Plast Surg **9**：212, 1959
156) Gordon SD：Brit J Plast Surg **17**：421, 1964
157) Grabb WC, Myers MB：Skin Flaps, Little, Brown, Boston **1975**
158) Grabb W et al：PRS **68**：723, 1981
159) Graham HF：Am J Surg **6**：411, 1929
160) Griffith BH et al：Plast Reconstr Surg **27**：248, 1961
161) Gingriss MK et al：J Hand Surg Am **20**：502, 1995
162) Grossman MJ：Am Acad Dermatol **35**：889, 1996
163) Gruber RP：PRS **55**：472, 1975
164) Gutstein RA：PRS **117**：817, 2006
165) 羽白　誠：形成外科 **S-59**, 58, 2016
166) Hall CB：Clin Orthop **37**：32, 1964
167) 浜本有祐ほか：形成外科 **46**：1001, 2003
168) Hamilton RB et al：Surg Gynecol Obstet **151**：508, 1980
169) Hamilton FH：NY J Med **13**：165, 1854
170) Han SK et al：PRS **110**：1042, 2002
171) Handley WS：Lancet **1**：783, 1908
172) Hao J et al：Plast Reconstr Surg **92**：501, 1993
173) 原　裕太ほか：形成外科 **51**：77, 2008
174) 原瀬瑞夫ほか：裂手裂足症の治療, 第19回日本形成外科学会総会発表, 1976
175) Harding RL：Plast Reconstr Surg **27**：235, 1961
176) 波利井清紀監修：四肢の形成外科 最近の進歩, p113-121, 122-131, 克誠堂, 東京, 1993
177) Hartrampf CR et al：PRS **54**：148, 1974
178) Hartwell SW Jr et al：PRS **46**：39, 1970
179) Hartwell SW Jr et al：Plast Reconstr Surg **46**：39, 1970
180) 長谷田泰男ほか：日形会誌 **12**：299, 1992

181）長谷川健二郎ほか：PEPARS **22**：60, 2008
182）長谷川健二郎：PEPARS **107**：1, 2015
183）橋本裕之ほか：形成外科 **35**：1473, 1992
184）橋本一郎ほか：PEPARS **93**：67, 20
185）橋本　謙：日本皮膚科全書, 1巻, 解剖学, p327, 338,
186）橋本一郎ほか：PEPARS **93**：67, 2014
187）橋本裕之ほか：形成外科 **35**：1473, 1992
188）秦　維郎：手術 **45**：827, 1991
189）秦　維郎：形成外科アトラス, 克誠堂, p31, 1998
190）Hatoko M et al：PRS **112**：835, 2003
191）服部泰典：PEPARS **107**：22, 2015
192）林　雅裕他：形成外科 **43**：139, 2000
193）林部一人：形成外科 **59-S**：22, 2016
194）Hayashi A et al：Ann Plast Surg **31**：117, 1993
195）林　雅裕ほか：形成外科 **43**：139, 2000
196）林　雅裕：デルマ **128**：49, 2007
197）林　雅裕：PEPARS **44**：48, 2010
198）林　雅裕：PEPARS **86**：47, 2014
199）林礼人ほか：日形会誌 **21**：521, 2001
200）林明照ほか：日形会誌 **20**：358, 2000
201）Hayashi A et al：PRS **114**：433, 2004
202）林博之ほか：形外 **39**：1187, 1996
203）林雅裕ほか：日形会誌 **24**：345, 2004
204）Hayes H：PRS **30**：649, 1962
205）Heifetz CJ：Am J Surg **28**：298, 1937
206）Heifetz CJ：Am J Surg **38**：298, 1937
207）日高憲昭ほか：形成外科 **42**：577, 1999
208）稗田正虎：整形外科 **12**：141, 1961
209）樋口浩文ほか：形成外科 **46**：S-212, 2003
210）樋口浩文ほか：形成外科 **55**：579, 2012
211）平井正分ほか：脈管学 **28**：415, 1988
212）平川正彦ほか：形成外科 **23**：117, 1980
213）平井正文ほか：脈管学 **28**：415, 1988
214）平川正彦：慈医誌 **103**：91, 1988
215）平井林太郎ほか：日形会誌 **34**：288, 2014
216）平瀬雄一ほか：形成外科 **30**：34, 1987
217）平瀬雄一ほか：形成外科 **35**：11, 1992
218）平瀬雄一ほか：形成外科 **37**：877, 1994
219）平瀬雄一：形外 **42**：567, 1999
220）平瀬雄一：形成外科 **59**：617, 2016
221）平田晶子ほか：PEPARS **44**：1, 2010
222）広川詠子ほか：日形会誌 **34**：645, 2014
223）Holt M et al：Brit Heart J **22**：236, 1960
224）Homans J：New Engl J Med **215**：1099, 1936
225）本多孝之ほか：日形会誌 **23**：367, 2003
226）本田隆司：美容外科 **36**：96, 2014
227）本田謙次郎：形成外科 **58**：849, 2015
228）Hong JP et al：PRS **119**：186, 2007
229）堀　豪一：静脈学 **4**：225, 1993
230）堀　直博ほか：形成外科 **34**：609, 1991
231）保坂善昭ほか：逓信医学 **35**：671, 1983
232）星栄一ほか：形成外科 **20**：200, 1977
233）Hoskin HD：J Bone Joint Surg **42A**：261, 1960
234）Howitz P et al：Acta Pediatric Scand **68**：119, 1979
235）Houshian S et al：Scand **36**：373, 2002
236）Hudson DA et al：Brit J Plast Surg **45**：146, 1992

237）Huemer GM et al：PRS **129**：910, 2012
238）Hughes NC et al：Brit J Plast Surg **3**：34, 1950
239）Hurwitz DJ et al：PRS **117**：403, 2006
240）Hurley HJ et al：JAMA **186**：109, 1963
241）Hurwitz DJ et al：PRS **114**：1099, 2004
242）市岡　滋：形成外科 **47**：S-139, 2004
243）井川浩晴ほか：形成外科 **49**：S-193, 2006
244）Ignoffo RJ et al：Cancer Treat Rev **7**：17, 1980
245）井川浩晴ほか：形成外科 **49**：S-193, 2006
246）伊原公一郎ほか：形成外科 **30**：204, 1987
247）飯田直成ほか：日形会誌 **18**：594, 1998
248）飯田直成ほか：形成外科 **44**：237, 2001
249）飯田直成ほか：形成外科 **45**：353, 2002
250）飯田直成ほか, 形成外科 **49**：929, 2006
251）飯田直成ほか：形成外科 **50**：451, 2007
252）Iida N et al：Scand J PRS **111**：322, 2003
253）Iida N et al：Euro Plast Surg **28**：364, 2006
254）池田克己ほか：中部整災誌 **23**：1011, 1980
255）生田義和：手術 **28**：1323, 1974
256）生田義和：形成外科 **35**：755, 1992
257）Ilozarov GA：Clin Orthop **238**：249, 1989
258）今村三希子ほか：形成外科 **55**：1129, 2012
259）稲葉益巳：形成外科 **16**：223, 1973
260）稲田　潔：外科治療 **15**：206, 1966
261）稲田有史ほか：形外 **42**：585, 1999
262）Inada Y et al：PRS **114**：411, 2004
263）Inoue G：Br J PRS **44**：530 , **1991**
264）井上邦雄ほか：形成外科 **23**：87, 1980
265）井上邦雄ほか：形成外科 **31**：351, 1988
266）井上雅之ほか：日形会誌 **11**：619, 1991
267）井上勝平ほか：皮膚臨床 **32**：1803, 1990
268）乾　重樹：形成外科 **S-59**：52, 2016
269）Iselin M：Atlas of Hand Surgery, The Blakiston Division, p84, McGraw Hill, New York, 1964
270）Iselin F：PRS **52**：374, 1973
271）石田知良ほか：形成外科 **32**：363, 1989
272）石黒　隆ほか：日手会誌 **5**：444, 1988
273）石原和之ほか：癌と化学療法 **12**：1727, 1985
274）石井昌博ほか：形成外科 **40**：585, 1997
275）石川浩一ほか：形成外科アトラス, 腋臭症の治療, 内視鏡下手術 p100,
276）石川浩三ほか：日本マイクロ会誌 **3**：54, 1990
277）石川浩三：形成外科 **41**：355, 1998
278）石川浩三ほか：形成外科 **42**：611, 1999
279）石河利広ほか：PEPARS **40**：20, 2010
280）石河利広：形成外科 **58**：45, 2015
281）石河利広ほか：PEPARS **114**：18, 2016
282）磯　良輔：臨整外 **4**：672, 1968
283）伊東　大：形外 **45**：951, 2002
284）伊藤正嗣：図説臨床形成外科 第6巻, p162-164,
285）Inglis K：Am J Pathol, メジカルビュー社, 東京, 1987
286）岩橋寛治ほか：整災外 **22**：557, 1979
287）岩平佳子ほか：形成外科 **35**：293, 1992
288）Jackson IT et al：PRS **91**：1216, 1993
289）Jaffe HL et al：Arch Path **30**：993, 1940, 182）岩橋寛治ほか：整災外 **22**：557, 1979

290) Jaquet JB et al：PRS 115：2005
291) Jarret A et al：Arch Dermatol 94：652, 1966
292) Jayes PH：Brit J Plast Surg 3：1, 1950
293) Jazayeri L et al：PRS 132：1207, 2013
294) 神 裕通ほか：四肢先天異常診療マニュアル，PEPARS 5：50, 2005
295) 陣内卓雄ほか：形成外科 24：218, 1981
296) Johansen SH：Handchir 14：199, 1982
297) 梶ひろみほか：形成外科 34：115, 1991
298) 梶 彰吾：日形会誌 5：80, 1985
299) 加地展之ほか：形成外科 44, S-101, 2001
300) Kamal MS et al：Plast Reconstr Surg 64：498, 1979
301) 鎌田真彦ほか：日形会誌 4：60, 1984
302) 亀井康二：日形会誌 6：198, 1986
303) 亀井さくらほか：形成外科 50：350, 2007
304) 亀井 譲ほか：形成外科 52：783, 2009
305) 神谷喜作：外科治療 15：193, 1966. 28：449, 1952
306) 金子 稔ほか：形成外科 34：391, 1991
307) Kaplan I：Functional and Surgical Anatomy of the Hand, 1965
308) Kara IG：Scand 36：309, 2002
309) Karacoaglan N et al：Brit J Plast Surg 46：300, 1993
310) 片平次郎ほか：形成外科 53：853, 2010
311) 片岡裕晶ほか：形外 40：143, 1997
312) 苅部大輔ほか：形成外科 53：1297, 2010
313) 苅部大輔：personal communication, 2014
314) 苅部大輔ほか：形成外科 54：621, 2011
315) 柏克彦ほか：PEPARS 93：1, 2014
316) Kawabata H et al：Scand 37：150, 2003
317) 川村太郎ほか：日皮会誌 68：76, 1957
318) 川村次郎ほか：整形外科 16：868, 1965
319) 河野稔彦ほか：形成外科 19：565, 1976
320) Kawashima T et al：Ann Plast Surg 32：191, 1994
321) 河嶋孝雄ほか：形成外科 34：785,
322) Kay S et al：J Hand Surg 14（A）：204, 1989
323) Kelikian H：Congenital Deformities of the Hand and Forearm, p467, Saunders, Philadelphia, 1974
324) Kelikian H：Congenital Deformities of the Hand Surgery, P 610, WB Saunders, Philadelphia, p467, 1974
325) Kelleher J C et al：PRS 42：242, 1968
326) Khatib HA et al：PRS 119：1337, 2007
327) 菊地一郎ほか：日皮会誌 84：89, 1974
328) Kikuchi I et al：Arch Dermatol 110：743, 1974
329) 菊池 守ほか：PEPARS 85：86, 2014
330) 菊地守ほか：形成外科 58：N33, 2015
331) 木村元吉ほか：OrthopSurg 17：7, 1966
332) 木村直弘：形外 42：619, 1999
333) 木村直弘ほか：PEPARS 13：49, 2007
334) Kinmonth JB：Ann R Coll Surg 15：300, 1954
335) Kinmonth JB（1982） ：McCarthy JG et al（1990）より
336) 木股敬裕ほか：形成外科 35：179, 1992
337) 木下行洋ほか：形成外科 16：347, 1973
338) 木下行洋ほか：形成外科 19：23, 1976
339) 木野義武：臨整外 6：664, 1971
340) 衣笠哲雄：形成外科 48, S-293, 2005
341) 衣笠哲雄：形成外科 S-59：2, 2016
342) 衣笠哲雄：形成外科 S-59：80, 2016
343) Kirner J：Fortschr Geb Rentgenstrahlen 36：804, 1927
344) 岸邊美幸ほか：形成外科 54：1219, 2011
345) 喜多陽子：日形会誌 21：403, 2001
346) 北村包彦：小皮膚科学, 金原出版, 東京, 1950
347) 北村包彦, 森岡貞雄編：日本皮膚科全書, Vol 2（1）, p199, 金原出版, 東京, 1965
348) 北山吉明：形成外科 29：429, 1986
349) 北山吉明：形成外科 32：1113, 1989
350) 清川兼輔ほか：形成外科 47：S-145, 2004
351) 清川兼輔ほか：形成外科 58：847, 2015
352) Kleinert HE et al：JBJS 49A：577, 1967
353) 洪 憲植ほか：形成外科 48：1359, 2005
354) Kobayashi T：J Dermatol Surg Oncol 11：993, 1985
355) Kobayashi T：Aesth Plast Surg 11：223, 1987
356) 小林敏男：抜毛術, 皮膚表面外科 p143, 形成外科手術手技シリーズ, 克誠堂, 東京, 1990
357) 小林敏男：美容外科手術プラクティス, 市田正成ほか編, 文光堂, p494, 2000
358) 小熊孝ほか：日形会誌 35：160, 2015
359) 小池幸子ら：日美外報 29：155, 2007
360) 小泉正樹ほか：形成外科 41：251, 1998
361) 児島忠雄ほか：形成外科 15：336, 1972
362) 児島忠雄ほか：形成外科 18：210, 1975
363) 児島忠雄ほか：形成外科 21：100, 1978
364) 児島忠雄ほか：形成外科 22：136, 1979
365) 児島忠雄ほか：日手会誌 3：350, 1986
366) 児島忠雄ほか：形成外科 31：142, 1988
367) 児島忠雄：日形会誌 9：1, 1989
368) Kojima T et al：BJ Plast Surg 43：290, 1990
369) 児島忠雄：手の皮弁手術の実際, 克誠堂, 1997
370) 児島忠雄ほか：形成外科 37：329, 1994
371) 児島忠雄：形成外科 39：S-195, 1996,
372) 児島忠雄ほか：形成外科 43：47, 2000
373) 駒井宏好ほか：日医雑誌 142：1981, 2013
374) 小森公浩：日医雑誌 142：1955, 2013
375) Kondoleon E：Zortr. Chir 38：1022, 1912
376) 今野みどりほか：日形会誌 17：211, 1997
377) 小坂正明ほか：日形会誌 19：676, 1999
378) 小坂正明ほか：形成外科 54：1275, 2011
379) Koshima I et al：Brit J Plast Surg 45：1, 1992
380) Koshima I et al：Plast Reconstr Surg 92：1331, 1993
381) 光嶋 動ほか：形成外科 36：655, 1993
382) Koshima I et al：PRS 97：397, 1996
383) 光嶋 勲ほか：日形会誌 18：138, 1998
384) Koshima I et al：J Reconstr Microsurg 16：437, 2000
385) 光嶋 勲：形外 44：665, 2001
386) Koshima I et al：J Reconstr Microsurg 19：209, 2003
387) 光嶋 勲：波利井清紀監修, 形成外科第2版, 南山堂, 2004
388) Koshima I et al：J暗PS 53：261, 2004
389) 光嶋 動：PEPARS 22：1, 2008
390) 光嶋 動：PEPARS 44：65, 2010
391) 小浦場祥夫ほか：日形会誌 26：825, 2006）
392) 小薗喜久夫ほか：日形会誌 35：584, 2015
393) Krag D：Hum Pathol 5：69, 1974
394) 久保一人ほか：PEPARS 99：59, 2015

395）Kudlaczyk BL et al：Plast Reconstr Surg **89**：103, 1992
396）倉田健哉ほか：形成外科 **15**：45, 1972
397）栗原邦弘：形外 **46**：S-231, 2003
398）栗本砂里奈ほか：形成外科 **36**：297, 1993
399）栗田昌和ほか：形成外科 **48**：919, 2005
400）黒川憲史ほか：日形会誌 **31**：613, 2011
401）黒川正人：形成外科 **37**：75, 1994
402）黒川正人：形成外科 **58**：61, 2015
403）黒木知明：形外 **41**：227, 1998
404）黒住望ほか：形外 **44**：691, 2001
405）楠本剛夫ほか：整災外 **22**：811, 1979
406）楠原広久ほか：形成外科 **50**：737, 2007
407）Kutler W：JAMA **133**：29, 1949
408）桑江克樹ほか：日形会誌 **22**：762, 2002
409）桑原真人：PEPARS **66**：41, 2012
410）去川俊二ほか：日形会誌 **23**：128, 2003
411）Landon GC：J Bone Joint Surg **61**：256, 1979
412）Lanz O（1011）：McCarthy JG et al（1990）より
413）Larson DL et al：Plast Reconstr Surg **38**：293, 1966
414）Leclere FM et al：Plastic Surgery **24**：35, 2016
415）Lee JT et al：PRS **118**：1472, 2006
416）Lemperle G et al：PRS **111**：167, 2003
417）Leaper DJ et al：Int Wound J **9** Suppl2：1, 2011
418）Leu HJ：Angiology **15**：371, 1964
419）Levy SW：Artificial Limbs **3**：20, 1956
420）Levy SW：Arch Dermatol **85**：65, 1962
421）Lewin ML：J Bone Joint Surg **35A**（3）：573, 1953
422）Lewis BL：Arch Derm Syph **70**：732, 1954
423）Lewis JR：Plast Reconstr Surg **37**：494, 1966
424）LeWorthy GW：Plast Reconstr Surg **32**：30, 1963
425）Lie KE et al：J Bone Joint Surg **52A**：559, 1970
426）Lister GD：Plast Reconstr Surg **62**：157, 1978
427）Littler JW：Plast Reconstr Surg **10**：215, 1952
428）Ljungberg EM et al：Scan J Plast Reconstr Surg **40**：166, 2006
429）Lloyd-Davise RW et al：Brit J Surg **50**：592, 1963
430）Machat SD et al：J Hand Surg **5**：372, 1980
431）町田英一ほか：日足外会誌 **20**：87, 1999
432）Maciburko SJ et al：PRS **129**：1329, 2012
433）前川二郎ほか：PEPARS **22**：29, 2008
434）牧野惟男ほか：形成外科 **17**：252, 1974
435）丸毛英二ほか：外科診療 **15**：653, 1973
436）丸毛英二ほか：形成外科 **17**：217, 1974
437）Marumo E et al：Plast Reconstr Surg **58**：561, 1976
438）Maruyama Y：Brit J Plast Surg **43**：24, 1990
439）丸山優：形外 **46**：S-235, 2003
440）丸山直樹：形成外科 S-59：141, 2016
441）増沢源造：形成外科 **31**：123, 1988
442）Masson P：Lyon Chirurgical **21**：257, 1924：森克哉ほか（2003）より
443）Matev IB：J Bone Joints Surg **52-A**：957, 1970
444）Matev IB：J Hand Surg **5**：482, 1980
445）Mathes SJ, Nahai F：Clinical Atlas of Muscle and Musculo-cutaneous Flaps, Mosby, St Louis, 1979
446）Mathews DN：The Surgery of Repair, Thomas, Springfield, 1943
447）町田英一ほか：日足の外科会誌 **20**：485, 1999
448）松原 忍ほか：日医雑誌 **142**：1985, 2013
449）松田和美：形外 **47**：1253, 2004
450）松本誠一ほか：形成外科 S98, 2014
451）松永芳章ほか：形成外科 **33**：419, 1990
452）松下 泉ほか：日形会誌 **31**：741, 2011
453）松浦慎太郎ほか：PEPARS **13**：1, 2007
454）McCall TE et al：J Hand Surg **24** A：173, 1999
455）May JW：PRS **78**：522, 1986
456）McCall TE et al：J Hand Surg **24-A**：173, 1999
457）McCarthy JG et al：Plastic Surgery, Saunders, 1990
458）McCraw JB et al：Plast Reconstr Surg **62**：945, 1978
459）McGregeor IA：Fundamental Techniques of Plastic Surgery and Their Surgical Applications, Livingstone, Edinburgh, 1960
460）McKee DM et al：Plast Reconstr, Surg **23**：480, 1959
461）三木威勇治：整形外科学入門, 南山堂, 東京, 1965
462）三倉文子：形成外科 S59：129, 2016
463）Milford L：Campbell's Operative Orthopedics, 5th ed, p355, 1971
464）Millard DR Jr：Plast Reconstr Surg **43**：451, 1969
465）Miller BJ et al：PRS **115**：1025, 2005
466）皆川知広ほか：形成外科 **53**：1355, 2010
467）三島好雄：臨床外科 **21**：875, 1966
468）三島好雄ほか：現代皮膚科学大系, 第17巻, p91, 中山書店, 東京, 1983
469）三谷晋一：整形外科 **26**：1355, 1975
470）三川信之ほか：日形会誌 **19**：31, 1999
471）Miura T et al：Plast Reconstr Surg **54**：286：1974
472）三浦隆行ほか：日整会誌 **51**：282, 1977
473）三浦隆行：形成外科 **21**：202, 1978
474）三浦隆行：形成外科 **22**：21, 1979
475）三浦隆行：手の外科 医歯薬出版, p122, 1982
476）三浦隆行：日災医誌 **27**：281, 1979
477）三浦隆行：形成外科 **32**：1127, 1989
478）Miura T：PRS **63**：242, 1979
479）Miura T et al：PRS **64**：65, 1979
480）宮川忠彦ほか：整形外科 **42**：1937, 1991
481）三宅完二：中部整災誌 **2**：1, 1959
482）宮本洋ほか：形外 **41**：381, 1998
483）宮田哲郎：日医雑誌 **142**：1937
484）宮脇剛司ほか：形成外科 **48**：1305, 2005
485）宮脇剛司：PEPARS **15**：77, 2007
486）宮脇剛司：PEPARS **103**：86, 2015
487）水野清行ほか：形成外科 **54**：1237, 2011
488）水島秀幸ほか：日手会誌 **31**：544, 2008
489）Moberg E：Bone Jt Surg **46A**：817, 1964
490）茂木邦夫：日災医誌 **27**：471, 1979
491）Moiemen N et al：Brit J Plast Surg **47**：35, 1994
492）Monteggio（1840）：折井正博ほか（1993）より
493）Montogomery H：Dermatopathology, Vol 1, p549, Harper & Row, New York, 1967
494）Moore RM：Clin Orthop **37**：47, 1964
495）森 克哉ほか：日形会誌 **23**：2694, 2003
496）森岡やす祐ほか：形成外科 **55**：941, 2012
497）森岡康祐ほか：PEPARS **114**：1, 2016

498）森岡大地：形成外科 S-59：25, 2016
499）森谷浩治：PEPARS 107：29, 2015
500）諸富武文：整形外科 18：400, 1967
501）Morris AM：Brit J Plast Surg 31：216, 1978
502）Morrison WA：Plast Reconstr Surg 72：56, 1983
503）Morrison AM et al：The Hand Surgery 5：575, 1980
504）Morton DL et al：Arch Surg 127：392, 1992
505）Moschella F et al：PRA 117：920, 2006
506）向田雅司：形成外科 54：713, 2011
507）Muller W：Die angeborenen Fehlbildungen dermenschlichen Hand, Georg Verlag Thieme, Leipzig, 1937
508）村井繁広ほか：形外 40：175, 1997
509）Murakami M et al：Scan J PRSHS 38：281, 2004
510）村岡道徳ほか：形成外科 20：285, 1977
511）Mulliken JB et al：PRS 69：412, 1982
512）Mutaf M et al：Birt J Plast Surg 46：97, 1993
513）武藤輝一, 相馬智編：標準外科学, 医学書院, 東京, 1976
514）長尾聖子ほか：形成外科 47：S-381, 2004
515）永竿智久：中島龍夫編ほか, こどものための形成外科 永井書店, 大阪, 2005
516）中島英親：昭医会誌 44：517, 1984
517）中島英親：形外 43：677, 2000
518）中島英親：personal communication, 2014
519）長江恒幸ほか：日医雑誌 142：1975, 2013
520）長尾宗朝ほか：日形会誌 32：463, 2012
521）NagasaoT et al：J Plast Surg Hand Surg 48：205, 2014
522）内藤　謙：災害医学 7：63, 1964
523）中村純次ほか：整形外科 22：896, 1971
524）中村純次ほか：整形外科 23：1062, 1972
525）中村純次ほか：形成外科 36：133, 1993
526）Nakamura, J et al：Ann Plast Surg 15：7, 1985
527）中村淳次ほか：形外 34：1071, 1991
528）中村　潔ほか：形成外科 34：435, 1991
529）中村　潔ほか：形成外科 36：125, 1993
530）中村蓼吾ほか：形成外科 35：721, 1992
531）仲野雅之ほか：形成外科 59：434, 2016
532）中馬隆広ほか：形成外科 57：1277, 2014
533）中山瑛子ほか：日形会誌 36：149, 2016
534）中沢弘明ほか：形成外科 41：1011, 1998
535）並木保憲ほか：日形会誌 7：130, 1987
536）並木保憲ほか：形成外科 31：682, 1988
537）難波雄哉：第16回日本医学会総会学術講演集, p659, 1963
538）難波雄哉：外科治療 13：611, 1965
539）難波雄哉：形成外科 9：44, 1966
540）難波雄哉ほか：形成外科 20：584, 1977
541）難波祐三郎ほか：形成外科 45：S-211, 2002
542）南条文昭：日災医誌 27：645, 1979
543）奈良橋趙夫：実地医科と臨床 2：958, 1925
544）成島三長ほか：PEPARS 22：35, 2008
545）成島三長ほか：PEPARS 66：53, 2012
546）那須吉郎：整災外 22：563, 1979
547）那須吉郎：整災外 22：563, 1979
548）日本手の外科学会先天異常委員会：日手会誌 17：353, 2000
549）日本手の外科学会：日手会誌 17：357, 2000
550）根本　仁ほか：日形会誌 30：9, 2010

551）新村真人：皮病診療 15：653, 1973
552）二宮邦稔ほか：形成外科 37：547, 1994
553）西川涼子ほか：日形会誌 28：384, 2008
554）西内徹ほか：形成外科 35：971, 1992
555）西尾明子ら：形成外科 56：541, 2013
556）野田弘一郎：personal communication, 2014
557）野本俊一ほか：きずにきれいな治し方, 全日本病院出版会, 109, 2012
558）野口昌邦ほか：形成外科 48：397, 2005
559）野北道夫：看護学雑誌 34：84, 1970
560）野村智史ほか：形成外科 35：1459, 1992
561）小櫃由樹生：日医雑誌 142：1965, 2013
562）O'Brien BM et al：OrthopClin North Am 8：405, 1977
563）緒方　英ほか：PEPARS 22：18, 2008
564）Ogawa R et al：PRS 117：2111, 2006
565）小川祐美：PEPARS 44：72, 2010
566）荻野利彦：日整会誌 53：535, 1979
567）荻野利彦ほか：形成外科 35：735, 1991
568）荻野洋一, 倉田喜一郎, 牧野惟男編：形成外科学入門, 南山堂, 東京, 1978
569）尾郷賢：形成外科 31：103, 1988
570）尾郷賢ほか：日美外報 13：103, 1991
571）大場創介ほか：形成外科 47：S-335, 2004
572）大橋俊夫ほか：整災外 22：549, 1979
573）大畠襄ほか：図説臨床形成外科 第6巻, p122, メジカルビュー社, 東京, 1987
574）大石正雄ほか：形成外科 48：299, 2005
575）大慈弥洋之：形成外科 47：S-370, 2004
576）大熊守也：現代皮膚科学大系, 第17巻, p127, 中山書店, 東京, 1983
577）太谷　修ほか：リンパ管, 大谷修ほか編, 西村書店, p1, 1997
578）大森清一ほか：形成外科治療の実際, 南山堂, 東京, 1963
579）大森清一ほか：形成外科 7：225, 1964
580）大村愉己：日形会誌 26：371, 2006
581）大西文夫ほか：PEPARS 22：42, 2008
582）大野宜孝ほか：形成外科 21：275, 1978
583）大貫安希子ほか：日形会誌 34：429, 2014
584）大隅昇ほか：形成外科 37：491, 1994
585）Ohta M et al：Arch Neurol 29：23, 1973
586）大塚寿ほか：形成外科 18：310, 1975
587）Ohtsuka H et al：Plast Reconstr Surg 60：561, 1977
588）大塚寿ほか：日形会誌 14：738, 1994
589）大浦紀彦ほか：形成外科 54：629, 2011
590）岡一郎ほか：形成外科 21：209, 1978
591）岡一郎ほか：形成外科 24：303, 1981
592）岡一郎ほか：日手会誌 5：771, 1984
593）岡一郎ほか：日形会誌 13：536, 1993
594）岡部圭介ほか：PEPARS 82：34, 2013
595）岡本徇子ほか：形成外科 20：129, 1977
596）岡村龍彦：皮膚科泌尿器科学大系, 21巻, 南山堂, 東京, 1939
597）奥田良三ほか：形外 45：1155, 2002
598）奥山通雄ほか：産と婦 28：628, 1953
599）Omokaura S et al：PRS 106：828, 2000
600）鬼塚卓弥ほか：形成外科 7：256, 1964
601）鬼塚卓弥：交通医学 18：302, 1964

602）鬼塚卓弥：災害外科 **29**：951, 1967
603）鬼塚卓弥：形成外科 **10**：96, 1967
604）鬼塚卓弥ほか：形成外科 **19**：754, 1968
605）鬼塚卓弥：形成外科 **12**：192, 1969
606）鬼塚卓弥ほか：形成外科 **13**：362, 1970
607）鬼塚卓弥：形成外科手術書, 南江堂, 東京, 1969
608）Onizuka T et al：J Trauma **14**：419, 1974
609）鬼塚卓弥ほか：形成外科 **23**：1103, 1972
610）Onizuka T et al：J Trauma **14**：419, 1976
611）Onizuka T：PRS **57**：98, 1976
612）Onizuka T et al：J Trauma **16**：1319, 1978
613）Onizuka T et al：Morphological Approach for the Cleft Hand Repair（Fonseca F ed）, p677, Transactions of the Seventh International Congress of Plastic and Reconstructive Surgery, Cartgraf, San Paulo, 1980
614）鬼塚卓弥ほか：整形外科 **31**：708, 1980
615）鬼塚卓弥編：標準形成外科学, 医学書院, 東京, 2000
616）Opgrande JD：J Hand Surg **7**：11, 1982
617）折井正博ほか：下肢静脈瘤硬化療法, pp55-56, 医歯薬出版, 東京, 1993
618）Orticochea M：Brit J Plast Surg **64**：340, 1979
619）Osborne R：Brit J Plast Surg **8**：214, 1955
620）小沢俊幸ほか：形外 **46**：705, 2003
621）Padgett EC et al：Plastic and Reconstructive Surgery, Thomas, Springfield, 1948
622）Pakiam AI：Br J Plast Surg **31**：131, 1978
623）朴　修三ほか：形成外科 **31**：156, 1988
624）Palletta FX：Plast Reconstr Surg **31**：207, 1963
625）Palletta FX：Plast Reconstr Surg **37**：269, 1966
626）Pangman WJ et al：Plast Reconstr Surg **5**：516, 1950
627）Pannunzio ME et al：Plastic Surgery, Vol VII, Mathes SL et al ed. Saunders, p115, 2006
628）Patton HS：Plast Reconstr Surg **43**：426, 1969
629）Petit（1718）：上羽康夫（1979）より
630）Pei G et al：PRS **105**：188, 2000
631）Petty CT et al：PRS **62**：458, 1978
632）Pers M et al：Brit J Plast Surg **26**：313, 1973
633）Pho RWH et al：Plast Reconstr
634）Pinal FD et al：PRS **112**：1000, 2003
635）Pitanguy I：Plast Reconstr Surg **34**：280, 1964
636）Plater（1614）：McCarthy JG et al（1990）より
637）Popoff NW：Arch Pathol **18**：294, 1934
638）Potter EL：Year Book, Publishers, Chicago, 1953
639）Pratt GH：JAMA **151**：888, 1953
640）Puckett CL et al：J Urol **128**：294, 1982
641）Rank BK：PRS：321, 1978
642）Raynaud M（1862）：恒川謙吾ほか（1978）より
643）Rees CE：JAMA **109**：866, 1973
644）Reichert（1930）：大熊守弥（1981）より
645）Roblin P et al：PRS **119**：927, 2007
646）Rockson SG：Lymphedema, Am J Med **110**：288, 2001
647）Ronel DN et al：PRS **114**, 697, 2004
648）Rosberg HE et al：Scand J PRS HS **38**：347, 2004
649）Rudkin GH et al：Plast Reconstr Surg **94**：841, 1994
650）Rybka FJ et al：Plast Reconstr Surg **64**：141, 1979
651）嵯峨賢次：形成外科 **59S**：15, 2016

652）嵯峨賢次：形成外科 **59S**：38, 2016
653）斉藤貞：人類遺伝学雑誌 **8**：177, 1963
654）斉藤英彦ほか編：手外科診療ハンドブック, 市田正成ほか編, 改訂2版, 文江堂, 2002
655）斉藤博臣ほか：形成外科 **14**：389, 1971
656）酒井倫明：美容外科手術 プラクチス, 文光堂, 2000
657）酒井倫明ほか：personal communication, 2014
658）酒井直彦ほか：日形会誌 **21**：310, 2001
659）酒井直彦ほか：形外 **45**：27, 2002
660）坂井靖夫：形成外科 **S-59**：30, 2016
661）榊原直紀：形成外科 **59**：121, 2016
662）佐野仁美ほか：日形会誌 **31**：509, 2014
663）佐野仁美ほか：日形会誌 **34**：797, 2014
664）佐野仁美ほか：日形会誌 **36**：299, 2016
665）佐野新一郎ほか：形成外科 **25**：474, 1982
666）佐野新一郎ほか：形成外科 **27**：336, 1984
667）Sari E：J Plast Surg Hand Surg **49**：160, 2015
668）佐々木恵一ほか：形成外科 **34**：1081, 1991
669）佐々木孝ほか：日手会誌 **4**：497, 1987
670）笹本良信ほか：形成外科 **33**：75, 1991
671）里見隆夫ほか：形成外科 **15**：506, 1972
672）佐藤伸弘ほか：形成外科 **48**：927, 2005
673）佐藤智也ほか：PEPARS **85**：17, 2014
674）沢田幸正ほか：形成外科 **29**：605, 1986
675）沢辺一馬ほか：PEPARS **21**：18, 2008
676）沢辺一馬ほか：PEPARS **57**：15, 2011
677）沢泉雅之ほか：形成外科 **33**：189, 1990
678）沢泉雅之ほか：形外 **46**：1019, 2003
679）沢村誠志ほか：災害医学 **9**：371, 438, 1966
680）Sawhney CP：Brit J Plast Surg
681）Schultz GS et al：Wound Repair Regan **11**：S1-S28, 2003
682）Schwabbegger A et al：Scand L Plast Surg **30**：187, 1996
683）清家卓也ほか, 形成外科 **51**：575, 2008
684）関口順輔（波利井清紀監）：皮弁移植法, 最近の進歩, p151-160, 克誠堂, 東京, 1993
685）Shamma AR et al：PRS **120**：2017, 2007
686）Shanahan RE et al：Plast Reconstr Surg **64**：295, 1979
687）Shelley WB et al：AMA Arch Derm Syphilol **68**：430, 1953
688）Sheridan RI et al：J Trauma **38**：406, 1995
689）柴田恭志：形成外科 **42**：S1133, 1991
690）柴田　実ほか：形成外科 **42**：S-307, 1999
691）柴田　実ほか：形成外科 **43**：661, 2000
692）柴田　実ほか：形成外科 **45**：S-37, 2002
693）柴田　実：形成外科 **46**：S-245, 2003
694）柴田　実：形成外科 **46**：S-64, 2004
695）柴田　実：PEPARS **78**：23, 2013
696）渋谷聡ほか：関東整災誌 **22**：245, 1991
697）島田賢一ほか：形成外科 **54**：743, 2011
698）Shi-Min Chang et al：PRS **120**：697, 2007
699）清水元雄ほか：形成外科 **22**：711, 1979
700）清水祐紀ほか：形成外科 **S-50**：134, 2016
701）Shin JS et al：Pediatr Orthop **26**：250, 2006
702）白石恭史ほか：形成外科 **56**：921, 2013
703）白方秀二：形成外科 **59**：133, 2016
704）Shishiba T et al：J Am Acad Dermatol **10**：744, 1984

705) Silverton JS et al：Brit J Plast Surg **31**：29, 1978
706) Sistrunk WE：JAMA **71**：800, 1918429, Skoog T：PRS **31**：258, 1963
707) Skoog T et al：Acta Chir Scand **124**：53, 1962
708) Skubailat GF et al：Plast Reconstr Surg **64**：560, 1979
709) Sistrunk WE：JAMA **71**：800, 1918
710) Smith RJ：Clin Orthop **123**：91, 1977
711) 添田周吾ほか：形成外科 **3**：295, 1960
712) Soule EHet al：Arch Surg **70**：462 . **1995**
713) Staines KG et al：Plast Reconstr Surg **116**：1314, 2005
714) Stark CWJ：J Bone Joint Surg **28**：343, 1946
715) Stark RB：Plast Reconstr Surg **3**：694, 1948
716) Stark RB：Plast Reconstr Surg **9**：173, 1952
717) Stark RB et al：Surg Clin North Am **39**：469, 1959
718) Stark RB：Plastic Surgery, Harper & Row, New York, 1962
719) Steel HH：JAMA **191**：1082, 1965
720) Stillians AW：JAMA **67**：2015, 1916
721) Strauch B et al：Plast Reconstr Surg **62**：361, 1978
722) Strange FG：Rr J Surg **34**：423, 1947
723) Strickland JW ET AL：Orthop Rev **11**：39, 1982
724) Suami H et al：PRS **119**：1813, 2007
725) 須網博夫ほか：PEPARS **22**：8, 2008
726) 菅又　章ほか：形成外科 **48**：911, 2005
727) 菅又　章ほか：形成外科 **57**：401, 2014
728) 菅野百合ほか：形成外科 **59**：581, 2016
729) 菅野百合ほか：形成外科 **59**：768, 2016
730) Sugihara T et al：Plast Reconstr Surg **87**：157, 1991
731) Sugiura Y et al：J Jap Orthop Ass **34**：1573, 1961
732) 杉浦保夫：日医新報 **1927**：45, 1961
733) Sumiya N et al：PRS **65**：447, 1980
734) 須永中ほか：形外 **46**：280, 2003
735) 鈴木順夫：形成外科 **31**：94, 1988
736) 鈴木勝己：整形外科 **18**：400, 1967
737) 鈴木敏彦：形成外科 **S-59**：121, 2016
738) Swanson AB et al：Surg Clin North Am **48**：1169, 1968
739) Swanson AB：J Hand Surg **1**：8, 1976
740) Swanson AB et al：J Hand Surg **8**：693, 1983
741) Szuba et al：Vascular Med **2**：321, 1997
742) 多田英之ほか：形外 **39**：789, 1996
743) 多田浩一ほか：整形外科 **25**：1230, 1974
744) 田嶋達也ほか：形成外科 **6**：293, 1963
745) 高見佳宏ほか：形成外科 **32**：635, 1989
746) 高杉　仁ほか：形成外科 **28**：33, 1985
747) 高瀬安貞ほか：肢体不自由者更生指導の理論と実際, 肢体不自由者更生援護会, 1959
748) 竹内正樹ほか：形外 **46**：1029, 2003
749) 田久嶋亮彦ほか：形外 **46**：1039, 2003
750) 玉井進：Microsurgery を応用した切断指再接着について, あすへの整形外科展望, p529, 金原出版, 東京, 1974
751) 玉置邦彦総編：最新皮膚科学大系, V **13**, 中山書店, p60, 2002
752) 棚平晃ほか：日災医誌 **29**：589, 1981
753) 田中一郎ほか：形外 **45**：S-1-9, 2002
754) 田中克己ほか：形成外科 **53**：833, 2010
755) 田中克己ほか：PEPARS **66**：23, 2012
756) 田中嘉雄ほか：形成外科 **55**：983, 2012
757) 田中嘉雄ほか：PEPARS **119**：72, 2016
758) 丹下一郎ほか：整形外科 **19**：430, 1968
759) 谷　祐子：日形会誌 **19**：80, 1999
760) 谷口由紀ほか：形成外科 **44**：243, 2001
761) Tanzer RC：PRS **55**：406, 1975
762) 田崎亀夫：日皮泌会誌 **33**：568, 1933
763) 田代義徳ほか：テラピー **1**：1, 1924
764) 館正弘ほか：形外 **46**：S-199, 2003
765) Tentamy SA et al：The Genetics of Hand Malformations. Birth Defects Original Article Series, Vol XIV 506, Alan R Liss Inc, NY, 1978
766) Terashi H et al：PRS **112**：1049, 2003
767) Terashi H et al：Keio J Med **60**：17, 2011
768) 寺師浩人ほか：形成外科 **56**：933, 2013
769) Thompson LK et al：Plast Reconstr Surg **42**：148, 1968
770) Thompson N：Brit Med J **2**：1967, 1962
771) Thompson RG, PRS **45**：541, 1970
772) Thompson RG et al：J Bone Joint Surg **47A**：619, 1965
773) Thomson HG：Brit J Plast Surg **24**：357, 1971
774) Timmons MJ：Brit J Plast Surg **46**：525, 1993
775) Torii S et al：Eu J PS **11**：26, 1988
776) Tranquilli-Leali E：Trauma Lavoro **1**：186, 1947
777) Trung-Hau Le Thua et al：J Plast Surg Hand Surg **49**：306, 2015
778) 栂雅司ほか：昭医会誌 **49**：111, 1989
779) Tountas CP et al：J Hand Surg **2**：31, 1977
780) 坪川直人：PEPARS **40**：8, 2010
781) 土屋弘吉：整形外科 **18**：891, 981, 1967
782) 津下健哉ほか：形成外科 **6**：305, 1963
783) 津下健哉：手の外科の実際, 5版, p33, 322, 848, 南江堂, 東京, 1974
784) 津下健哉ほか：整形外科 **31**：1599, 1980
785) 辻　依子：PEPARS **39**：74, 2010
786) 辻　依子：PEPARS **82**：18, 2013
787) 辻　依子：PEPARS **85**：12, 2014
788) 辻　依子：PEPARS **85**：52, 2014
789) 塚越卓ほか：形成外科 **33**：185, 1990
790) 恒川謙吾：外科治療 **15**：180, 1966
791) Tuncali D et al：PRS **117**：1933, 2006
792) 筒井哲也ほか：形外 **46**：S-222, 2003
793) 津山直一監訳：Lanz 下肢臨床解剖学, p390, 医学書院, 東京, 1978
794) Tubiana R：The Hand, p55, Saunders, Philadelphia, 1981
795) Tulenko JF：Plast Reconstr Surg **40**：72, 1967
796) Turek SL：Orthopedica, Principles and Their Applications, Lippincott, Philadelphia, 1959
797) 内田　満ほか：日形会誌 **13**：340, 1993
798) 内田崇之ほか：日形会誌 **20**：184, 2000
799) 内西兼一郎ほか：整形外科 **19**：1087, 1968
800) 上羽康夫：形成外科 **17**：296, 1974
801) 上羽康夫ほか：形成外科 **20**：191, 1977
802) 上羽康夫：日整会誌 **53**：855, 1979. z
803) 植木翔也ほか：形成外科 **57**：77, 2014
804) 宇田川晃一：手術 **39**：249, 1985
805) 上村哲司ほか：形成外科 **51**：S 123, 2008

806）上村哲司ほか：創傷 **4**：185，2013
807）上村哲司ほか：下肢救済マニュアル，学研メデイカル秀潤社，東京，2014
808）梅田 整ほか：形成外科 **40**：265，1997
809）浦野良明ほか：日整会誌 **50**：851，1976
810）Urbaniak JR et al：J Hand Surg **6**：25，1981
811）漆腹克之ほか：形成外科 **43**：645，2000
812）宇佐美泰徳ほか：形成外科 **46**：501，2003
813）Ushijima M et al：Cancer **57**：87，1986
814）VanBeck AL et al：PRS **61**：32，1878
815）Van Geertruyden J et al：J Hand Surg **21-B**：257，1996
816）Vasisht B et al：PRS **114**：1486，2004
817）Vavylow VN et al：Ann Plast Surg **32**：145，1994
818）Vasconez LO et al：Plast Reconstr Surg **53**：526，1974
819）Verdan CE et al：Hand Surgery, ed Flynn JE, pp144, Willams Wilkins, Baltimore **1975**
820）Verocay J：Anat **48**：1，1910：田邊博子ほか（1987）より
821）Vilain R et al：PRS **51**：397，1973
822）Wassel HD：Clin Orthop **64**：175，1969
823）Wassel HD：Clin Ortho & Related Research **64**：175，1969
824）渡辺里子ほか：日形会誌 **31**：99，2011
825）渡邊純至：日美外報 **26**：95，2004
826）渡邊隆博ほか：日形会誌 **14**：45，1994
827）渡捷一ほか：整形外科 **25**：543，1974
828）渡 捷一ほか：形成外科 **22**：11，1979
829）渡 捷一ほか：形成外科 **32**：1185，1989
830）渡 捷一ほか：整形外科 **32**：1245，1981
831）Watson JS et al：PRS **63**：269，1979
832）Watson HK：J Bone Joint Surg **56-A**：79，1974
833）Watson WL et al：Surg Gynecol Obstet **71**：569，1940
834）Webster JR：PRS **15**：83，1955
835）Webster JR：PRS **15**：83，1955
836）Weckesser EC et al：J Bone Joint Surg **50-A**：1417，1968
837）Weeks PM et al：Management of acute hand injuries, p140, St Louis, Mosby, 1973, Surg **7**：179，1954
838）Weeks PM et al：Management of Acute Hand Injuries, Mosby, p140, 1973
839）Wei Fu-Chen et al：PRS **93**：345，1994
840）Wei Fu-Chen et al：PRS **115**：1314，2005
841）Wilhelmi BJ et al：PRS **111**：1612，2003
842）Winiwarter A（1892）：McCarthy JG et al（1990）より
843）Woo SH et al：PRA **117**：1906，2006
844）Woo SH et al：PRS **119**：1823，2007
845）Wong JZH et al：J Surg Hand Surg **50**：125，2016
846）Wood VE：J Hand Surg **3**：436，1978
847）Worthen EF：Br J Past Surg **26**：408，1973
848）Wu LC et al：PRS **116**：1679，2005
849）矢島弘嗣：形成外科 **43**：637，2000
850）八巻 隆ほか：形成外科 **41**：307，1998
851）八巻 隆ほか：形外 **41**：307，1998

852）八巻 隆ほか：形外 **46**：S-219，2003
853）八巻 隆ほか：形成外科 **51**：S-114，2008
854）八巻 隆ほか：PEPARS **26**：18，2009
855）山本 崇：形成外科 **59**：111，2016
856）山野慶樹：形成外科 **31**：113，1998
857）山科 章：日医雑誌 **142**：1946，2013
858）山中浩氣ほか：形成外科 **59**：591，2016
859）矢永博子ほか：日形会誌 **18**：635，1998
860）矢永博子ほか：波利井清紀ほか編，乳房・乳頭の再建
861）柳川 茂：癌治療と宿主 **2**：27，1990
862）保田浩ほか：形成外科 **53**：1289，2010
863）Yeoman MP et al：Brit J Plast
864）Yildirim S et al：PRS **111**：753，2003
865）横川宏佳：形成外科 **53**：1331，2010
866）米田敬：PERPARS **13**：75，2007
867）米満弘之：日災医誌 **27**：703，1979．最近の進歩，p166，2002
868）吉本信也ほか，日形会誌 **19**：1，1999
869）吉村光生ほか：整災外 **23**：211，1980
870）山住賢司ほか：日形会誌 **31**：544，2011
871）柳沢 曜ほか：日形会誌 **31**：482，2011
872）山田潔ほか：PERPARS **13**：67，2007
873）矢部哲司ほか：日形会誌 **32**：819，2012
874）山田潔ほか：PERPARS **13**：67，2007
875）山本英博：形成外科 **S-59**：153，2016
876）簗 由一郎：形成外科 **54**：591，2011
877）簗 由一郎：形成外科 **58**：51，2015
878）矢野健二ほか：形成外科 **31**：908，1988
879）安田 浩ほか：形成外科 **53**：1289，2010
880）安田由起子ほか：形成外科 **31**：908，1988
881）安川幸広ほか：整形外科 **34**：1597，1983
882）安木良博編集規格：Derma No **184**：2011，増大号，爪疾患のすべて，Yildirim S et al：PRS **111**：753，2003
883）横山宏俊：PERPARS **119**：61，2016
884）吉田益喜ほか：形成外科 **47**：601，2004
885）吉川公彦他：日医雑誌 **142**：1951，2013
886）吉本信也ほか：日形会誌 **19**：1，1999
887）吉村光生ほか：整災外 **23**：211，1980
888）吉岡郁夫ほか：体表解剖学，南江堂，東京，1979
889）吉武道郎ほか：形成外科 **35**：53，1992
890）吉津孝衛ほか：手術 **28**：1313，1974
891）Young AE：Clinical Assesment of Vazcular Malformation：Vascular Birth Marks, Saunders, p244, 1998
892）Yu ZJ et al：PRS **114**：1099，2004
893）Zadik FR：J Bone Joint Surg **32A**：66，1950
894）Zaias N et al：J Invest Dermatol **51**：120，1968
895）善 憲史ほか：日形会誌 **25**：553，2005

索 引

A

abdominal flap ······························· 87
aberrant muscles ·························· 181
abnormal induction of digital rays ··········· 193
abrasion wound ···························· 12
absence of more than two digital rays ········· 178
acrosyndactyly ·························· 227
acute arterial occlusion ················· 137
adactylia ······························· 175
adactyly ······························· 175
advancement flap 2 ····················· 18
aesthetic surgery of the extremities ········ 229
Allen's test ······························ 131
amelia ································· 176
amputation stump plasty ················· 99
amputation type deformity ··············· 227
amputation wound ························· 39
angioma ······························ 119
angiospasm ····························· 137
ankylosis of digital joints ················ 180
ankylosis of the MP joint ················ 180
annular groove or band··················· 224
anonychia·························· 101, 116
anthrogryposis mutiplex ················· 180
arachnodactyly·························· 229
arterial aneurysma ····················· 138
arterial embolism······················· 137
arterial thrombosis ···················· 137
arterio-venous fistula··················· 138
arteriosclerosis obliterans（ASO）·········· 137
avulsion flap wound····················· 12
avulsion injury ························· 13
axial ray ·························· 11
axilla···························· 46

B

Baker' cyst ··························· 127
bed sore ····························· 15
blooodless band ······················ 11
bone ·································· 181
bone tissue ··························· 202
brachydactyly ························ 218
Brodie-Trendelenburg test ·············· 152
Buerger's test······················· 131
Buerger 病·························· 137

C

callosite························ 128

callus ····························· 128
camptodactyly························ 181
carpal type··························· 176
cavernous angioma···················· 120
CEAP 分類··························· 132
central polydactyly ··················· 193
central ray ······················ 11
chemical burn ···················· 15
chronic arterial occlusion ··············· 137
chronic venous insufficiency and postphlebitic syndrome ··145
clasped hand························· 180
claudication test····················· 131
claw nail ······················ 101, 115
cleft hand complex ··················· 212
cleft of the palm···················· 202
clinodactyly······················· 224
clubbed finger····················· 108
coilonychi······················· 106
composite graft ················· 18
congenital anomalies of the extremities ······ 161
constriction band ··················· 224
constriction band syndrome ············· 224
contracture ······················ 180
contusion························· 12
conventional angiography ·············· 152
corn···························· 128
cosmetic amputation·················· 229
cosmetic tattoo···················· 55
crease ······················ 4
crooked finger···················· 181
cross finger flap···················· 21
cross leg flap····················· 84
cross thigh flap··················· 86
crush injury ····················· 15
cutaneous syndactyly·················· 193

D

de Quervain 病······················ 244
deep vein thrombosis·················· 137
deformity························· 180
degloving injury ················· 13, 70
delta bone······················· 181
didactyly························· 175
digital subtraction angiography ··········· 152
distant flap························ 21
distraction osteogenesis················ 218
distraction 法······················ 222
double pedicle flap ················· 18

duplication ---------------182

E

elbow region -------------- 52
elbow type ---------------176
electrical burn -------------15, 41
enchondroma ---------------127
endonychia constrictiva -----------113
endvascular therapy（EVT）----------155
epidermoid cyst ---------------125
excisional procedure -------------148
explosion wound --------------- 15
extensor apparatus ------------- 8
extensor tendon injuries ------------ 26
extravasation injury ----------- 70

F

failure of differenciation of the parts -----------180
failure of formation of parts -----------172
felon ----------- 15
fenestrated syndactyly -----------227
fibro-fatty proliferation of the median nerve -----------217
fibroma ---------------125
finger replantation ------------ 70
firearm wound --------------- 15
five fingered hand ---------------176
flag flap method ------------ 20
flexor tendon injuries ------------ 32
floating great toe ---------------186
floating thumb ---------------186
foot scar --------------- 88
forearm region --------------- 52
forearm type ---------------176
fourth brachymetacarpia ---------------224
fourth brachymetatarsia ---------------218
fracture --------------- 25
free flap ---------------21, 87
free nail graft ---------------106
free skin graft ------------ 18
free vascularized nail flap ---------------102
frost bite ----------- 15

G

ganglion ---------------125
GdDTPA ---------------140
giant cell tumor of tendon sheath ---------------121
glomus tumor ---------------123

H

hallux valgus ---------------243
hand burn --------------- 39
hand scar ------------ 57
hard corn ---------------130
heat press injury ------------ 41
helomadurm or molle ---------------128
high pressure injection injury ----------- 15

hip joint area scar ------------ 80
hirsutism ---------------233
hook nail ------------ 101, 115
hydradenitis purulenta ---------------242
hyperbaric oxygen therapy ---------------154
hyperhidrosis ---------------233
hyperpilation ---------------233
hypertrichosis ---------------233
hypoplastic hand ---------------218
hypoplastic thumb ---------------178

I

incurvated nail ---------------113
ingrown nail ---------------108
ingrown nail of finger ---------------100
interosseous adhesion contracture ------------ 35
ipsilateral flap, gluteal flap ------------ 86
island flap ------------ 20

K

Kirner deformity ---------------181
Klippel-Weber-Trenauney 症候群 ---------------138
knee joint area scar ------------ 80

L

laceration ------------ 13
Landis' test ---------------131
lawn mower injury ------------ 70
leg scar ---------------80, 84
leiomyoma ---------------125
lipedema ---------------145
lipoma ---------------125
local flap ---------------18, 84
longitudinal deficiencies ---------------176
longitudinal pigmented nail band ---------------130
luxation --------------- 25
lymphadenitis ---------------140
lymphangiography ---------------140
lymphangioma ---------------120
lymphangioplasty ---------------147
lymphangitis ---------------140
lymphatico-venous shunt ---------------147
lymphedema ------------ 140, 227

M

macrodactyly ---------------213
Madelung deformity ---------------181
MDCTA ---------------152
megalodactyly ---------------213
melanoma ---------------117
metacarpal type ---------------176
microcheiria ---------------218
mirror hand ---------------193
monodactyly ---------------175
Moszkowicz's test ---------------131
MPJ 拘縮 ------------ 58

MP 間接強直 --180
MRA --152
muscle flap with free skin graft --------------- 87
muscle system ------------------------------------7
myocutaneous flap-------------------------------- 87
myxedema --------------------------------------145

N

nail --- 4
nail avulsion ------------------------------------ 16
nail defect--------------------------------------101
nail deformities & defects --------------------108
nail deformity, defect ------------------------100
nail dysplasia ----------------------------------179
nail injury-----------------------------------16, 70
nail laceration ---------------------------------- 16
Nd:YAG レーザー照射 -----------------------136
nerve ---7
nerve injuries ---------------------------------- 35
neurilemmoma ----------------------------------125
neurinoma --------------------------------------125
neurofibroma ----------------------------------125
nevus cell nevus ------------------------------124

O

obesity --239
on-top plasty------------------------------68, 218
onychocryptosis --------------------------------108
onycholysis----------------------------- 100, 108
onychoschisis----------------------------------108
opposable triphalangeal thumb --------------193
osmidrosis --------------------------------------230
osteoid osteoma --------------------------------127
overgrowth --------------------------------------213

P

pallor test --------------------------------------131
palmar aponeurosis and space------------------ 4
palmar (plantar) Dupuytren' s contracture --------241
palmar flap ------------------------------------- 20
parrot beak nail------------------------ 101, 115
pedicled nail graft------------------------------102
pentadacylous hand----------------------------176
peripheral hypoplasia type --------------------172
periungual (digital) fibrokeratoma------------130
Perthes test ------------------------------------152
Perthes' test ------------------------------------131
phalangization---------------------------------- 68
phocomelia -------------------------------------179
pincer nail --------------------------------------113
pinch --- 4
PIP 拘縮 --- 58
Plain CT --152
plantar area scar -------------------------------- 89
pollex rigidus ----------------------------------181
pollicization ------------------------------------ 67

polydactyly of the little finger -----------------193
portwine stain ----------------------------------120
power grip --------------------------------------- 4
Pratt' s test -------------------------------------131
preaxial ray------------------------------------- 11
pterygium cubitale------------------------------180
purulent tendovaginitis ------------------------ 16

R

radial deficiencies------------------------------176
radial head dislocation ------------------------180
radial ray-- 11
radial ray hypoplasia --------------------------176
radiation injuries ------------------------------- 16
radiation injuries ------------------------------- 41
Raynaud 病 ------------------------------------138
replantation ------------------------------------- 36

S

scapular region---------------------------------- 49
scar contracture of the ankle joint------------- 88
scar contracture of the toes -------------------- 89
scar of the buttock and thigh ------------------ 80
scar of the upper extremity--------------------- 46
schwannoma ------------------------------------125
scratch wound----------------------------------- 12
seed corn ---------------------------------------130
short webbed finger type ----------------------172
shoulder hand syndrome -----------------------138
shoulder type -----------------------------------176
side swipe injury ------------------------------- 16
skin cancer --------------------------------------116
skin defect -------------------------------------- 16
skin perfusion pressure (SPP) ---------------152
skin redundancy--------------------------------229
soft corn---130
soft tissue -------------------------------- 180, 193
step osteotomy ---------------------------------218
strawberry mark --------------------------------120
subcutaneous tissue -----------------------------4
subungual exostosis ----------------------------127
subungual hematoma --------------------------- 16
symbrachydactyly-------------------------------172
symphalangism ---------------------------------180
synostosis ---------------------------------------180

T

tattoo --- 55
tendon injuries --------------------------------- 26
tendon or muscle dysplasia -------------------179
tendon sheath ----------------------------------- 8
tetradactyly-------------------------------------175
thenar flap -------------------------------------- 20
thermal burn ------------------------------------ 13
Thompson method------------------------------148
thronboangiitis obliterans (TAO) ------------137

258 索引

thumb polydactyly --------------------------182
thumb reconstruction ------------------------ 63
TIME 分類 ----------------------------------153
toe defect --------------------------------- 98
toe to finger transplantation----------------- 67
tophus -----------------------------------127
tourniquet -------------------------------- 11
transcutaneous oxygen：pressure（TcPO2）----152
traumatic epidermal cyst --------------------130
treatment of the hand injuries --------------- 16
Trendelenburg test ------------------------131
tridactyly --------------------------------175
trigger finger -----------------------------244
triphalangeal thumb------------------------211
tyloma ----------------------------------128
tylosis ----------------------------------128

U

ulnar ray, postaxial ray--------------------- 11
undergrowth ------------------------------218
upper arm region-------------------------- 49
upper arm type----------------------------176

V

vascular injuries -------------------------- 35
vascular malformation ---------------------119
vascular system--------------------------- 6
venous filling time test --------------------131
venous flap ------------------------------ 21
ventral knight' s flap----------------------- 18
verruca vulgaris---------------------------130

W

wart ------------------------------------130
webbed elbow-----------------------------180
windblown hand---------------------------181
windmill-vane hand ------------------------181
wounds of the lower extremity--------------- 70
wounds of the upper extremity-------------- 11
wrap around flap -------------------------- 68
wrist type--------------------------------176

X

xanthoma --------------------------------127

Z

Z 型骨切り術＋骨移植術 ---------------------222

あ

悪性黒色腫 -------------------------------117
アザラシ肢症 -----------------------------179
圧挫熱傷 --------------------------------- 41

い

医原性血行障害 ---------------------------139
苺状血管腫 -------------------------------120
インドシアニングリーン（ICG）法
インプラント法 ---------------------------222

う

運動テスト ------------------------------- 11

え

腋窩 ------------------------------------ 46
エキスパンダー＋縫縮術 -------------------- 57
遠隔皮弁 --------------------------------- 21

お

黄色腫 -----------------------------------127
オウム嘴爪 -------------------------------115

か

外傷性表皮囊腫 ---------------------------130
外反母趾 ---------------------------------243
海綿状血管腫 -----------------------------120
潰瘍治療 ---------------------------------136
鏡手 ------------------------------------193
鈎爪 ------------------------------------115
核鶏眼 -----------------------------------130
郭清 ------------------------------------ 12
拡張静脈分類 -----------------------------132
仮骨延長法 -------------------------------222
下肢交叉皮弁 ----------------------------- 84
下肢骨髄炎 ------------------------------- 73
下肢静脈瘤 -------------------------------131
下肢切断 ---------------------------------155
下肢の剝脱創 ----------------------------- 70
下肢瘢痕 --------------------------------- 80
過剰な指間陥凹 ---------------------------202
過成長 -----------------------------------213
下腿潰瘍 ---------------------------------150
下腿 - 大腿皮弁 --------------------------- 86
下腿部瘢痕 ------------------------------- 84
化膿性汗腺炎 -----------------------------242
化膿性腱鞘炎 ----------------------------- 16
ガングリオン -----------------------------125
環状爪 -----------------------------------106
関節部延長法（神中法）---------------------219

き

急性動脈閉塞症 ---------------------------137
強剛母指 ---------------------------------244
狭窄性屈筋腱腱鞘炎 -----------------------244
局所陰圧閉鎖療法（NPWT）-----------------154
局所皮弁 -------------------------------18, 84
巨指症 -----------------------------------213
キルナー変形 -----------------------------181
筋群 ------------------------------------ 7
筋腱形成障害 -----------------------------179

筋支配 --7
筋皮弁 --87
筋弁＋遊離植皮 --87
筋膜間腔 --4
筋膜層 --4

く

駆血帯 --11
草刈機障害 --70
屈筋腱鞘 --8
屈筋腱損傷 --32
屈指症 --181
蜘蛛状指 --229
グロムス腫瘍 --123

け

鶏眼 --128
経動脈的血管造影 --152
経皮酸素分圧 --152
血管奇形 --119
血管腫 --119
血管造影 --152
血管損傷 --35
血管内治療 --155
血管攣縮症 --137
欠指症 --175
限局性多毛症 --234
腱拘縮 --60
腱鞘 --8
腱鞘炎 --35
腱鞘巨細胞腫 --121
腱損傷 --26

こ

高圧酸素療法 --154
高圧注入創 --15
硬鶏眼 --130
膠原病 --153
拘縮 --180
咬傷 --15
合短指症 --172
絞扼輪症候群 --224
股関節部の瘢痕 --80
五指手 --176
骨移植法 --218
骨延長術 --218
骨間筋 - 虫様筋癒着 ------------------------------------35, 60
骨性腫瘍 --127

さ

匙状爪 --106
擦過傷 --12
三角状骨 --181
三指型 --175
三指節母指 --211

し

指間拘縮 --58
指関節強直症 --180
色素性母斑 --124
止血時間 --12
止血帯 --11
止血法 --12
指交叉皮弁 --20
四指型 --175
四肢切断の適応 --99
四肢の先天異常 --161
四肢部の美容 --229
四肢片側肥大症（不対称）----------------------------241
視診 --11
刺青 --55
指節化術 --68
指節骨癒合症 --180
指尖形成術 --102
持続静脈注入法 --39
持続動脈注入法 --39
膝関節部瘢痕 --80
指背腱膜 --8
脂肪過多症 --239
脂肪腫 --125
脂肪性浮腫 --145
島状皮弁 --20
尺側列 --11
尺骨神経 --7
斜指症 --224
重症下肢虚血 --155
重度挫滅損傷 --15
手関節型 --176
手関節機能 --4
手関節部の腱鞘断面 ------------------------------------10
手根骨 --176
手掌（足底）ジュピュイトレン拘縮----------241
手掌皮弁 --20
術前処理 --11
手部瘢痕 --57
ジュプレックス超音波法 --------------------------152
上肢外傷 --11
上肢欠損 --176
上肢帯機能 --4
小指多指症 --193
上肢瘢痕 --46
小手症 --218
静脈浮き上がり --239
静脈奇形 --120
静脈充満時期テスト ------------------------------------131
静脈性潰瘍超音波検査 ------------------------------153
静脈皮弁 --21
上腕型 --176
上腕部 --49
触診 --11
褥創 --15
指列誘導障害 --193

伸筋腱損傷 ――――――――――― 26	阻血時間 ――――――――――― 36
神経系 ―――――――――――― 7	損傷部位の状況把握 ―――――― 11
神経鞘腫 ――――――――――125	

た

神経線維腫 ―――――――――125	体質的多毛症 ――――――――234
神経損傷 ―――――――――― 35	大腿部の瘢痕 ――――――――― 80
神経麻痺 ―――――――――― 11	大網移植法 ―――――――――147
人工爪貼付法 ―――――――――102	第4趾短縮症（第4中足骨短縮症）―218
伸展皮弁法 ――――――――― 18	第4指短縮症（第4中手骨短縮症）―224
深部感覚 ―――――――――― 4	対立可能な三指節母指 ――――193
深部静脈血栓症 ――――――――137	多汗症 ――――――――――233
深部静脈血栓性疾患 ―――――――145	脱臼 ―――――――――――― 25

	脱毛術 ――――――――――236
す	縦軸形成障害 ―――――――――176
ストリッピング手術 ――――――136	多発性関節拘縮症 ――――――180

	打撲 ―――――――――――― 12
せ	多毛症 ――――――――――233
生着率向上法 ――――――――― 39	単指型 ―――――――――――175
正中神経 ―――――――――― 7	短指（趾）症 ―――――――――218
正中神経の線維脂肪性肥大 ――――217	単純性血管腫 ――――――――120
性同一障害性多毛症 ―――――――236	単純縫縮術 ―――――――――― 57
絶縁針による脱毛 ――――――――236	弾創 ―――――――――――― 15
切開線の原則 ――――――――― 57	断端形成術 ――――――――― 99
切断指（趾）型異常	弾発指 ―――――――――――244
切断指再建法 ――――――――― 70	

	ち
切断指の運搬 ――――――――― 36	蓄熱式脱毛 ――――――――239
切断創 ―――――――――――― 39	中央列 ――――――――――― 11
切断レベル ――――――――――― 99	中央列多指症 ――――――――193
線維腫 ―――――――――――125	中手型 ―――――――――――176
洗浄 ―――――――――――― 12	肘部 ―――――――――――― 52
浅深リンパ管連絡法 ―――――――148	腸骨造指術 ――――――――― 67
先端合指症 ――――――――――227	長軸形成障害 ―――――――――176
先天性異所性爪 ―――――――――108	長趾変形 ―――――――――――217
先天性拘縮母指 ―――――――――181	
先天性骨癒合症 ―――――――――180	**つ**
先天性橈骨頭脱臼症 ――――――――180	通風結節 ―――――――――――127
前腕型 ―――――――――――176	つまみ ―――――――――――― 4
前腕部 ―――――――――――― 52	爪 ――――――――――――― 4

	爪形成障害 ――――――――――179
そ	爪欠損 ――――――――― 116, 179
爪囲被角線維腫 ――――――――130	爪の解剖 ―――――――――― 10
爪下外骨腫 ――――――――――127	爪の機能 ―――――――――― 10
創郭清 ―――――――――――― 11	爪の成長 ―――――――――― 10
爪下血腫 ―――――――――― 16	爪の損傷 ―――――――――16, 70
双茎皮弁法 ――――――――― 18	爪の変形・欠損 ――――――――100
爪甲色素線条症 ―――――――――130	爪剥脱 ―――――――――――― 16
爪甲層状分裂症 ―――――――――108	爪変形 ―――――――――――179
爪甲剥離症 ――――――――――108	爪裂創 ―――――――――――― 16
装飾性刺青 ―――――――――― 55	
創治癒促進 ――――――――――154	**て**
創閉鎖 ―――――――――――― 12	低成長 ―――――――――――218
爪母損傷 ―――――――――― 16	手の鈎爪 ―――――――――――101
足趾移植術 ――――――――― 67	手の陥入爪 ――――――――――100
足趾の陥入爪 ―――――――――108	手の爪欠損 ――――――――――101
足趾の欠損 ――――――――― 98	手の爪剥離 ――――――――――100
足趾の爪の変形・欠損 ―――――――108	
足部瘢痕 ―――――――――― 88	

手の熱傷 ---- 39
手の熱傷性変形 ---- 57
手の発生学的軸列 ---- 11
手指電撃傷 ---- 41
手指の構造 ---- 4
電撃傷 ---- 15
点滴漏れ障害 ---- 70
臀部の瘢痕 ---- 80

と

凍結療法 ---- 57
橈骨神経 ---- 7
橈骨側列形成障害 ---- 176
凍傷 ---- 15
動静脈瘻 ---- 138
同側下腿 - 大腿皮弁 ---- 86
橈側列 ---- 11
糖尿病足分類 ---- 151
糖尿病コントロール目標 ---- 153
糖尿病性血管障害 ---- 139
動脈血栓症 ---- 137
動脈性疾患 ---- 137
動脈塞栓症 ---- 137
動脈閉鎖症 ---- 137
動脈瘤 ---- 138

な

軟鶏眼 ---- 130
内軟骨腫 ---- 127
軟部組織 ---- 180, 193

に

にぎり ---- 4
握り母指症 ---- 180
二指型 ---- 175

ね

熱傷 ---- 13
粘液性浮腫 ---- 145
粘液嚢腫 ---- 128

は

ハイドロデブリドマン ---- 155
バイパス手術 ---- 155
爆創 ---- 15
剝脱創 ---- 13
剝皮創 ---- 12
白ろう病 ---- 138
跛行検査 ---- 131
破傷風予防 ---- 11
旗状皮弁法 ---- 20
ばち状指 ---- 108
バネ指 ---- 244
瘢痕性浮腫 ---- 150

ひ

皮下組織 ---- 4
肘型 ---- 176
皮線 ---- 4
皮膚 ---- 4
皮膚過剰症 ---- 229
皮膚癌 ---- 116
皮膚灌流圧 ---- 152
皮膚欠損症 ---- 16
皮膚皺襞 ---- 4
皮膚性合指症 ---- 193
皮弁の大きさ ---- 85
表在感覚 ---- 4
瘭疽 ---- 15
美容的切断 ---- 229

ふ

風車翼手 ---- 181
フォコメリア ---- 179
複合移植 ---- 18
複合裂手 ---- 212
腹部皮弁 ---- 87
浮腫抑制 ---- 12
浮遊母指 ---- 186
浮遊母趾 ---- 186
分化障害 ---- 180

へ

平滑筋腫 ---- 125
米国感染症学会感染分類 ---- 151
米国足病医学会分類 ---- 151
閉塞性血栓血管炎 ---- 137
閉塞性動脈硬化症 ---- 137
変形 ---- 180
弁状創 ---- 12
胼胝腫 ---- 128

ほ

放射線皮膚障害 ---- 16, 41
縫縮術＋植皮術 ---- 57
母趾外套骨皮弁法 ---- 68
母指化術 ---- 67
母指球部皮弁 ---- 20
母指形成不全 ---- 178
母指再建術 ---- 63
母指多指症 ---- 182
母指の知覚再建 ---- 69
母指の内転拘縮 ---- 60
母斑細胞母斑 ---- 124

ま

マーデルング変形 ---- 181
巻き爪 ---- 113
マゴット療法 ---- 154
麻酔 ---- 11
末梢低形成型 ---- 172

索引

慢性静脈性浮腫 ----------145
慢性動脈閉塞症 ----------137

む

無指型 ----------175
無爪甲症 ----------116

め

迷入筋 ----------181

も

毛細血管奇形 ----------120

や

薬傷 ----------15

ゆ

有茎植爪術 ----------102
有茎植皮 ----------63
疣贅 ----------130
遊離植爪術 ----------106
遊離植皮 ----------18
遊離植皮の採皮部 ----------61
遊離吻合植爪術 ----------102
遊離吻合皮弁 ----------21, 63, 87

よ

翼状肘 ----------180
横軸形成障害 ----------172
横なぐり損傷 ----------16

り

リンパ管炎 ----------4, 140
リンパ管系疾患 ----------139
リンパ管腫 ----------120
リンパ管静脈吻合術 ----------147
リンパ管造影法 ----------140
リンパシンチグラフイー ----------140
リンパ節炎 ----------140
リンパ浮腫 ----------140, 227
リンパ浮腫部の組織切除 ----------148

る

類骨骨腫 ----------127
類上皮囊腫 ----------125

れ

レーザー光線療法 ----------57
レーザー脱毛 ----------236
裂手症治療法 ----------203
裂創 ----------13
裂足症治療法 ----------203
連続縫縮術 ----------57

ろ

ロッキング指 ----------244

わ

腋臭症 ----------230

形成外科手術書（改訂第 5 版）：実際編④　　　　　　　　5 分冊（分売不可）

1969 年　7 月　1 日　　第 1 版第 1 刷発行	著　者　鬼塚卓彌
1975 年　6 月 20 日　　第 1 版第 4 刷発行	発行者　小立鉦彦
1982 年 12 月 20 日　　第 2 版第 1 刷発行	発行所　株式会社 南 江 堂
1988 年　2 月 20 日　　第 2 版第 4 刷発行	☏113-8410　東京都文京区本郷三丁目 42 番 6 号
1996 年　2 月 25 日　　第 3 版第 1 刷発行	☎（出版）03-3811-7236　（営業）03-3811-7239
2002 年　8 月 20 日　　第 3 版第 3 刷発行	ホームページ http://www.nankodo.co.jp/
2007 年　6 月 20 日　　第 4 版第 1 刷発行	印刷・製本　大日本印刷
2018 年　5 月 30 日　　改訂第 5 版発行	

Operative Plastic and Aesthetic Surgery, 5th Edition
© Nankodo Co., Ltd., 2018

定価はケースに表示してあります．　　　　　　　　　　Printed and Bound in Japan
落丁・乱丁の場合はお取り替えいたします．　　　　　　ISBN978-4-524-26535-0
ご意見・お問い合わせはホームページまでお寄せください．

本書の無断複写を禁じます．

JCOPY〈（社）出版者著作権管理機構 委託出版物〉

本書の無断複写は，著作権法上での例外を除き禁じられています．複写される場合は，そのつど事前に，
（社）出版者著作権管理機構（電話 03-3513-6969，FAX 03-3513-6979，e-mail: info@jcopy.or.jp）の
許諾を得てください．

本書をスキャン，デジタルデータ化するなどの複製を無許諾で行う行為は，著作権法上での限られた例外
（「私的使用のための複製」など）を除き禁じられています．大学，病院，企業などにおいて，内部的に業
務上使用する目的で上記の行為を行うことは私的使用には該当せず違法です．また私的使用のためであっ
ても，代行業者等の第三者に依頼して上記の行為を行うことは違法です．